临床护理

心电图

Clinical Nursing ECG

刘 鸣　康爱梅 ｜ 主编

化学工业出版社

·北京·

内 容 简 介

本书以心电图基础理论为依据，以专科临床护理知识为主导，图文结合，针对护理人员的学习习惯和常见临床内容，系统解析心电图的知识和临床应用。全书共分为十五章，分别介绍心电图产生的原理、心电图导联系统、心电图的规范化操作和各波段的测量、正常心电图、常见异常心电图、药物和电解质对心电图的影响、儿童心电图、常用心电学检查、心电图检查的诊断性试验等。

本书具有针对性、启发性、创新性和适用性，注重心电图理论知识和专科操作能力的培养，适合护理相关专业学生使用，也可供从事心电图检查领域工作的护理人员参考阅读。

图书在版编目（CIP）数据

临床护理心电图 / 刘鸣，康爱梅主编. —北京：
化学工业出版社，2022.8
ISBN 978-7-122-41340-6

Ⅰ.①临… Ⅱ.①刘… ②康… Ⅲ.①心电图-诊断
Ⅳ.①R540.4

中国版本图书馆 CIP 数据核字（2022）第 074616 号

责任编辑：满孝涵　甘九林　　　　　　　　装帧设计：史利平
责任校对：宋　夏

出版发行：化学工业出版社（北京市东城区青年湖南街 13 号　邮政编码 100011）
印　　装：大厂聚鑫印刷有限责任公司
787mm×1092mm　1/16　印张 14　字数 357 千字　2022 年 8 月北京第 1 版第 1 次印刷

购书咨询：010-64518888　　　　　　　　售后服务：010-64518899
网　　址：http://www.cip.com.cn
凡购买本书，如有缺损质量问题，本社销售中心负责调换。

定　　价：69.80 元　　　　　　　　　　　　　　版权所有　违者必究

主　编　刘　鸣　康爱梅

副主编　焦锦玉　彭　军　余　薇

编　者　刘　鸣　（武汉亚洲心脏病医院）

　　　　康爱梅　（武汉设计工程学院亚心护理学院）

　　　　焦锦玉　（武汉亚洲心脏病医院）

　　　　彭　军　（西安交通大学附属儿童医院）

　　　　余　薇　（江汉大学医学院）

　　　　吕　航　（武汉亚心总医院）

　　　　王曼萍　（武汉亚洲心脏病医院）

　　　　郑小俊　（武汉亚洲心脏病医院）

　　　　向黎明　（武汉亚洲心脏病医院）

　　　　杨　静　（武汉亚洲心脏病医院）

前言

　　中国心血管疾病患病率处于持续上升阶段，心血管疾病诊疗措施不断更新、新技术不断开展，从事心血管疾病护理的临床人员数量不断增加。《临床护理心电图》针对心血管专业方向的护理人员编写，综合了国内外有关文献资料，结合临床心电图图谱和案例，内容全面、重点突出、简明实用。

　　全书共有十五章，包括心电图产生的原理、心电图导联系统、心电图的规范化操作和各波段的测量、正常心电图、心房异常和心室肥厚心电图、心肌缺血和心肌梗死心电图、心肌和心包疾病心电图、其他疾病心电图、药物和电解质对心电图的影响、离子通道疾病心电图、儿童心电图、心律失常心电图、心脏起搏心电图、常用心电学检查和心电图检查的诊断性试验。本书由心电图室临床医师和高校资深教师共同完成，书中选用了临床典型心电图形 190 余幅，对初学者快速正确作出心电图诊断很有帮助。本教材可供全国卫生教育高校护理学生使用，也可供心血管相关科室的在职护士参考使用。

　　本书的编写得到各位编者及参编医院和院校的大力支持和帮助，在此深表感谢！限于编写时间与水平，不妥之处恳请广大师生和护理同仁惠予指正！

编者

目录

第一章

心电图产生的原理

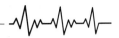

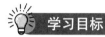

1.掌握 心脏电活动的传导路径及特点、心电图波形形成的原理及命名规则。

2.熟悉 心脏解剖及心肌细胞电生理特性。

3.了解 医学电子学基本概念。

第一节 ○ 医学电子学基本概念

在生物医学领域，将生物机体在进行生理活动时所显示出的电活动称为生物电现象（bioelectric phenomenon）。研究生物电现象的生理学统称为电生理学（electrophysiology）。生物电现象在生物界是普遍存在的，研究这些生物电的特性是生理学的重要内容之一。同时记录和分析某些生物电现象已成为临床疾病诊断的重要手段，包括横纹肌电活动（心电图、肌电图等），神经电活动（脑电图、诱发电位等），以及某些感觉器官的电活动（视网膜电流图、耳声发射等）。人体不同部位的生物电测量与记录，能反映相应部位的兴奋性变化，是临床诊断的重要依据。但是反映生物体生理变化的电信号或参量大多是微弱的，属于弱信号测量范畴，具有弱信号的测量以及电子学的一般物理属性的共同特点（表1-1），此节仅对与心肌电生理有关的电子学基础知识做一些简单介绍。

表 1-1 临床检测的部分生物电信号的电压和频率范围

被检测的生物电信号	电压范围	频率范围（Hz）
心电（皮肤电极）	$50\mu V \sim 5mV$	$0.01 \sim 250$
脑电（头皮电极）	$10 \sim 300\mu V$	$0 \sim 150$
肌电（针电极）	$20\mu V \sim 10mV$	$0 \sim 10000$
诱发电位（头皮电极）	$0.1 \sim 100\mu V$	$20 \sim 2000$
视网膜电位（角膜电极）	$0 \sim 1mV$	$0 \sim 50$

一、电荷与电流

金属中的电子或电解质溶液中的离子都是电荷，电荷的定向移动即构成电流。电流的方向是从正极流向负极，与电子运动的方向是相反的。由于生物体是一个含有多种导电离子的电介质，因此在生物体内的电流主要为离子的流动。在用电极测量生物电位变化时，实际上是在生物体-电极两种不同电介质的界面上产生从离子导电向电子导电的转换。虽然在金属良性导体（如电极或导线）内的电流量容易计算，但在生物体内的情况则要复杂得多。

二、导体与电阻

物体内部产生电流的首要条件是自由移动的带电粒子搬运电荷的能力，即导电率。导电率的大小取决于物质的种类和温度。物体对电流的阻力称为电阻。人体不同组织的导电率不同，所产生的电阻也不同，一般来说组织的含水量越多，电阻越低，而脂类物质则具有较高的电阻。干燥皮肤由于具有角质层和少量油脂，电阻较高，在 $2k\Omega$ 左右，出汗时可降低至 $1k\Omega$ 左右。

三、电压

在一个闭合的电路内，两点之间的电动势差称为电压（U）。如同水的流动需要有一定的高度差一样，物体中需要有一定的电压差才能形成电流，因此通常所说的电压是指两点之间的电压差。电压的单位是伏（V），$1V = 1000mV$，$1mV = 1000\mu V$。心电图的电压是 mV 级别，而脑电图的电压是 μV 级别。

四、电源和电穴

在电子学上，当电流从某一区域流出时，该点为电源，相对应的电流流入的区域称为电穴，二者共同构成一对电偶极子（electric dipole）。心脏激动的传导过程就是一些由电源和电穴构成的电偶向心脏其他部位扩散的过程。

五、噪声与干扰

生物体是一个极其复杂的系统，在生命活动中的各种信息都是同时存在并彼此相关的。例如，在记录体表心电信号时，同时可以提取到肌电信号；又例如，采集头皮脑电信号时，同时可以提取到心电信号，两者或者更多的信号叠加在一起，会对数据的识别造成影响。外界环境对生物测量造成的无关信号，称之为干扰。常见的干扰包括环境电场、磁场、电磁场以及外界刺激等。因此，在生物电活动的采集和测量中必须采取有效的降噪和抗干扰措施，同时，临床工作人员也应对记录数据具备一定的辨别能力。

心电图（electrocardiogram，ECG）是利用心电图机从体表记录心脏每一次心动周期所产生电活动变化的图形。心电图记录的每一瞬间的电活动，都是整个心脏所产生电流的向量和（矢量和），按照其发生的先后顺序，投照在特定方向上，形成以时间为横坐标，电量为纵坐标的曲线。

第二节 ◐ 心脏解剖及电生理基础

一、心脏解剖学基础

心脏是人体中血液循环的动力源泉，依靠心脏的节律性搏动，使得血液不断在体内循环，以维持正常的生命活动。心脏的解剖结构与两项主要的生理机能有关，即冲动传导和机械收缩，在两者协同作用下，心脏才得以完成其循环泵血功能。尽管通常认为电活动是机械活动的基础，实质上在长期的临床工作中我们也发现，心脏机械收缩的异常，也同时会导致电活动的改变，两者相辅相成，互为因果。但从机械活动的发生来看，心肌电活动直接关系到心脏机械作用过程的协同性，因此，心脏的电生理解剖学，作为理解电活动发生及传导的基础篇章，尤为重要。

（一）心肌细胞的结构

广义的心肌细胞包括组成窦房结、房间束、房室交界部、房室束（即希氏束）和浦肯野纤维等的特殊分化了的心肌细胞，以及一般的心房肌和心室肌工作细胞。根据它们的组织学特点、电生理特性以及功能上的区别，可以粗略地分为两大类型（即工作细胞和特殊细胞），两类心肌细胞分别实现一定的职能，互相配合，完成心脏的整体活动。

心肌细胞是有横纹的柱状细胞，心肌细胞之间有闰盘结构，该结构呈间隙连接，内有15～20埃的嗜水小管，可允许钙离子等离子通透转运；同时闰盘对电流的阻抗较低，兴奋波易于通过。故由于心肌细胞之间借助闰盘彼此紧密连接，虽然正常的心房肌或心室肌细胞彼此分开，但几乎同时兴奋而作同步收缩，大大提高了心肌收缩的效能，功能上体现了合胞体的特性，故常有"功能合胞体"之称。

（二）心脏传导系统解剖

心脏的传导系统指由特殊心脏细胞联结组成的传导系统，这些细胞既有自动产生兴奋的功能，又有较一般心肌细胞快的传导功能，这样使兴奋有节律地按一定顺序传播，使心脏保持正常的有节律的收缩和舒张，以维持血液循环。心脏的传导系统包括窦房结、结间束、房室结、房室束（希氏束）及其分支，以及分布到心室内的浦肯野纤维网。正常的心脏兴奋起源于窦房结，经心房的结间束激动心房，同时兴奋房室交界区，经房室延搁后沿希氏束、左右束支传导至左右心室心内膜下的浦肯野纤维网，最终使整个心脏兴奋。

1. 窦房结　位于上腔静脉与右心房结合部的外侧面，即界沟的最上端。窦房结的形态多为狭长的椭圆形，两头尖中间粗，其长轴与界沟平行，形态学上个体差异很大。一般长10～15mm，横径最宽处为3～5mm，长度为横径的2～4倍，与周围致密结缔组织混杂，肉眼难以辨认。其头部位于心外膜下，尾部向下穿入界嵴心肌，靠近心内膜下，尾部远端密度降低，分散成丛状的特殊细胞群（图1-1）。

窦房结主要由起搏细胞和传导细胞构成：①起搏细胞位于结的中央部，具有起搏功能，称为P细胞，P细胞是起搏信号的发起点，其细胞线粒体结构简单且数目很少，对缺氧耐受力强。②传导细胞或移形细胞（T细胞）含较多的肌原纤维成分，负责将窦房结的电活动传导至心房肌。

窦房结有丰富的交感和副交感神经分布，主要受右侧交感神经和迷走神经神经支配，窦房结周围聚集了丰富的神经纤维。通常有一条明显的窦房结动脉穿入窦房结，窦房结动脉起源于右冠状动脉者约占60%，起源于左冠状动脉者约占40%，另有10%由双支冠状动脉供血。

2. 心房间传导系统　除了房间隔之外，在房间隔周围的心外膜下也存在着心房间的肌性连接。最突出的心房间连接是Bachmann束，也就是前结间束，是连接右心房前壁和左心房前壁的宽带状心肌，跨过房间沟前方，在左右两端各分成两支（图1-2）。Bachmann束内的心肌纤维是纵向有序排列的，还可见许多小的心房间连接，这是形成大折返的基础。

Bachmann束并非心房间的唯一连接，还有另外两条传导束即中结间束（Wenckebach束）和后结间束（Thorel束）。这些结间束的传导速度远快于普通心肌纤维，尤以Bachmann束最明显，结间束间存在传导的代偿作用，当其中一支受到损伤，冲动仍可由其他结间束传导，同时结间束对血钾的敏感程度要远低于心房肌，所以在血钾高时心房肌不能被激动，但是窦房结的冲动依然可以传至房室结，即窦室传导。

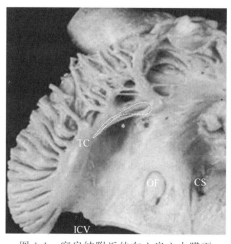

图 1-1　窦房结附近的右心房心内膜面

短虚线表示窦房结的范围；星号代表上腔静脉开口；
CS＝冠状窦；ICV＝下腔静脉；OF＝卵圆孔；TC＝终末嵴

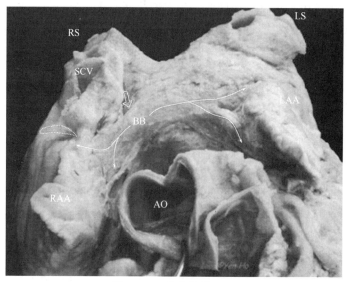

图 1-2　心脏大体前面观

主动脉瓣（AO）被向前牵拉，显示心房前壁跨越房间沟（空心箭头所示）的 Bachmann 束（BB，细线箭头所示）。
虚线表示窦房结所在的部位。LAA＝左心耳；RAA＝右心耳；LS＝左肺上静脉；RS＝右肺上静脉；SCV＝上腔静脉

3. 房室交界区　是心脏传导系统中位于心房和心室间连接部位的特殊心肌结构，位于房室隔内。房室交界区的范围基本与房室隔右侧面的 Koch 三角一致。此三角的后界为冠状窦口，上界为由下腔静脉瓣延续至卵圆窝缘形成的 Todaro 腱，下界为三尖瓣隔侧瓣附着缘。三角的尖可达室间隔膜部后缘。房室交界区由三部分组成，包括房室结的心房扩展部（即结间束终末部）、房室结以及房室束的近侧部（即穿部和未分叉部），其中以房室结为主。这三部分又可称为房区、结区和束区。三个部分互相连接的部分别称为房结区和结束区。这些区域有重要的临床意义，许多复杂的心律失常就在此区发生，也是临床上射频消融治疗室上性心动过速的解剖学基础（图 1-3）。

房室交界区的主要功能包括：①兴奋传导作用：将心房来的冲动向下传入心室，也可以从心室传向心房，所以传导具有双向性。②传导延搁作用：兴奋在此区域传导缓慢，延搁 40～50ms，对心房心室的顺序收缩意义重大。③过滤冲动作用：在某些情况下，如房颤时，

由心房传来的冲动不但频率快而且强弱不一，但由于此区结纤维相互交织，可使经过此区的冲动产生相互碰撞，一些弱小的冲动可以减弱乃至消失，使进入心室的冲动大为减少，以保证心室的有效收缩。④起搏作用：房室交界区作为次级起搏点，其起搏部位主要在结的两端，而结中央的起搏作用差或无起搏作用。

房室交界区由三支血管供血，包括房室结动脉、左心房后支、房间隔前动脉。房室结多由中隔支供血，发出房室结动脉。90%的情况下中隔支起自右冠状动脉。5%～10%的人由左回旋支向房室交界区供血。房室束和左右束支的近端则有双重血供，分别来自房室结动脉、左前降支第一穿隔支。总体上房室交界区相对较大，供血较丰富。房室交界区神经支配主要来自左侧。

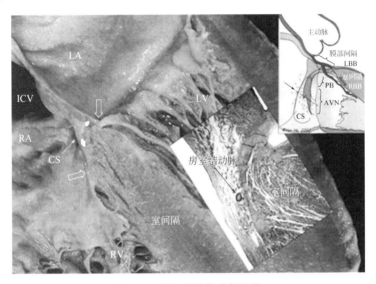

图 1-3　房室结及其毗邻结构

心脏大体标本上的红点及组织切片的椭圆形区域为房室结下延伸支。空心箭头分别显示二尖瓣环和三尖瓣环。

AVN=房室结；CS=冠状窦；ICV=下腔静脉；LA=左心房；RA=右心房；LBB=左束支；

RBB=右束支；LV=左心室；RV=右心室；PB=穿间隔支（His 束）

4. 心室内传导束　心室内传导束包括房室束、左束支、右束支和浦肯野纤维网，共同构成希-浦系统（图1-4）。

（1）房室束（His bundle，又名希氏束）：是正常情况下传导系统中连接心房和心室冲动的唯一通路，起自房室结前端，穿中心纤维体，向前下行走于室间隔膜部的后下缘，分为左束支和右束支。

（2）左束支（left bundle branch，LBB）：呈扁带状在室间隔左侧心内膜下行走，在肌性室间隔上1/3与中1/3交界水平分为三组分支：前组分支（左前分支）向前上行，分布于前乳头肌和附近游离心室壁并交织成网；后组分支（左后分支）向后下行，分布于后乳头肌和附近游离心室壁，也交织成网；间隔组的形式变化较大，分布于间隔的中下部，并绕心尖分布于左心室游离壁。三组分支在游离壁互相吻合成网，之间没有明显的界线。

左前分支由前降支的穿隔支供血，左后分支多为双重供血，有右冠脉的后降支和左冠脉的左心室后支分布，因此，一般来说较少发生左后分支阻滞，一旦出现则多表示病变严重。左束支及其分支由多支冠脉供血，急性心肌梗死如发生左束支阻滞，说明多支血管病变，心肌梗死的范围较大，预后较差。

（3）右束支（right bundle branch，RBB）：呈圆索状从室间隔膜部下缘中部向前下弯行，经过右心室圆锥乳头肌的后方，向下进入隔缘肉柱（节制索），到达右心室前乳头肌根部的前外侧。

右束支在室间隔膜部的下方与左束支的左前分支紧密相邻，是心脏四个瓣环相交之处。该处的传导组织易受损而发生阻滞，双支阻滞多发生于此，多为右束支阻滞和左前分支阻滞。右束支主要由左前降支的第一穿隔支供血。急性心肌梗死时如果合并新发右束支阻滞，考虑病变血管位于前降支的第一穿隔支近端。

（4）浦肯野纤维网：即左右束支的分支在心内膜下交织成网，并深入心室肌构成的心肌内网。心内膜下网主要分布于室间隔中下部、心尖、乳头肌的下部和游离室壁的下部。心内膜下网发出的纤维以直角或钝角进入心室肌内构成心肌内网。浦肯野细胞直接或借过渡细胞与一般心肌细胞相连。一条浦肯野纤维可以兴奋数以千计的心肌纤维。

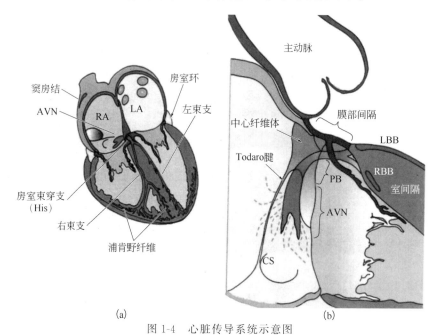

图 1-4　心脏传导系统示意图

（a）图示心室内传导术结构。心房肌和心室肌由位于房室交界区的纤维脂肪组织分隔开来。（b）图显示致密房室结（AVN）及其下方的两个延伸支，由移行细胞包绕（虚线所示）。AVN 往前是 His 束穿间隔支（penetrating bundle，PB），再远处共同房室束分为左右束支（LBB 及 RBB）。CS＝冠状窦；LA＝左心房；RA＝右心房

二、心肌细胞电生理基础

心脏的自律性、兴奋性和传导性是以心肌细胞膜的生物电活动为基础的生理机能，称为电生理特性。每一部分的心肌都有自己的电生理特征，因此心脏不同区域的心律失常发生也各具特点，但总体来说，心肌细胞的电生理机制在原理上相近。

（一）心肌细胞的跨膜电位

心脏电活动的实质是心肌细胞的电活动，由细胞膜内外的电位发生变化而产生，称为跨膜电位（transmembrane potential）或膜电位（membrane potential），细胞的跨膜电位大体上有两种表现形式，即安静状态下相对平稳的静息电位（resting potential，RP）和受刺激时发生的可兴奋、可传播的动作电位（action potential，AP）。

1.静息电位　静息状态下，心肌细胞膜两侧存在着外正内负的电位差。人和哺乳动物心

室肌细胞的静息电位为−80～−90mV，其形成机制与神经细胞和骨骼肌细胞相似，即与静息时细胞膜对不同离子的通透性和离子的跨膜浓度差有关。静息状态下，胞外 Na^+ 浓度约为细胞内 Na^+ 浓度的 10 倍，而细胞内 K^+ 浓度约为细胞外液 K^+ 浓度的 30 倍。此时，钾通道开放，带有正电荷的 K^+ 向细胞膜外顺浓度梯度外流，当细胞膜内外的 K^+ 浓度差（化学梯度）及其所形成的电位差（电位梯度）达到"电-化学"平衡时，K^+ 外流和膜电位保持相对稳定的状态，此时细胞膜所处的这种外正内负的相对稳定的状态称为极化（polarization）。

2. 动作电位　在适当的外来刺激作用下，心室肌细胞发生兴奋，离子通道的状态随即发生改变，膜内电位由静息时的−80～−90mV 迅速上升到 0 电位，并继续上升至+30mV 左右，形成动作电位的升支。在此阶段，Na^+ 快通道（fast channel）被激活而开放，细胞外 Na^+ 通过快通道迅速内流，使膜内电位急剧上升由负变正，达到"电-化学"平衡，使原来静息时内负外正的离子极性分布被消除，故称之为去极化（depolarization），产生动作电位的 0 期，去极化的持续时间很短，仅 1～2ms，此阶段大量的 Na^+ 快通道被迅速激活后，进入失活状态。

Na^+ 内流通道失活后 K^+ 外向电流 Ito 通道被激活，使膜内电位由+30mV 快速下降至 0mV 左右，历时约 10ms，形成动作电位复极化 1 相，又称快速复极初期。当 1 相复极化膜电位达 0mV 左右以后，复极化过程变得非常缓慢，记录动作电位图形变得较为平坦，称之为平台期，该期历时 100～150ms，是心室肌细胞区别于神经细胞和骨骼肌细胞的主要特征。平台期 Ca^{2+} 内流与"兴奋-收缩耦联"密切相关。随后钙通道失活，内向离子流减弱，而此时，细胞膜对 K^+ 的通透性随时间而增高，膜内电位又处于较高水平，膜内外的 K^+ 浓度差和电位差都使 K^+ 加速外流，形成快 K^+ 外向电流，膜电位快速下降而形成复极化 3 相，该期历时 100～150ms。在 3 相末期，膜电位已恢复至静息电位水平。动作电位 4 相之初，细胞膜上的"钠-钾泵"活动增强，泵出 Na^+ 和泵入 K^+，同时"钠-钙交换"机制增强，将 2 相平台期进入细胞内的 Ca^{2+} 排出，使心肌细胞内离子分布恢复至静息电位水平，并恢复心室肌细胞的正常兴奋性，此时，Na^+ 快通道恢复到可以再次被激活的状态，即复活（图 1-5）。

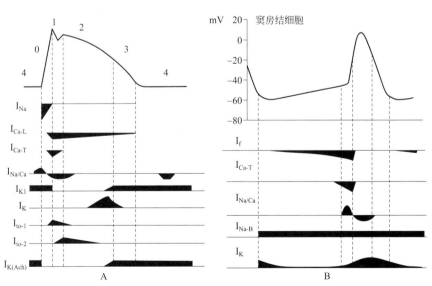

图 1-5　心室肌细胞（A）与窦房结细胞（B）动作电位与离子通道的对应关系

（二）心肌细胞的生理特性

心肌细胞具有兴奋性、自律性、传导性和收缩性等生理特征。其中兴奋性、自律性和传导性属于心肌的电生理特性。心肌细胞的收缩性则是心肌细胞的机械特性。心肌的收缩功能是心脏泵血的重要基础，但心肌的收缩性在很大程度上受电生理特性的影响。因此，心肌细胞的上述生理特性对心脏有序协调的功能活动具有十分重要的作用。

1. 兴奋性　心肌属于可兴奋组织，在受到适当刺激时可产生动作电位，即具有兴奋性。心肌细胞每发生一次兴奋，其膜电位就发生一系列有规律的变化，而引发动作电位 0 相去极化，1～4 相复极化，以及钠通道和钙通道由关闭状态经历激活、失活和复活等一系列变化过程。在这一过程中，心肌细胞的兴奋性也随之发生相应的周期性变化，使心肌细胞在不同时期对重复刺激表现出不同的反应能力和特性。这对心肌细胞兴奋的产生和传导，以及收缩特性都具有重要影响。心肌细胞的兴奋周期主要包括以下 3 个时期。

（1）有效不应期：心肌细胞受到刺激时产生兴奋，从动作电位 0 期开始到 3 期复极化至 -60mV，这个时期称为有效不应期（effective refractory period，ERP），在这个时期内，膜的兴奋性完全丧失，即给予任何强度的刺激都不能产生去极化反应，因此又称为绝对不应期（absolute refractory period，ARP）。

（2）相对不应期：在动作电位 3 期复极化从 -60mV 至 -80mV 的这期间称为相对不应期（relative refractory period，RRP），此时给予心肌细胞一个阈刺激（能使组织兴奋的最小强度的刺激），将不能引起细胞兴奋而产生新的动作电位，但当给予一个阈上刺激（大于阈刺激强度的刺激）时，则可以产生一次新的动作电位，此时心肌兴奋性虽有所恢复，但仍低于正常。

（3）超常期：在动作电位 3 期复极化，膜电位从 -80mV 恢复到 -90mV 的这段时期内，膜电位已经基本恢复，钠通道也复活至初始状态，由于此时膜电位的绝对值小于静息电位，即与阈电位水平之间的差距较小，所以，此时若给予心肌一个阈下刺激，就有可能引起一个新的动作电位，此时心肌的兴奋性高于正常，因此，这个阶段称为超常期（supernormal period，SNP）。一些特殊的心电现象，如易化现象、韦金斯基现象等，可能与超常期有关。

2. 自律性　即自动节律性（auto rhythmicity），是指心肌细胞在没有外来刺激情况下具有自动发生节律性兴奋的能力或特性。正常情况下，心肌细胞的自律性活动相对规则，而自律性高低则可发生改变。自律性高低是指心肌细胞自动兴奋频率的高低。心脏内的特殊传导系统中各部分的心肌细胞都具有自律性，但自律性高低差异较大。窦房结 P 细胞自身固有的自律性最高，为每分钟 60 次～100 次，末梢浦肯野纤维的自律性最低，约每分钟 25 次，而房室结区和希氏束的自律性居中，分别为每分钟 50 次和 40 次左右。生理情况下，窦房结自律性最高，由它发出的规律性兴奋依次激动，心房肌、房室结、希氏束、浦肯野纤维和心室肌，引起整个心脏的规律性兴奋和收缩。这种由窦房结兴奋形成的心脏节律称窦性节律（sinus rhythm）。正常情况下，心脏其他部位的自律组织仅起兴奋传导作用，而不表现出自身的自律性，称为潜在起搏点（latent pacemaker）。

3. 传导性　心肌细胞具有传导兴奋的能力和特性称为传导性（conductivity）。传导性的高低可用兴奋的传播速度来衡量。正常情况下，兴奋在心内的传播是通过特殊传导系统有序进行的。窦房结发出的兴奋通过心房肌传播到整个右心房和左心房，并沿着由心房肌组成的优势传导通路（preferential pathway）迅速传到房室交界区，再经希氏束和左、右束支传至浦肯野纤维网，引起心室肌细胞兴奋，位于内膜侧的心室肌细胞先兴奋，而后传播兴奋至外膜侧心室肌。不同心肌细胞的形态和功能不同，因此对兴奋的传导速度也不同。普通心房肌细胞传导速度较慢，约 0.4m/s，而优势通路的传导速度较快，为 1.0～1.2m/s，心室肌的传导速度约 1m/s，末梢浦肯野纤维的传导速度可达 4m/s。浦肯野纤维呈网状广泛分布于整个心室壁，快速而广泛的传导有助于左、右两侧心室的同步活动。房室交界区的传导速度很慢，其中，结区最慢（0.02m/s），因此，室上性兴奋经过房室交界区传至心室会有一段时间延搁，称为房-室延搁（atrioventriculardelay）。房-室延搁使心房和心室的收缩在时间上不会发生重叠，这种功能对于心室可以有效充盈和射血十分重要。

4.收缩性　和骨骼肌一样，心肌细胞也有粗、细肌丝的规则排列，也呈现横纹，因此，心肌细胞也同时具有收缩特性。心肌细胞的收缩是由动作电位引发的，从心肌兴奋时膜电位的变化到心肌收缩的整个过程，称为兴奋-收缩耦联（excitation-contraction coupling）。

第三节 ⊙ 心电图各波段的形成

体液中含有丰富的电解质，具有导电性，可以把体内任何部位产生的电流传导到其他部位。因此，在体表可记录到心脏的电活动。将这种电活动通过置于体表不同位置的探查电极记录下来，即心电图。

心脏的去极化和复极化的过程会产生一个有方向、有大小强弱的电流（即电向量）。在一个瞬间内，无数个心肌的电向量，会形成一个综合向量，并按照激动的时间顺序，在不同位置的体表探查电极上呈现出不同形态的投影。探查电极置于体表的任何部位均能描记出心电波形，但是所描记出的心电波形的形态、大小、方向除受心肌细胞本身的去极化和复极化的影响外，还受到探查电极与心肌的相对位置、距离、阻抗等多方面因素的影响。当心肌去极化的方向面对探查电极时，可以描记到一个正向的波形，反之为负向波形。当去极化方向与探查电极的位置恰成直角时，去极化开始时的方向面向探查电极（即电极朝向电源），可以描记到一个正向波，而当去极化过程开始背离探查电极时，刚才的正向波形转而向下，形成一个正负双向的波形（图 1-6）。

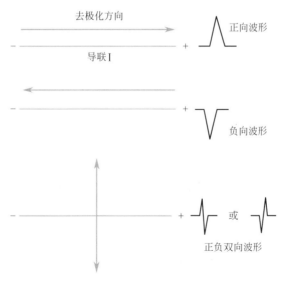

图 1-6　去极化方向和心电图波形的对应关系

正常情况下，每个心动周期在心电图上均可记录到一系列波形，依次被命名为 P 波、Ta 波、QRS 波群、T 波及 u 波等。P 波即心房除极波，代表心房肌细胞去极化过程的电位变化；QRS 波群即心室除极波，代表心室肌细胞去极化过程的电位变化；Ta 波即心房复极波，代表心房肌复极过程的电位变化；T 波即心室复极波，代表心室肌复极过程的电位变化；u 波是 T 波之后低小的波，其意义尚有争议。这些波形出现的顺序与心脏各部分的激动顺序一一对应（图 1-7）。

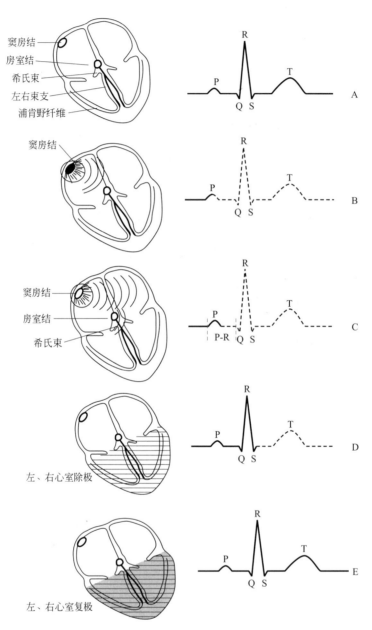

图 1-7　心脏激动顺序与心电波形

激动由窦房结经房间束、房室结、希氏束、左右束支、浦肯野纤维兴奋整个心室，并在心电图上依次形成 P-QRS-T 序列

一、心房除极波和复极波

窦房结位于上腔静脉与右心房交界处，即处于整个心脏的右上部，激动由此处发出，经三条优势传导通路下传到房室结，同时沿普通心房肌扩布，先引起右心房去极化，构成 P 波的前半部，左心房除极相对晚一些，因而构成 P 波的后半部分。正常情况下，心房肌较薄，因此 P 波较小而圆钝，历时 0.08～0.11s，振幅不超过 0.25mV。

心房除极完毕，立即开始复极而形成 Ta 波。心房肌复极的顺序与除极顺序一致。Ta 波振幅较小，常常埋没在 QRS 波群或 PR 段中，不易分辨。

二、心室除极波和复极波

激动自心房传到房室结后略有延缓，随后迅速下传到希氏束及左、右束支。心室除极从室间隔开始，自左下向右上除极，继而向室间隔右侧扩布；室间隔除极后，激动通过左、右束支及其分支和遍布两侧心室内膜下的浦肯野纤维，迅速到达左、右心室的内膜面。右心室室壁相对较薄，其除极首先到达外膜面并结束；左心室壁较厚，因而当右心室的绝大部分已经除极完毕后，还有相当一部分左心室壁仍在进行除极，左心室的后基底部或右心室的肺动脉根部（椎体部）心室肌是心室壁中最后除极的部分。QRS 波群反应左、右心室的除极过程。典型的 QRS 波群包括三个紧密相连的电位波动，第一个向下的波称为 Q 波，第一个向上的波称为 R 波，紧接着 R 波之后的向下的波称为 S 波。在不同导联中，三个波不一定同时出现。至于采用 Q 或 q、R 或 r、S 或 s 表示，应根据其振幅大小而定，一般而言，若振幅<0.5mV，则用小写英文字母表示；否则，应用大写英文字母表示（图 1-8）。

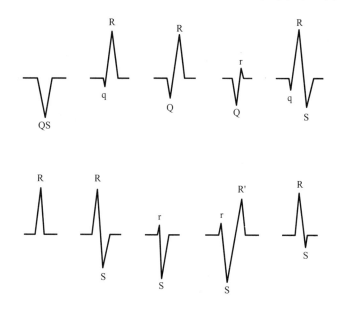

图 1-8　QRS 波群的命名

T 波代表心室肌的复极过程，相对缓慢，相当于动作电位曲线的 3、4 相，为 0.26～0.40s。先除极的部位先复极，所以复极也是从心内膜开始，但由于复极时程不同，心内膜复极时程较长，导致心外膜最先复极结束，而心内膜复极结束最晚，不同部位复极时的电位差形成了 T 波。由于复极过程中离子转运需要耗能，因此很多因素可以导致 T 波形态改变。

小结

本章主要介绍了心脏解剖及心肌细胞电生理特性、心脏传导系统特点、心电图波形形成的原理及命名规则以及医学电子学基本概念。重点是心肌细胞动作电位时相及心电图波形的命名规则；难点为理解心肌细胞动作电位与心电图波形之间的关系。同学们在学习时应抓住重点和难点，采用分组讨论等学习方法，进行知识点理解、复习和巩固。

（焦锦玉）

思考与练习

1. 心肌细胞动作电位包括哪几个时相？
2. 心电图波形的命名规则是什么？

参考文献

1. 王保华. 生物医学测量与仪器，第 2 版. 上海：复旦大学出版社，2009.

2. 朱大年. 生理学，第 7 版. 北京：人民卫生出版社，2011.

3. 万学红，卢雪峰. 诊断学，第 9 版. 北京：人民卫生出版社，2018.

4. 郭继鸿. 心电图学. 北京：人民卫生出版社，2002.

5. 何方田. 临床心电图详解与诊断. 杭州：浙江大学出版社，2017.

6. 吴书林. 心脏电生理解剖实用手册. 北京：北京大学医学出版社，2014.

7. Douglas L. Mann. Braunwald's heart disease：a textbook of cardiovascular medicine. 10th edition. Amsterdam：Elsevier Saunder，2015.

8. Pentti Rautaharju. Investigative Electrocardiography in Epidemiological Studies and Clinical Trials. Berlin：Springer，2007.

9. Ary L. Goldberger. Goldberger's Clinical Electrocardiography. 9th edition. Amsterdam：Elsevier Saunders 2017.

10. Ronald J. Prineas，Zhu-Ming Zhang，Richard S. Crow. The Minnesota Code Manual of Electrocardiographic Findings：Standards and Procedures for Measurement and Classification. Berlin：Springer，2009.

第二章

心电图导联系统

学习目标

1. 掌握 肢体导联、胸壁导联、动态心电图导联、运动心电图导联、S_5 导联、监护导联的连接方式和应用。

2. 熟悉 不常用导联如 Frank 导联、新胸导联等的连接方式与应用。

3. 了解 导联形成的理论及心电向量的概念。

4. 具备 根据患者不同心电图检查及波形变化选择合适导联或附加进行检查及鉴别的能力。

第一节 ⇒ 概论

一、导联的概念

导联是指接收心脏电流传输至心电图机的连接路程。心电图导联有许多种，从心脏与电极位置的关系来看可分为直接导联（探查电极与心肌外膜直接接触），半直接导联（探查电极靠近心脏，如胸壁导联），间接导联（探查电极远离心脏，如肢体导联）。按电极与心电变化关系可分为单极导联（即形成电路的无关电极不受心脏电位变化影响），双极导联（两个电极均受心脏电位变化影响）。

二、心电图导联形成的理论体系

（一）导联系统的经典理论

Einthoven 等人提出，人体是无限大均质导体的一部分，在这个导体中，心电源可以用一个固定于某位置上随时间而变化的单个偶极子（心脏向量）来描述。Einthoven 导联即Ⅰ、Ⅱ、Ⅲ三个肢体导联将电极与三个肢体相连。这些电极距离心脏较远，因此描述为此三个肢体上的电势与心脏向量的关系，就像在一个无限大的均质二维导体中一个等边三角形的各角顶上的电势与三角形中心上的一个偶极子源的关系。

（二）导联形成的容积导体理论

20 世纪 40 年代，Burger 和 Milaan 提出了容积导体理论。认识到人体是一个三维的、有边界的、形状不规则的、非均质的容积导体。其后，Mcfee 和 Johnston 将其完善，进一步考虑了心电源分布的自然状态，将导联向量概括至导联场的概念中去，并确定了使用与分布心源的每一单元的源导联的关系。

（三）立体心电向量环

体表心电图记录的是全部心肌细胞动作电位的综合电位的变化，记录的图形可以受到细胞跨膜电位差以及记录电极在电偶所产生的电场中的位置的影响。按照心电向量的理论，某个导联上记录的心电图图形取决于该导联的方向（即该导联的电轴），随时间变化的心电向量在导联轴上的投影被描记成量化的心电图，在心电活动周期中，任一瞬间整个心脏的电活动都是综合成一个总的综合向量，这个瞬间单个综合向量的方向随时间而变动，结果形成一个以零点为起点和终点的立体向量环，称为心电向量环。

心脏是一个立体系统，外被心肌包裹，内含流动血液。在心脏收缩时心肌细胞激动产生瞬时方向和大小不同的综合向量。我们将代表心房心室除极和复极的瞬时综合向量箭头的顶端，按照其激动顺序连接形成轨迹，可形成心房除极、心室肌除极及心室肌复极的三个立体向量环。正常心肌电活动由窦房结发出，经过结间束（前、中、后结间束）、房室交接区、房室束或希氏束、左右束支、浦肯野纤维，先后激动心房和心室。因此，心脏每一次正常激动，心房和心室都按一定顺序除极和复极，在体表就能测到大小、外形及持续时间相同的P、QRS和T环。

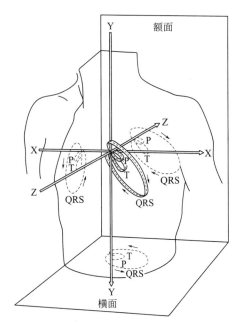

图 2-1　立体心电向量环在额面和
横面上的投影所形成的平面向量环

（四）导联形成的二次投影学说

综合心电向量活动的移动方向有上下、左右、前后三个方向。当我们将P、QRS、T三个向量环分别投影在额面、横面时，便形成了在这两个面的向量环，这便是立体向量环的第一次投影，形成了平面向量图（图 2-1）。将平面向量环再向某些额面或横面轴线上投影，便形成第二次投影，产生各导联心电图。我们将肢体导联心电图认为是额面心电向量图在相应导联轴上的投影，胸前导联心电图认为是横面心电向量图在导联轴上的投影。

第二节 ⊙ 常用导联

一、常规双极导联（标准导联）

1905 年 Einthoven 建立了额面的三条轴线，分别为 Ⅰ 、Ⅱ 、Ⅲ导联，直至 20 世纪 40 年代创立单极导联之前，心电图记录仅有这一套导联体系，称为"标准导联"即双极导联并沿用至今。这一导联并不是说比之后的单极导联"标准"，只是一种习惯称呼。

双极导联是将两个电极（正极和负极）置于体表相隔一定距离的任意两点构成，两点间连线代表导联轴，方向由负极指向正极，它测量的是两个电极所在部位之间的电位差。连接于身体表面的两个电极的所在部位均有电位（电压）差，当正极所在部位的电位高于负极所在部位的电位时，该双极导联记录正向波；当正极所在部位的电位高于负极所在部位的电位时，记录负向波。

（一）标准导联的连接方式（图2-2）

Ⅰ导联：左上肢电极连接于心电图机的正极，右上肢电极连接于负极。

Ⅱ导联：左下肢电极连接于心电图机的正极，右上肢电极连接于负极。

Ⅲ导联：左下肢电极连接于心电图机的正极，左上肢电极连接于负极。

肢体导联反映的是心脏矢状面的情况。除右位心者将左右手电极反接外，在心电图常规检查中，应警惕四肢导联正负极位置接错。

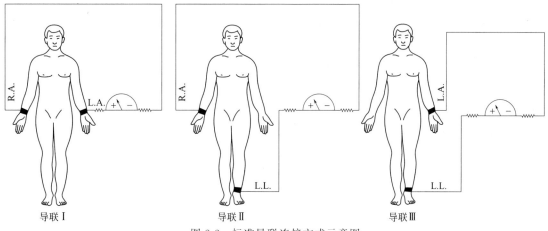

图2-2　标准导联连接方式示意图

（二）标准导联的相互关系

Einthoven建立的三个标准导联的相互关系做如下假设。

① 心脏在运动过程中，犹如一对电偶位于体腔中央，把人体看作是一个均匀的球形导体。

② 假设左上肢、右上肢及左下肢是距离相等的三个点，由负极向正极画上假想的箭头连线，则从额面观，标准导联的三条导联构成一个倒置等边三角形，即Einthoven三角（图2-3），而心脏恰好位于等边三角形的中心点。根据等边三角形原理，可以任意自两个标准导联测定心电轴。用R、L、F分别代表右上肢、左上肢、左下肢，V代表电压，则有以下方程式。

Ⅰ导联＝VL－VR

Ⅱ导联＝VF－VR

Ⅲ导联＝VF－VL

根据上述方程式，双极导联的相互关系可以表达为：

Ⅰ＋Ⅲ＝VL－VR＋VF－VL＝VF－VR＝Ⅱ

VF－VR＝Ⅱ，带入上式，得：

Ⅰ＋Ⅲ＝Ⅱ

这便是著名的Einthoven氏法则。其含义为，在同步多导联描记中Ⅰ导联电压＋Ⅲ导联电压＝Ⅱ导联电压。

（三）常规双极导联的心电图特点

Ⅰ导联：正常P波和T波均直立向上，QRS波群主波向上。

Ⅱ导联：正常P波、QRS波群、T波一般向上。

Ⅲ导联：P波可直立、低平、双向或倒置，QRS波变化也较大。

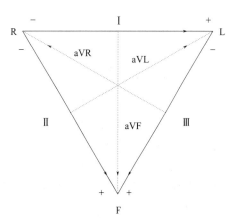

图2-3　肢体导联六轴系统的Einthoven三角

二、Wilson 导联系统（单极肢体导联）

常规双极导联记录的是人体表面两点之间的电位差，并不能反映电极下心肌某一个点的电位，因此提供的心电信息有限。为了获得更加完善的心电图，Wilson 根据 Einthoven 法则提出了"中心电端"，即将左右上肢和左下肢的三个电极连通成一个中心电端，但身体各部位皮肤阻抗高低不等，可影响中心电端的电压，为了减少电极板与皮肤间电阻的差别，在每条导联线上各加了一个 5000Ω 的电阻（图 2-4），经过数学演算，此中心电端电压为零，因此可称作无关电极。经过推算，中心电端并非在任意瞬间都是零电位，其电位在 +0.89～-0.84 间浮动。

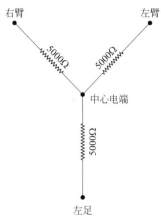

图 2-4　中心电端组成

Wilson 导联连接方式

根据 Einthoven 法则，中心电端电压应为零，因此称为"无关电极"。将心电图机中电流量计的负极连接于此，正极连接探查电极放于探查部位，即 20 世纪 40 年代以来应用的单极导联（unipolar Lead）。将探查电极分别置于右上肢、左上肢及左下肢，分别称为 VR、VL、VF 导联（图 2-5）。

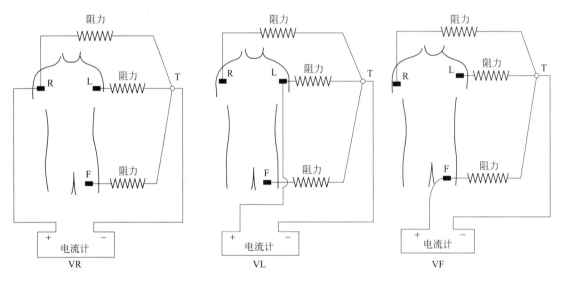

图 2-5　单极肢体导联连接方式

三、Goldberger 导联（加压单极肢体导联）

在临床实际工作中发现 VR、VL、VF 导联记录波形振幅较低，不便于分析测量，1942 年 Goldberger 对单极肢体导联进行了改进，在描记某一肢体单极导联心电图时，将那个肢体导联与中心电端切断，心电图波形振幅较之前增大 50%，同时不影响 Wilson 提出的"单极"导联的特性，称为加压单极肢体导联并沿用至今。

（一）加压单极肢体导联连接方式（图 2-6）

aVR 导联：探查电极置于右手腕内侧，中心电端与左手腕和左下肢导线相连。

aVL 导联：探查电极置于左手腕内侧，中心电端与右手腕和左下肢导线相连。

aVF 导联：探查电极置于左下肢，中心电端与左、右手腕导线相连。

在临床实际操作中，操作者并不需要连接每一个电极，只需连接右上肢、左上肢、左下肢和一根地线即可。现代心电图记录仪内部已经规范化导联体系，只需选择导联键，即可记录所选择的导联心电图。

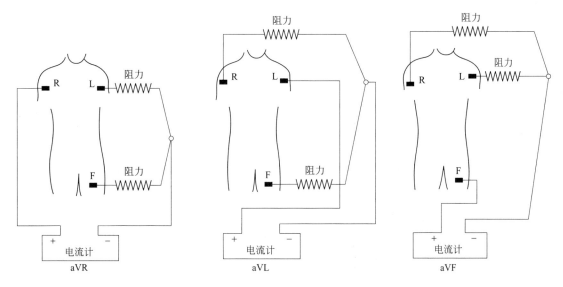

图 2-6　加压单极肢体导联连接方式

加压单极肢体导联可记录探查电极下那一部分心肌电活动。aVR 导联面对右心房及右心室，反应此部分心肌电位变化；aVL 导联面对左心室高侧壁，反应高侧壁的心电变化；aVF 导联面对下壁，可反应下壁心肌电活动。因此加压单极肢体导联在心肌缺血、心肌损伤、心肌梗死的定位诊断中有重要价值。

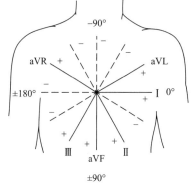

图 2-7　各导联轴角度

（二）加压单极肢体导联的关系

加压单极肢体导联：aVR＋aVL＋aVF＝0。

（三）标准导联与加压单极肢体导联的关系

用向量观点考虑，加压单极肢体导联实际上也是双极导联，与标准导联并无优劣之分，两者都处于同一个平面上。各导联所处角度不同，每个导联夹角均相差30°（图2-7）。以Ⅰ导联为水平线，Ⅰ为0°，各导联夹角见表2-1。

表 2-1　各导联夹角

导联	角度	导联	角度
Ⅰ	0°	－Ⅰ	±180°
－aVR	＋30°	aVR	120°（－150°）
Ⅱ	＋60°	－Ⅱ	240°（－120°）
aVF	＋90°	－aVF	270°（－90°）
Ⅲ	＋120°	－Ⅲ	300°（－60°）
－aVL	150°	aVL	330°（－60°）

四、胸壁导联

20 世纪 30 年代末 40 年代初，Wilson 等学者将标准导联的左、右手及左下肢连接，发现其综合电位几乎等于零，于是将这个综合电极称为"中心电端"。将心电图机的阴极连接于中心电端，阳极即探查电极置于胸壁特定部位，构成了胸前导联。探查电极一般有六个，用 V_1、V_2、V_3、V_4、V_5、V_6 表示。胸前导联连接方式如下（图 2-8）。

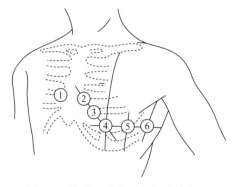

图 2-8　胸前 6 导联的电极安放位置

V_1 导联：胸骨右缘第 4 肋间。

V_2 导联：胸骨左缘第 4 肋间。

V_3 导联：V_2 与 V_4 连线中点处。

V_4 导联：锁骨中线与第 5 肋间交点处。

V_5 导联：左腋前线与 V_4 同一水平处。

V_6 导联：左腋中线与 V_4、V_5 同一水平处。

描记胸前导联心电图时，肢体导联必须同时按正确方式连接，否则记录不出心电图，且胸前导联各电极位置必须贴放准确，否则对心电图波形有较大影响。

V_1、V_2 导联可反应右心室的电位变化，$V_4 \sim V_6$ 可反应左心室电位变化，V_3 反应左右心室之间过渡区的电位变化。用向量概念考虑，单极导联上的心电波形是心向量环投影形成的。假设胸壁导联轴 $V_1 \sim V_6$ 都在横面上的一个平面上，自胸骨右缘第四肋间，顺序围绕左侧胸围，至 V_6 腋中线止（图 2-9），称为"横面"或"水平面"导联。横面导联还包括 V_3R、V_4R、V_5R、$V_7 \sim V_9$ 导联。

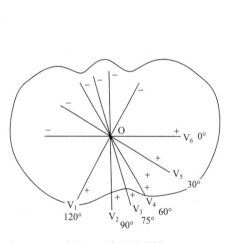

图 2-9　胸壁导联轴

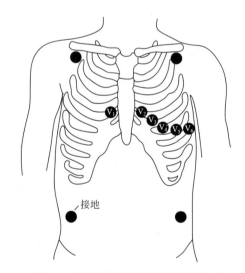

图 2-10　运动导联心电电极贴放位置

五、运动心电图导联

1966 年，Mason-Likar 提出运动心电图检查时可将 12 导联心电图的肢体电极从四肢移至躯干部位（Mason-Likar 改良导联系统），即将右臂电极置于右锁骨下窝中部到三角肌的插入部位，左臂电极置于左侧相应位置，左下肢电极置于左腋前线上肋骨下缘与髂嵴连线中点处，右下肢电极一般置于右髂窝（图 2-10），为了避开皮肤褶皱，该电极可以在此周围移动几厘米。Mason-Likar 改良导联系统和标准 12 导联静息心电图尚有一定区别，如可能引起电轴偏右、下壁导联电压增高和 Q 波丢失、aVL 可能出现新的 Q 波、下肢电极位置越接近头侧 R 波振幅增加越大等，但该导联体系可以全面了解患者在运动过程中的心肌缺血和心律失常情况，应用于运动试验已被美国心脏学会所承认，也较易在临床广泛应用。

六、动态心电图导联

动态心电图（AECG）最初只有一个监测导联，1976 年发展到了二通道实时监测，至 20 世纪 80 年代，发展为三个通道实时监测。后又采用 Mason-Likar 改良导联系统，在各类早搏的定位及心律失常诊断方面具有明显优势，如今也已经广泛应用于临床。

（一）3 导联动态心电图系统

3 导联动态心电图系统由 5 条或者 7 条导线形成的三个双极导联和一个无关电极组成。为区分各通道双极导联及无关电极，现采用国际标准的 AECG 极颜色编码（表 2-2）。7 条导线的双极 3 通道导联系统电极位置如下（图 2-11）。

CM_1 导联（模拟 V_1 导联）：正极置于 V_1 位置，负极置于左锁骨下窝中外 1/3 处。

CM_2/CM_3 导联（模拟 V_2/V_3 导联）：正极置于 V_2/V_3 位置，负极置于右锁骨下窝中外 1/3 处或胸骨柄右缘。

CM_5 导联（模拟 V_5 导联）：正极置于 V_5 位置，负极置于右锁骨窝中外 1/3 处或胸骨柄右缘。

MaVF 导联（模拟 aVF 导联）：正极置于左腋前线第 9~10 肋间，负极置于胸骨柄。

表 2-2　7 条导线的动态心电图电极颜色编码

导联	正极（＋）	负极（一）
通道 1	红	白
通道 2	棕	黑
通道 3	橘	蓝
无关电极	绿	

3 导联 AECG 由于所用电极较少，患者容易接受且基本能达到临床要求，因此仍被广泛使用。但 3 导联系统导联较少，往往不能全面反映心电信息，如在 ST 段压低事件中检出率较低，且不能对心肌缺血、心律失常等进行定位诊断，使其应用存在一定局限性。因此 3 导联动态心电图系统一般用于健康体检者、年轻或症状较轻患者、术后创伤大可供电极贴放位置较小者以及婴幼儿等胸廓较小患者。

（二）12 导联动态心电图系统

常规 12 导联采用 Einthoven-Wilson 体系，其将常规 12 导联体系的 Ⅰ、Ⅱ、Ⅲ 标准导联以及单极肢体导联 aVR、aVL、aVF 依次改为 RA（右锁骨中线第 2 肋间）、LA（左锁骨中线第 2 肋间）、LL（左锁骨中线第 7 肋缘）、RL（右锁骨中线第 7 肋缘），反映额面心电活动；CM_1~CM_6 安放位置同常规心电图胸导联 V_1~V_6，反映横面心电活动（图 2-12）。

在临床应用方面，12 导联动态心电图稳定性好、抗干扰能力强，在心肌缺血、心肌梗死等定位诊断，心律失常发源部位、传导情况、诊断与鉴别诊断，心律失常药物评价等方面有重要价值，但其心电图图形与常规 12 导联心电图相比存在波形及电轴变化，因此其诊断标准仍需进一步完善。

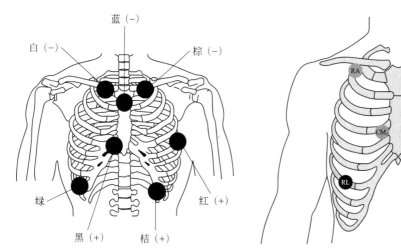

图 2-11　7 条导线的双极 3 通道导联系统位置　　　图 2-12　12 导联系统动态心电图电极贴放位置

第三节 ⊃ 不常用导联

一、右胸及后壁导联

通常的 12 导联心电图，可以观察到下壁心肌梗死（Ⅱ、Ⅲ、aVF 导联），前壁心肌梗死（$V_1 \sim V_6$ 导联），但对于有无右心室梗死，却不能给出直观而确切的答案，而下壁心肌梗死合并右心室梗死时，更加容易合并低血压，需要大量的补液治疗，死亡率更高，预后更差。因此增加右胸导联，$V_3 \sim V_6$ 导联在右胸对称的位置，依次产生了 V_3R、V_4R、V_5R 和 V_6R。尤其 V_4R，其 ST 段抬高，诊断右心室梗死的敏感性和特异性较高。右胸导联主要用于左、右心房肥大、右心室肥大或扩大、右位心、右束支阻滞和右心室梗死的诊断。

在诊断心肌梗死时，仍然存在后壁这个视野盲区，通常可以通过 V_1、V_2 导联的 R 波及 ST 段推断后壁的情况，但并不直观且容易遗漏。因此又提出了后壁导联即 V_7、V_8、V_9 导联。主要用于左心室肥大、心脏移位、后壁心肌梗死的定位诊断。导联连接方式如下（图 2-13）。

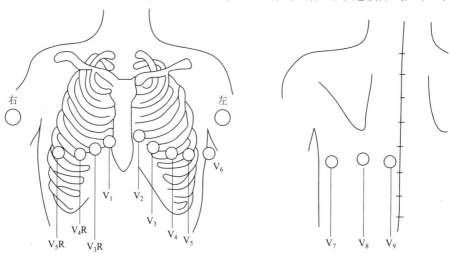

图 2-13　右胸及后壁导联连接方式

V_7 导联：左腋后线与 V_4 同一水平处。

V_8 导联：左肩胛线与 V_4 同一水平处。

V_9 导联：左脊柱旁线与 V_4 同一水平处。

V_3R 导联：与 V_3 对应的右胸位置。

V_4R 导联：与 V_4 对应的右胸位置。

V_5R 导联：与 V_5 对应的右胸位置。

二、上一肋及下一肋导联

实际操作中遇到身躯高大、胸廓畸形、心脏横位或垂位时，胸前导联贴放位置则要根据实际情况进行调整，上移或者下移一个肋间，以便更贴近心脏表面（表 2-3）。

表 2-3 上一肋和下一肋导联位置及导联标记

位置	标记	位置	标记
$V_1 \sim V_6$ 导联上一肋间	$V_1' \sim V_5'$	$V_1 \sim V_6$ 导联下一肋间	$V_1. \sim V_6.$
$V_1 \sim V_6$ 导联上两肋间	$V_1'' \sim V_6''$	$V_1 \sim V_6$ 导联下两肋间	$V_1.. \sim V_6..$

也可在括号内标记具体肋间的数字，如 V_1 上一肋间（第 3 肋间），则标记为 V_1（3），V_1 位置的上两肋间（第 2 肋间）则标记为 V_1（2），以此类推。

三、S_5 导联

S_5 导联描记为 I 导联心电图，可清晰显示 P 波，主要用于房颤、室上性和室性心律失常的鉴别诊断。

连接方式：（负极）置于胸骨柄，左手电极（正极）置于胸骨右缘第 5 肋间。

四、心房导联

探查电极置于胸骨右缘第 3 肋间，无干电极连接中心电站，该导联 P 波显示较为清晰。

五、改良 CL_1 导联（MCL_1 导联）

正极置于胸骨右缘第 4 肋间，负极置于左侧锁骨外 1/3 下方，无关电极置于右锁骨外 1/3 处（图 2-14）。

该导联描记出的心电图波形与 V_1 导联相似，且所有导联和电极均置于躯干，避免了 V_1 导联在应用中由于肢体活动而产生的干扰。常用于冠心病的监护及危重患者的监护。

六、矫正后的标准导联

我们通过标准导联连接方式可以看出，各导联所形成的三角形并不是一个等边三角形，心脏也并不是正好位于等边三角形的中心，各导联距离心脏的距离也不同，导联越长，即正

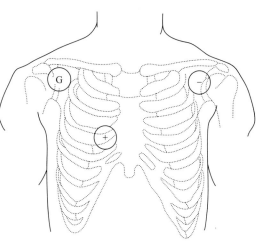

图 2-14 改良 CL_1 导联电极贴放位置
+：正极；-：负极；G：无关电极

负极之间距离越长，其所测得的电位差越大，敏感性也越大。根据成人心脏的平均位置，Burger 设计了新的三角形（图 2-15），可见Ⅲ导联最长，Ⅰ导联最短，计算得各导联校正系数为Ⅰ导联 1.0，Ⅱ导联 0.56，Ⅲ导联 0.5，aVL 导联 1.0，aVR 导联 1.0，aVF 导联 0.8；胸壁导联 $V_1 \sim V_6$ 矫正后的导联角度中 V_2 导联角度最大、最敏感，V_6 导联振幅最小、最可靠（图 2-16）。但在临床实际操作中，将左下肢电极置于右下肢时，所记录的肢体导联心电图波形并无变化，因此矫正后的导联在临床实际应用中并无较大价值。

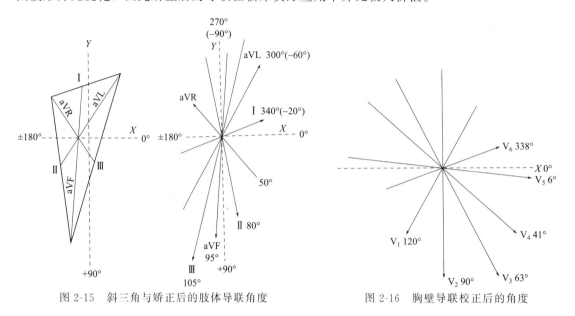

图 2-15　斜三角与矫正后的肢体导联角度　　　　图 2-16　胸壁导联校正后的角度

七、监护导联

胸前监护导联的安置电极所构成的导联轴，属于综合导联。心电除极和复极在监护导联中的投影大小和方向与常规 12 导联不同，不能按照常规心电图的标准分析 QRS 波群的形态和 ST-T 改变，也不能用常规方法测定波形振幅（电压）的大小。在监护仪上，电极的极性标志与心电图机一致：红色代表负极，白色（或黄色）代表正极，黑色代表无关电极。常用的监护导联有以下几种。

综合Ⅰ导联：正负极置于右、左锁骨中点的下缘，无关电极置于右胸大肌下方。类似于标准导联的Ⅰ导联，但波形振幅较小。

综合Ⅱ导联：正极置于左腋前线第 5 肋间，负极置于左锁骨中点下缘，无关电极置于右胸大肌下方。类似于Ⅱ导联。

综合Ⅲ导联：正极置于左锁骨中线肋弓缘，负极置于左锁骨中线下缘，无关电极置于右胸大肌的下方。其波形近似 V_5 导联，波形振幅较大。

改良的监护导联 1（MCL_1）：正极置于胸导联 V_1 的位置，负极置于右锁骨外 1/3 处，无关电极置于左锁骨外 1/3 处。此监护导联正负极距离较远，不易受 R 波影响。描记的心电图形近似 V_1 导联，适用于区分左右束支传导阻滞、区分室性期前收缩起源等。

改良的胸部监护导联 6（MCL_6）：正极置于胸导联 V_6 的位置，负极置于左锁骨下窝处，无关电极置于右锁骨下窝处。此监护导联更易观察室性期前收缩起源位置，对于换瓣术后患者，如果左心室室性期前收缩较多，发生室颤的可能性较高，法洛四联症患者术后多有右心室起源的室性期前收缩，如若左心室起源室性期前收缩多见，有人认为此现象提示左心发育差，术后负荷过重。

心电监护导联种类繁多，在临床应用过程中一定要记住电极的极性，防止电极位置错误。由于正常心电向量是指向左下，不管电极如何放置，正极总是位于负极的左侧或下方。如把正负极调换，记录出的心电图图形完全相反。

监护导联的选择应根据患者的监护目的。首先要不影响常规心电图复查即胸电极不宜置于胸壁导联 $V_1 \sim V_6$ 导联的位置，可取下一肋间放置；其次不影响心脏检查及应急抢救措施的实施，如心脏听诊、电击复律等；再者要有利于心律失常的观察，以便及时发现患者各类心电图异常。

八、F 导联系统

两个电极之间假想的连线，称为导联轴。将三个标准导联和三个加压单极肢体导联轴保持原有的方向不变、角度不变而移于零点处，便得到一个辐射状的几何图形，称为 Bailey 六轴系统。每一导联轴从中心点被分为正负两侧，相邻导联间的夹角均为 30°，Ⅰ、Ⅱ、Ⅲ 导联轴分别与 aVF、aVL、aVR 导联轴相垂直。额面肢体导联反应的是额面、下壁、高侧壁及室间隔上部心电图变化。

横面六轴系统：可通过各心前导联轴的零电位点画出横面六轴系统。中心点至探查电极一侧为正，另一侧为负，相邻导联轴间的夹角（图 2-17）。

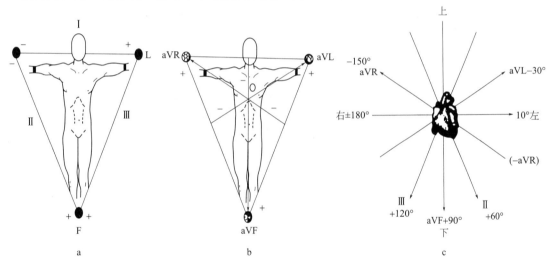

图 2-17　肢体导联的导联轴与其六轴系统
a.标准导联导联轴；b.单极加压肢体导练的导联轴；c.肢体导联六轴系统

1995 年，黄宛教授建议将现行的肢体导联合并为单一的"F"导联系统。Ⅰ、Ⅱ、Ⅲ、aVR、aVL、aVF 在同一个额面上，现在打破惯例按顺序先后记录 aVL、Ⅰ、aVR、Ⅱ、aVF、Ⅲ 导联，并分别称为 F_1、F_2、F_3、F_4、F_5、F_6。F 导联可以看出 P、QRS、T 波的改变规律，与胸壁导联 $V_1 \sim V_6$ 导联自右向左排列同样有改变规律。但受多年临床使用习惯影响，相当长时间内并不会取代常规肢体导联体系。

九、双极胸导联

双极胸导联是将正极置于胸部，负极置于肢体，目前应用较少。其负极常置于右上肢、左上肢或左下肢，称之为 CR、CL、CF 导联。正极可置单极胸导联相同的位置，分别称

之为 $CR_1 \sim CR_5$，$CL_1 \sim CL_5$，$CF_1 \sim CF_5$。

如将正极置于 V_1 部位，负极置于右上肢，则以 CR_1 表示；如正极置于 V_5，负极置于右上肢，则以 CR_5 表示。CL、CF 则依次类推。其波形与单极胸导联相似，振幅较小。

双极胸导联一般用于运动测试和紧急状态下心电监护，通常将正极置于 V_5 位置，负极置于其他部位，包括胸骨柄或锁骨下窝（图 2-18）。

十、新胸导联

新胸导联（图 2-19）共 7 列（A～G），6 行（0～5），42 个导联。A 和 G 列分别为右侧和左侧锁骨中线，C 和 E 分别为胸骨右侧和左侧缘，D 列为胸骨正中线，B 列为 A 和 C 列的中线，F 列为 E 和 G 列中线；0 行为第一肋上缘，1～5 行为第 1～5 肋间。图中"●"指相应导联位置。$V_1 \sim V_6$ 代表标准胸导联，其与新胸导联的关系为：$C_1 = V_1$，$E_1 = V_2$ 和 $F_5 = V_3$；AAL：腋前线；MCL：锁骨中线。采用标准 12 导联同步心电图记录仪，肢体导联连接方法与标准心电图相同。将标准 $V_1 \sim V_6$ 导联电极分别放在 A 列 $A_0 \sim A_5$ 位置上，一次同步记录 6 个标准肢体导联和 A 列 6 个（$A_0 \sim A_5$）位置胸导联心电图，B～G 列记录方法同 A 列，共记录 7 次。新胸导联有助于发现 Brugada 综合征典型心电图改变位于标准 $V_1 \sim V_3$ 导联以外的病例，且安全和方法简单。

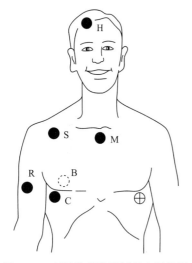

图 2-18　双极胸导联不同的电极位置
正极置于 V_5 位置，负极是图中任意位置之一

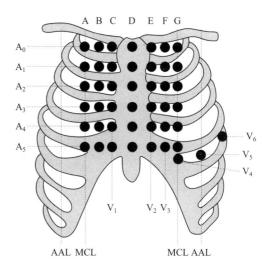

图 2-19　新胸导联电极贴放位置

十一、"ABC" 导联

"ABC" 导联为双极胸导联，三个导联的正极均置于剑突部，导联 A 负极置于胸骨柄正中，导联 B 负极置于左腋中线剑突水平，导联 C 负极置于右肩胛线剑突水平。

A、B、C 三个导联相交于剑突，并在上下、左右及前后三个方向互相垂直，且探查电极靠近心脏，能较好地反应心电向量的变化。ABC 导联波形规律，可较好地用于研究心电向量的变化，同时 A 导联在反应心房增大中较常规导联更敏感准确，振幅较高。

十二、头胸导联

（一）头胸导联连接方式

头胸导联（HC）又称为尹氏导联，1973 年由我国学者尹炳生提出，目的是实现单极导联对心脏进行全方位诊断。HC 导联以右前额为参比点，接地点距之 2~5mm，测试点数目根据诊断要求而定，取 1~24 各点均可。其形式上是双极导联，本质上其单极性优于单极导联。

（二）头胸导联心电图与常规导联心电图差异

① 两者 PR 和 P、QRS、T 波时间并没有明显差异。

② 头胸导联的 P 波、R 波和 T 波呈正向分布，其出现率及振幅，普遍大于常规导联心电图。

③ 头胸导联的 P 波、R 波、T 波变异系数多小于常规心电图，Q 波与 S 波的振幅两种导联互有参差。

（三）头胸导联主要优势

1. 应用范围广　对心律不齐的诊断意义 HC 导联与单极导联一样；对心肌缺血或心肌梗死等，两者均能观察到膈面（Ⅱ、Ⅲ、aVF）、左心室前侧壁及间壁（Wilson 导联）、高侧壁（Ⅰ、aVL 导联）等部位的改变，与此同时，HC 导联可对右心室前、侧、后壁及心底部和左心室后壁等部位也能观察并诊断；P 波出现率及振幅较高，利于测量。

2. 只有一个参比电量　任何一个比较系统，应尽可能使用同一参比量。当参比量不统一或暂时无法统一时，易产生紊乱。HC 导联只有一个参比量，从而使各测量图像更具有可比性，从而降低紊乱，使图形演变规律，诊断标准统一。

3. 参比量处于低电平区且较稳定　HC 导联参比量处于低电平区，因此实测结果大多数测试点的心电图波形振幅都比相应的单极导联大，Q 波出现率低且波幅较浅。

4. 揭示新现象　HC 导联最重要的作用是揭示了一个新现象，即在三维空间中 P、QRS、T 波形一致向外的状态，用目前公认的立体向量环二次投影学说及瞬时单个综合向量概念来解释，为创建新的理论模型提供了实验基础。

十三、　Nehb 导联

Nehb 导联心电图是英国学者 Nehb 于 1993 年提出的一种胸部三角形双极导联。该导联由三个双极胸导联组成，其将常规心电图的右上肢电极（即红线）置于胸骨右缘第 2 肋间处，左上肢电极（即黄线）接第 5 肋间水平左腋后线处，左下肢电极（即绿线）接第 5 肋间水平左锁骨中线内 1cm 处，右下肢电极（即黑线）仍接右下肢。将背侧导联记作导联 D，前壁导联记作导联 A，下壁导联记作导联 Ⅰ，将心电图机开关分别置于 Ⅰ、Ⅱ、Ⅲ 档，即可记录到 D、A、Ⅰ 导联。这些导联有时加上前缀字母 N（Nehb）称为导联 ND、NA、NⅠ，此为两种命名方式。

Nehb 导联心电图波形与常规心电图波形产生一样，均是经过"二次投影"过程，因此 Nehb 导联心电图，尤其是 D 导联，对冠心病、高血压性心脏病、病毒性心肌炎等诊断具有较高的实用价值；同时 Nehb 导联显示 P 波清楚，对于诊断以 P 波及 PR 段为主要诊断依据的心律失常可用 Nehb 导联。

十四、Frank 正交导联

1956 年，Frank 提出了一套校正的正交导联系统。该导联系统可更好地反应心电活动的关系，使心电图的诊断与解剖学改变更为密切，且导联数较少。该导联共有 7 个电极（图 2-20）。胸部放置 5 个电极，位于胸骨下部平第 5 肋间水平，分别为：前正中线为 E；背部正中线为 M；右腋中线为 I；左腋中线为 A；左前胸部 E 和 A 的中点为 C。另外两个电极分别放在左足为 F，和颈部背面正中偏右 1cm 处为 H。每个电极连有不同的电阻，在一定程度上校正了心脏在胸腔中偏左前和人体导电的不均匀性，由于其物理基础健全、设计合理而广泛用于心电向量图技术中。该系统只采用互相垂直的 X、Y、Z 三个导联。电极 A 和 C 联合，与电极 I 配以电阻构成 X 导联，X 轴的方向从右向左。电极 C、E 和 I 联合，电极 A 与 M 联合配以电阻，二者共同构成 Z 导联，Z 轴从前向后。电极 M 与 F 联合，和 H 配以电阻构成 Y 导联，Y 轴从上向下。为了标记空间心电向量而设想三个轴互相垂直相交于心脏中心，再由三个轴分别组成 Frank 导联系统的水平面、矢状面和额面。

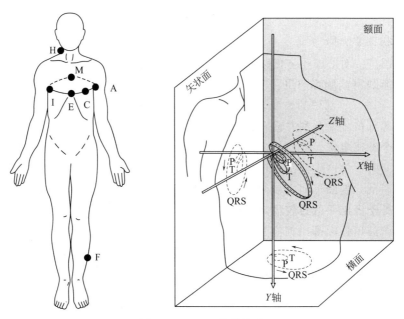

图 2-20　Frank 导联体系

十五、EASI 导联系统

Frank 导联系统中的 M 点位于背部，在不能坐起的患者中记录不方便；H 点位于颈部，容易产生噪声干扰；F 点位于下肢，无法在动态心电图和运动心电图中采用。1988 年在 Frank 导联基础上，保留了 Frank 导联中的 E、A、I 三个电极，增加了胸骨柄处的 S 电极，故命名为 EASI 导联系统（图 2-21），它记录 E-S、A-S、A-I 三个双极导联心电图，通过运算原理推导出 12 导联心电图。

在应用方面，EASI 导联系统对复杂心律失常及心肌缺血等有较理想检出率。其电极数目较少，不需要肢体电极，节省成本且患者舒适度高，位置明确易固定，不需要确定肋间隙、干扰少（肌电、胸毛、女性乳房下垂等影响），同时不影响心脏听诊、超声检查及除颤等诊治。但同时也存在

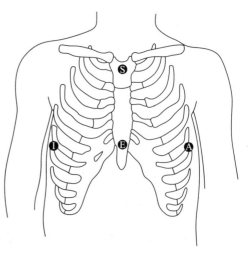

图 2-21　EASI 正交导联系统导联组合及电极贴放位置

不足之处，从 EASI 导联或其他导联转换而来的衍生导联是推算出的导联，所得的图形并非真实的心电图。通过在监测前先采集常规 12 导联心电图与 EASI 导联心电图，对转换系数进行个体化校正后，衍生的 12 导联心电图与常规心电图的符合率大大提高，这也将是 EASI 导联衍生心电图的发展方向。

十六、食管导联

（一）食管导联发展史

从 1906 年，Cremer 通过放置在食管内的银制电极成功记录到心房电活动开始，经食管心房调搏技术逐步发展，时至今日，食管心电图已成为临床诊断心律失常不可缺少的诊断方法之一。

（二）食管导联的产生与记录方法

食管位于心脏后方，大约在其长度的 3/4 处与左心房后壁相邻，再向下靠近左心室。因此食管导联是将食管电极放置于该部位，下降至心房或心室高度来测量心房和心室后壁电位变化。食管导联的电极紧贴左心房（离心包膜不超过 1cm），因此可以使心房的电激动增大。食管导联对于心脏表面的关系主要反映于 P 波的特征性形态。在操作中，将探查电极通过橡皮管送入食管内。根据患者身高推测电极导线从鼻孔到心房水平的长度，男性 35～40cm，平均 37cm；女性 33～37cm，平均 35cm。

食管导联通常以 E 来表示，探查电极距离门齿的厘米数标记在右下角，如距离 25cm，则以 E_{25} 表示，以此类推，一般单极食管导联正常心电图根据电极在食管内的位置分为四种（图 2-22）。

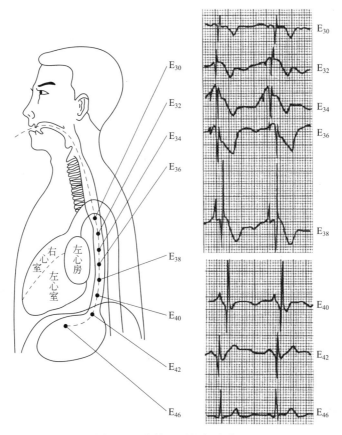

图 2-22 食管导联的各种波形

1. 心房上波形　电极位于心房上区，在 25～35cm 处，P 波倒置，T 波倒置，QRS 综合波呈 Qr 或 QS 型。

2. 心房水平波形

（1）电极位于心房过渡区，在 30～40cm 处，P 振幅高而尖锐，多呈正负双向，QRS 综合波呈 Qr 型，Q 波宽且深。

（2）随电极深度增加 P 波逐渐转为直立，Q 波变小，R 波增高，T 波由倒置转为直立。

3. 心室水平波形　电极位于心室水平，电极位置一般超过 40cm，P 波直立，QRS 综合波呈 qR 型，T 波直立，类似 V_5 导联图形。

描记食管导联心电图主要用于：①确定心律失常起搏部位、有无心房除极波，特别是对于室上性和室性异位心律的鉴别诊断有重要意义，常用心房水平导联。②心房调搏。③较小的后壁心肌梗死，常规肢体导联诊断不明确者，常用心室水平导联。

食管导联缺点是操作较烦琐，患者常感觉不适。且食管导联心电图记录部位的局限，一定要与体表心电图同步记录才能更好地发挥其优势。

十七、支气管导联

支气管导联一般作为研究用，电极置于心房和心室外膜面，右下支气管测得波形类似右心房波，前中（右下叶支气管）支气管类似 aVR；右下后分支类似 V_7R，V_8R；左叶下支气管在左心房水平，类似左心室腔波形，前中（左下叶）分支类似 aVL、V_4、V_7；后叶分支类似 V_3、V_1。

十八、心腔内导联

将探查电极通过静脉穿刺插入心房、心室的心内膜或冠状静脉窦等位置记录，并通过与之相连的多导电生理记录仪，描记出的局部心电图称之为腔内心电图。选用两头有鱼嘴夹的导线，一头夹住双极起搏导管或心导管尾端，另一头夹住心电图胸导联 V_1 的位置导联导线的尾端。心电图导联开关放在 V_1 上即可记录。根据导线电极所在位置不同可描记以下几种波形。

1. 右心室波形　导管电极置于右心室尖部。呈 rS 波和高大的正向 T 波。

2. 右心房波形　导管电极置于右心房。置于右心房下部时，P 波正负双向，QRS 波显著变小，T 波转为双向；置于右心房中部时，P 波双向逐渐增大，甚至 P 波大于 QS 波，T 波倒置；置于右心房上部时，P 波、QRS 波、T 波均倒置。

3. 上腔静脉波形　类似右心房上部的波形，其 QRS 波比 P 波小。

4. 下腔静脉波形　类似标准 I 导联的波形。

5. 肺动脉波形　类似 aVR 导联的波形。

心腔内导联描记心电图主要用于研究心内膜电生理活动、进行心导管插管术及人工起搏器的定位、描绘心房起搏心电图，有助于诊断预激综合征的起搏点，以及诊断心内膜下心肌缺血与心肌梗死，右心房内导联所描记的波形较食管导联更为高尖且清晰易辨，对常规导联记录心电图 P 波难以辨认的情况，可提供较有诊断价值的心电资料。此外，通过右心电极导管的方法又可记录出希氏束电位，为阐明许多心律失常的发生机制提供依据。

十九、冠状动脉内心电图导联

冠状动脉内心电图（intracoronary electrocardiogram，IC-ECG），是通过经皮冠状动脉

腔内血管成形术（percutaneous transluminal coronaryangioplasty，PTCA）中导引导丝作为单电极，末端连接胸前导联输入心电图机后，出现连续的 IC-ECG，可代表局部的心外膜心电图。由于电极的位点在心外膜，与心肌间的距离近，因此比体表心电图具有更高的敏感性，能更有效地反映冠状动脉局部心肌微小的电活动变化。

（一）测定方法

在经皮冠状动脉介入治疗（percutaneous coronary intervention，PCI）术中将冠状动脉导丝尖端送至冠状动脉病变心外膜位置的远端，冠状动脉导管内导丝近端通过一个无菌的双鳄鱼夹连接器与一个电生理仪的单极导联末端（V_1 导联）相连，记录冠状动脉内心电图。体表选Ⅰ、Ⅲ、V_6 导联，导联同步记录在 24 导联电生理仪上。设定走纸速度 25mm/s，信号强度 10mm/mV，滤波条件 30～500Hz，增益 2500mV。如果靶病变位于一个主要冠状动脉的两分叉之前，导线尖端就放置在主血管的远端。为了记录狭窄病变远侧区域的心电图，导丝近端通过微导管实现绝缘，当导丝通过狭窄病变并放置于罪犯血管远端的血管段时，同步记录非球囊扩张时的冠状动脉内及体表心电图。

（二）临床应用

① IC-ECG 能有效地检测所有左冠状动脉区域的心肌缺血，已被认为是诊断 PCI 术中局部缺血的金标准。

② IC-ECG 被用作直接 PCI 术中心肌恢复的预测指标，在病情稳定的患者中评估心肌活性。

③ IC-ECG 可预测血流储备分数，而无需昂贵的压力导丝。

④ IC-ECG 可对快速性室性心律失常进行诊断。

（三）影响因素

IC-ECG 源于冠状动脉内起搏，发展为作为心外膜面与心肌距离最近的测量心电活动的指标，还与心肌缺血、冠状动脉内压力监测、心肌活性判断、电生理检查中心外膜面激动电位标测等密切相关，并受到支架置入、远端保护、血小板糖蛋白Ⅱb/Ⅲa 抑制剂等药物、心脏解剖结构、心肌活性等多种因素影响。

二十、体表电位标测心电图导联

体表电位标测（bodysurface potential map-ping，BSPM）是在躯干表面放置多个电极，同步记录各部位的心电图并分析心动周期各瞬间体表电位的空间分布及其变化规律，用于诊断心脏疾病的一项无创伤性心脏电生理学检查技术。由于 BSPM 采用的电极多（100 个左右）、分布范围广（整个胸背部和腋下）、图形表达方式特殊（时间和空间）、分析精细（间隔 1～2ms），所以 BSPM 可以获得较常规心电图更多的信息和观察到更细微更全面的心脏电活动变化规律。因而对心血管疾病具有较高的诊断价值。

（一）体表电位标测方法

1. 全导联系统 体表电位标测的电极数量，目前尚不统一，少则 16 个，多则达 192～400 个，除特殊目的外，一般多采用 100 个左右。电极常以矩阵形式放置于被检者前胸和后背的常用医学标志线上，并且主张在电位变化较快、信息密度较大的前胸部，特别是左前胸部（心前区）电极应放置密一些；反之，背部和右前胸电极应稀疏些（图 2-23）。一般列距 3～3.5cm。后背部列距 5～5.5cm，排距 3～3.5cm 或 5～5.5cm，有的在双肩部各设 1～2 个电极。

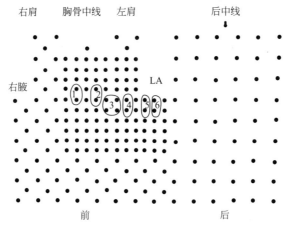

图 2-23 体表标测心电图电极贴放位置

电极部位以黑点表示，电极间距为 3cm 或 6cm，最上面和最下面电极距离为 48cm；黑圈代表胸壁导联 $V_1 \sim V_6$

2. 简易导联系统 大多数情况下并不需要全导联取样，简易导联系统同样能正确反应体表分布特点。一般简易导联系统取样点均为该区域最大电位峰值点。一般选择 32 个电极排列，电极放置部位见图 2-24。图 A 为后背有 6 个电极，图 B 为后背部不设电极。A 和 B 两者在电位图上有小的差异但非常近似，因此 B 图安置方式更方便于临床。

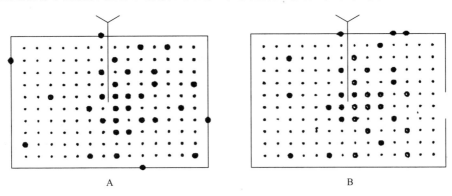

图 2-24 简易导联系统

简易导联 32 个胸前导联位置的两种排列（粗黑点），A 图后背有 6 个电极，B 图后背不设电极

（二）体表标测心电图的应用

体表标测心电图能够确定心肌梗死的有无、部位及范围，包括局灶性心肌梗死、右心室梗死、正后壁梗死、心电图正常的心肌梗死及陈旧性心肌梗死，预激综合征旁路定位，确定右束支阻滞是主干还是末梢阻滞，房室旁路定位，晚电位的检出和定位，长 QT 间期综合征，溶栓后心电图改变部位，心脏移植后监测等。随着记录与分析技术的发展，体表标测技术会有更广泛的应用前景。

二十一、胎儿心电图导联

胎儿心电图是通过置电极于孕妇或胎儿体表获取胎儿心脏动作电位及其在心脏传导过程中的图形。可通过胎儿心电图区分胎儿心电变化的细微差别，及早诊断妊娠期和分娩期的胎儿宫内缺氧及先天性心脏病。虽然超声心动图的应用缩小了胎儿心电图的用途，但胎儿心电图因其具有形态学分析的可能性，近年来人们对此研究增多。

胎心电活动产生的生物电流，可沿心电向量或经胎儿口鼻腔通过羊水均匀的传导至孕妇腹壁，通常其检测方法分为两种。

（一）胎儿心电图记录方法

1. 直接法　电极直接经阴道置于胎儿体表，如胎头或者臀部，不受母体心电干扰，图形清晰，可显示 P-QRS-T 波群。此方法属于侵入性检查，不易于连续多次记录，且有可能引起感染，因此临床不常使用。

2. 间接法　体表电极置于胎儿母亲的腹部，最常用的是垂直方向双极导联，正极置于宫底部，负极置于耻骨联合上方，无关电极置于大腿内侧，电极和普通心电图仪的导联 I 相连，可记录到与母亲心电图信号在一起的胎儿心电图。由于要通过羊水、子宫肌层、腹肌及脂肪等组织，易受母体生物电及外界干扰，胎儿心电信号振幅较小，常常难以与背景噪声分辨，因此需通过高增益装置进行信号处理。此法为非侵入式检测法，检查需孕周 12 周以上，临床较常用。

（二）胎儿心电图导联的应用

① 检测胎儿存活及是否为多胎情况。
② 检测胎儿宫内缺氧。
③ 检测胎儿是否有心律失常。
④ 检测药物对胎儿心电图的影响。
⑤ 检测胎儿在母体中的位置。

小结

　　本章主要介绍了心电图导联系统，包括导联的概念、导联形成的理论体系、常用导联以及不常用导联的发展史、导联连接方法及应用。重点内容包括导联的概念，常用导联如肢体导联、胸壁导联、动态心电图导联、运动心电图导联等的连接方法及应用范围。难点在于怎样根据患者不同需求选择正确导联明确诊断及鉴别诊断，为临床提供尽可能全面的心电信息。同学们需要通过实践，加强和巩固知识，同时对一些不常用导联如 S_5 导联、Frank 导联、EASI 导联、监护导联、食管导联等也应有所了解。

（杨　静）

思考与练习

1. 什么情况下应该加做右胸及后壁导联？
2. 什么情况下应该加做 S_5 导联？

参考文献

1. 郭继鸿. 心电图学, 第 1 版. 北京：人民出版社, 2002.
2. 黄宛. 临床心电图学, 第 5 版. 北京：人民卫生出版社, 1998.
3. 陈清启. 心电图学, 第 2 版. 济南：山东科技出版社, 2012.

4. 杨钧国，李治安. 现代心电图学，第1版. 北京：科学出版社，1997.

5. 郭继鸿，张萍. 动态心电图学，第1版. 北京：人民卫生出版社，2003.

6. 郭继鸿，洪江. 周氏实用心电图学，第5版. 北京：北京大学医学出版社，2004.

7. 单其俊，杨兵，曹克将，等. 新胸导联在诊断Brugada综合征中的应用. 中华心血管病杂志，2004，32(7)：578-583.

8. 钱学贤. 现代冠心病监护治疗学，第1版. 北京：人民军医出版社，1993.

第三章

心电图的规范化操作和各波段的测量

> **学习目标**
>
> 1. **掌握** 正常心电图的适应证、禁忌证。各波段的测量方法及正常值。
> 2. **熟悉** 心电图检查设备的各项参数及要求。
> 3. **了解** 心电图检查设备的参数原理。

第一节 ➲ 心电图的规范化操作

一、心电图的适应证和禁忌证

（一）适应证

1. 证实患有心血管疾病或心功能不全者

（1）胸痛、胸闷、上腹不适等可疑急性心肌梗死、急性肺栓塞者。

（2）心律不齐可疑早搏、心动过速、传导阻滞者。

（3）黑矇、晕厥、头晕可疑窦房结功能降低或病态窦房结综合征者。

2. 疑似心血管疾病或心功能不全者

（1）了解某些药物对心脏的影响，如洋地黄、奎尼丁及其他抗心律失常药物。

（2）了解某些电解质异常对心脏的影响，如血钾、血钙。

（3）心肌梗死的演变与定位。

（4）心脏手术或大型手术的术前、术后检查及术中监测。

（5）心脏起搏器植入前、植入后及随访。

（6）各种心血管疾病的临床监测、随访。

（7）高血压、先天性心脏病、风湿性心脏病、肺源性心脏病。

（8）心血管以外其他系统危重症患者的临床监测。

（9）对心脏可能产生的影响疾病，如急性传染病，呼吸、血液、神经、内分泌及肾脏疾病等。

3. 无心血管疾病及心功能不全者 心电图异常发生率随着年龄的增长呈指数增长，推荐成年人每年至少应进行一次常规心电图检查。

（1）运动医学及航天医学中的心电图检查。

（2）正常人群体检。

（3）心血管疾病的科研与教学。

（二）禁忌证

心电图检查无创、操作方便、价格低廉、可重复性高，因此无绝对禁忌证，是临床上最常用的检查之一。除下述特殊情况无法进行检查外，所有人群均可进行常规心电图检查。

（1）大面积的皮肤感染、烧伤。

（2）某些全身性皮肤疾病，如全身性重症银屑病、中毒性表皮坏死松解症、恶性大疱性红斑等。

二、心电图检查电极配置及环境要求

1. 心电图机电极的位置、标志及色码必须符合规定（表 3-1）

表 3-1　电极的位置、标志线及色码的配置

导联电极位置	电极标志符合	色码	在人体表面的位置
肢体	R	红	右上肢
	L	黄	左上肢
	F	绿	左下肢
	RF	黑	右下肢
胸部	C1	红	胸骨右缘，第 4 肋间
	C2	黄	胸骨左缘，第 4 肋间
	C3	绿	C2 和 C4 中间，第 5 肋水平
	C4	棕	左锁骨中线，第 5 肋间
	C5	黑	左腋前线，与 C4 同一水平
	C6	紫	左腋中线，与 C4 同一水平

2. 心电图机需要配置必备附件　包括导联线 1 根、肢体电极 4 套、胸部电极及吸球 1 套（或者电极贴片）、三芯电源线 1 根、接地线 1 根、外接输出线 1 根。

3. 心电图检查的环境要求

（1）检查间宽敞、明亮、通风，室内保持清洁卫生，每日紫外线照射 1h。

（2）推荐室温控制在 18～26℃，避免过冷或过热，特别要避免因寒冷所致的肌电干扰。

（3）检查床宽度不窄于 80cm，避免因体位不适、肢体紧张度增加而引起肌电干扰。

（4）提倡使用清洁无菌的一次性床单、被套、枕套等，一人一换，以防交叉感染；未能做到一人一换，也应保持用具清洁无污染；一旦被污染应立即更换。

（5）心电图机远离大型电器设备，使用交流电源 220V（允许误差±10%）50Hz（允许误差±2%），直流电定时充电。

三、心电图检查设备要求

（一）灵敏度

灵敏度是指心电图机对心电信号的放大能力，指输入 1mV 电压时描笔的偏转幅度，常用 1mV 定标电压来表示，其单位为 mm/mV。一般将心电图机灵敏度分为三档：5mm/mV、10mm/mV 和 20mm/mV。心电图机的标准灵敏度为 10mm/mV，规定标准灵敏度的目的是便于对各种心电图进行比较。当导联出现正向波特别高或负向波特别深时，可采用 5mm/mV 灵敏度档位。反之，可采用 20mm/mV 灵敏度档位。

（二）噪声

噪声是指心电图机工作时，由于放大器中各元件内部电子不规则热运动产生的信号。即

使没有心电信号输入，仍能输出不规则微小杂乱波。如果心电放大器本身噪声较高，可能将有用的微弱信号淹没。因此，在放大微弱的生物电信号时，要求放大器的内部噪声尽可能低。国际上规定噪声值应＜15μV。

（三）输入阻抗

输入阻抗是指心电图机未接收信号源时，在放大器输入端测量到的阻抗。由于各电极与皮肤间的接触电阻不同，使输入到前置放大器的信号源内阻参差不等，并且信号源的内阻本身也较高，输入阻抗越大，进入心电图机的信号电压越大，波形失真越小。一般要求心电图机放大器的输入阻抗＞2.5MΩ。

（四）频率响应

频率响应是指心电图机输入相同幅值、不同频率信号时，其输出信号幅度随频率的变化。频率响应范围确定了有用信息的有效范围。2009 年心电图诊断标准化国际指南规定心电图机的频响范围为 $0.67 \sim 150Hz$，这一范围已经得到验证。对于婴儿，生物电信号中高频成分更多，故高频响应建议为 250Hz。数字化技术在心电图机上的应用，使借助计算机对波形进行放大、缩小以及信号处理变得十分方便，心电图机的频响范围适度扩大，可获取更多心电信息，目前国内心电图机都可达到 $0.05 \sim 150Hz$。

（五）时间常数

时间常数是指从心电图机输入直流电时，心电图机描记的信号幅度从 100％下降到 37％左右所需要的时间，单位是秒（图 3-1）。时间常数反映和检测心电图机的频率响应特性。时间常数与心电图波的下降速率有关，时间越长幅值下降越慢，反之越快。为减少因电位幅值引起的基线不稳和漂移，需要适当调节时间常数。目前要求心电图机的时间常数≥3.2s。

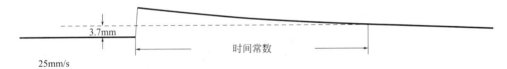

图 3-1　心电图机时间常数的检测

走纸速度为 25mm/s，心电图机描记的信号幅度从 100％下降到 37％左右需要的时间为 3.32s

（六）共模抑制比

共模抑制比是指心电图机的心电信号放大倍数与干扰和噪声的放大倍数的比值。它反映了心电图机抗干扰的能力，共模抑制比越大，抗干扰越强。共模抑制比一般用分贝（dB）表示，为了达到较高的抗干扰能力，目前要求心电图机各导联的共模抑制比≥80dB，国际上规定≥100dB。

（七）基线稳定性和漂移

1. 基线稳定性　是衡量心电图机本身的稳定性和对电源电压波动适应能力的重要指标。

2. 漂移　是指一种装置或系统的某些特性的缓慢变化。如采用直流放大器时，由于电子元件、晶体管的温度漂移和老化，都会引起放大器的零点漂移。放大器的零点漂移（主要由温度引起）对整机影响最大，因为这种漂移经中间级和功率级放大，会使描笔发生显著偏移，影响记录。目前要求心电图机应达到以下标准。

（1）电源电压稳定时，基线的漂移≤1mm。

（2）电源电压瞬态波动时，基线的漂移≤1mm。

（3）无信号输入时，基线受灵敏度变化影响，漂移≤2mm。

（4）温度在 5～40℃范围内，基线平均漂移≤0.5mm。

（5）心电图机确定等电位线后，在 60s 内基线偏移≤5mm。

（八）走纸速度

走纸速度是指心电图纸的运行速度。单位是 mm/s。心电图纸的横坐标表示时间，若走纸速度为 25mm/s，则每小格代表 0.04s，每一大格代表 0.20s。走纸速度越快，心电图纸上表现的心率越慢，反之，走纸越慢，表现的心率越快。目前心电图机的走纸速度标准为 25mm/s、50mm/s，最大可达 100mm/s，两档之间的误差≤±5%。

第二节 ➲ 心电图各波段的测量

心电图的测量内容包括测量参数、测量导联、测量心率、测量时间和测量振幅等。传统的心电图测量方法是用分规在心电图的坐标纸上测量 QRS 波群时限，测量时限单位是秒，测量精度为百分之一秒。现代心电图已实现数字化采集，计算机自动测量方法更精确，并可自动存储于心电数据管理系统以供随时调阅，为临床医疗、教学和科研等工作带来极大便利。

（一）测量参数

心电图各波段和间期有统一的命名和定义。P 波、Tp（Ta）波、PR 间期、PR 段、QRS 波群、J 点、ST 段、T 波、QT 间期和 U 波分别表示心电图的不同波、段和间期（图 3-2）。

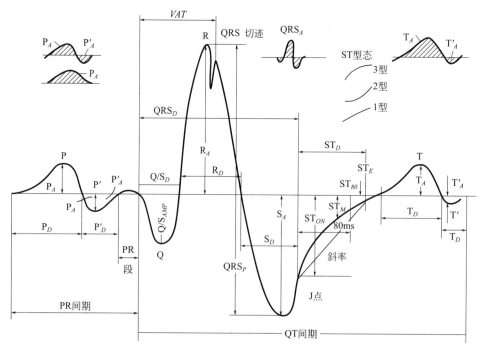

图 3-2　常规心电图的波形和测量定义

A＝面积；D＝时限；AMP＝振幅；ST_{ON}＝ST 起点处振幅；ST_M＝ST 中点处振幅；

ST_E＝ST 终末处振幅；ST_{80}＝J 点后 80ms 处 ST 振幅；VAT＝室壁激动时间。

阴影部分为 P、QRS、T 波面积测定

（二）测量导联

（1）使用12导联同步心电图机采集。

（2）测量同一心动周期中的各波段参数。

（3）时限的测量应选择最早开始的导联起点和最晚结束的导联终点，提高测量参数的准确性。12导联同步心电图机可使心电图分析测量误差小于千分之一。

（4）测量P波时限，自P波起始内缘测量至P波终点内缘；测量PR间期，自P波起点测量至QRS起点；测量QRS时限，自Q波起点测量至R波终点；测量QT间期，自QRS起点测量至T波终点。

（5）振幅测量单位统一用毫伏（mV）表示（特殊情况下用mm）；时间测量单位用毫秒（ms）表示。

（三）时间的测量

1. P波时限 P波时限在不同导联可有不同，由于空间P环平行于额面，肢体导联P波比胸导联P波清晰。从最早P波的起点测量至最晚的P波终点的间距为P波时限。例如最早的P波起点可出现在某一导联上，此时测量P波的起点应自该导联开始，P波终点的时间在另一导联上，P波时间应是自最早的P波起点至最晚的P波终点，应选择12导联中最宽的P波作为P波时限（图3-3）。

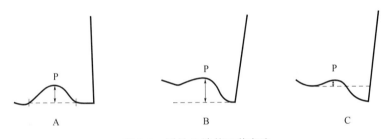

图3-3 测量P波的三种方法

2. PR间期 PR（PQ）间期在各个导联上可有不同，精确测量PR间期应是在12导联中最早的P波起点至最早的QRS波群起点的间距。

3. QRS时限 12导联同步心电图记录中最早的QRS波群起点至最晚的QRS波群终点的间距为QRS波群时限。每个波成分的边界由QRS起始参考水平延长线和描记线的交点确定（图3-4）。在测量特定导联的Q、R、S波时限时，应排除等电位间期的时限。

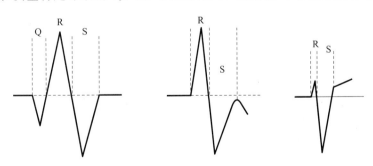

图3-4 QRS波群的测量定义示意图

4. QT间期 12导联同步心电图记录中最早的QRS波群起点至最晚的T波终点之间的距离为QT间期。测量QT间期时，注意T波终点的确定（图3-5），同时应排除U波。

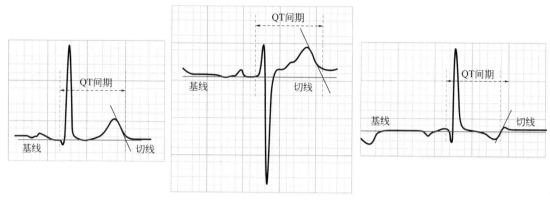

图 3-5　测量 QT 间期时 T 波终点的确认方法

5. R 峰值时限　R 峰值时间又称室壁激动时间
（VAT），R 波峰值时限正确的测量方法应该是从 12 导
联同步心电图记录中最早出现的 QRS 波群起点测量到
特定导联的 R 波顶峰垂直线的距离（图 3-6）。如果存
在 R′波，则测量到 R′峰值。如果 R 波有切迹，则应测
量到切迹的第二个峰值。

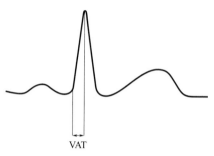

图 3-6　VAT 的测定方法

（四）振幅的测量

1. P 波振幅　选择 P 波振幅最大的导联，作为 P 波
的最大振幅，P 波振幅测量的参考水平以 P 波起始前的
水平线为标准，正向 P 波振幅自 P 波基线上缘垂直测量到波顶点，负向 P 波振幅自 P 波基
线下缘垂直测量到波的底端。

2. PtfV₁ 的测量　$PtfV_1$ 表示 V_1 导联 P 波终末电势，是负向 P 波深度和宽度的乘积，
测量时自 P 波基线下缘作水平延长线与 P 波下降支相交，此交点与 P 波终点之间的水平间
距为负向波宽度，水平线与负向波底端的垂直距离为负向 P 波的深度（图 3-7）。在乘积前
加负号，单位为－mm·s。$PtfV_1$ 异常，绝对值增大。

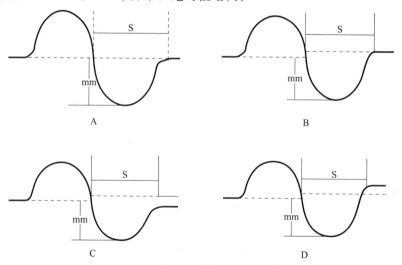

图 3-7　$PtfV_1$ 的几种不同测量方法

A. P 波起始部与 PR 段在同一水平时的测量方法；B～D. PR 段上移或下移时的测量方法

3. QRS 波群振幅及 ST 段偏移的测量

（1）QRS 波群、T 波和 U 波振幅以及 J 点、ST 段等偏移程度的测量统一采用 QRS 波群起始水平线作为测量参考基线；如果 QRS 波群起始部为一斜段（受预激波、心房复极波的影响等），则以 QRS 波群起点作为测量参考点。可以避免测量程序因心率或其他条件变化而改变，减少心电图测量的差异性。

（2）测量 R 波振幅，应自 QRS 波群起始部上缘垂直测量到 R（R′）波顶点；负向波（Q、S、QS）振幅测量应自 QRS 波群起始部下缘垂直测量到波的底端。

（3）ST 段抬高的测量点：通常 J 点标志着 ST 段的开始。而 ST 段多呈现向上或向下的斜形状态，如何定量地表述 ST 段抬高的程度目前尚未统一，通常以 J 点开始，也有以 J 点后 40ms 或 60ms 开始计算。

（4）ST 段压低的测量点：从水平线下缘测量到水平型 ST 段压低的下缘；非水平型（上斜型、下斜型等）ST 段压低，要注明 J 点后 60ms（J60）或 80ms（J80）处的 ST 段压低。当报告 ST 段压低结果时，应描述 ST 段压低的形态及测量值（图 3-8）。

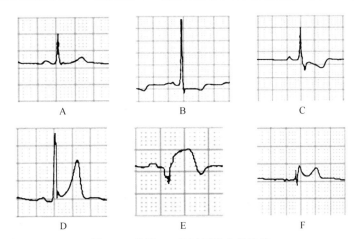

图 3-8　常见 ST 段不同形态及描述
A. 正常 ST 段形态；B. 水平型压低伴 T 波倒置；C. 下斜型压低伴 T 波倒置；
D. 凹面向型上抬高；E. 弓背型抬高；F. J 点后 ST 段抬高

4. T 波振幅　T 波振幅以 QRS 波群开始前的 PR 段终点作为参考水平，测量方法与 P 波相同（图 3-9）。

（五）测量心率

目前的心电图设备，都有快速实时显示心率的功能，仪器误判时应注意修正。

1. PP/RR 间期整齐时　连续测量 10s 距离内的 P 或 R 波数目，计算心房率和心室率。

2. PP/RR 间期不整齐时　以任何一个 P 或 R 波作起点，连续测量 10s 距离中的 P 或 R 波数目（作为起点的 P 或 R 波不计算在内），将 R（P）波数目乘以 6，分别求出心房率和心室率。如果测量的终点不在 P 或 R 波起点上，则可粗略测量最后一个心动周期所占的百分比，将所得值加入 P 波或 R 波数目中，再乘以 6 便可得出心房率和心室率。

3. 简便的目测方法　为节省计算心率的时间，可采取简便的目测方法，粗略推算心率。心电图机的走纸速度一般为每 25ms/s（即 5 个中格，一个大格），每一中格的时间为 200ms。两个中格为 400ms，若其间距为三个中格，则心房或心室率便是 100 次/分，依此类推（表 3-2）。

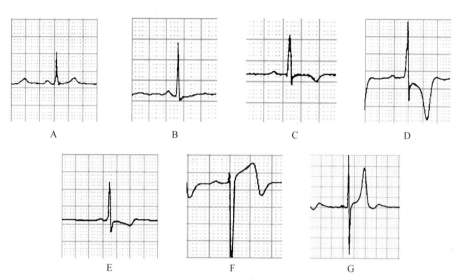

图 3-9 常见 T 波各种形态及描述

A.正常 T 波；B.T 波低平；C.T 波浅倒置；D.T 波深倒置；E.T 波负正双向；F.T 波正负双向；G.T 波高尖

表 3-2 目测法心率对应表

格数	心率	格数	心率	格数	心率	格数	心率	格数	心率
3.0	500	6.0	250	9.0	167	14.0	107	24.5	61
3.1	484	6.1	246	9.1	165	14.2	106	25.0	60
3.2	469	6.2	242	9.2	163	14.4	104	25.5	59
3.3	455	6.3	238	9.3	161	14.6	103	26.0	58
3.4	441	6.4	234	9.4	160	14.8	101	27.0	56
3.5	429	6.5	231	9.5	158	15.0	100	28.0	54
3.6	417	6.6	227	9.6	156	15.2	99	29.0	52
3.7	405	6.7	224	9.7	155	15.4	97	30.0	50
3.8	395	6.8	221	9.8	153	15.6	96	31.0	48
3.9	385	6.9	217	9.9	152	15.8	95	32.0	47
4.0	375	7.0	214	10.0	150	16.0	94	33.0	46
4.1	366	7.1	211	10.2	147	16.2	93	34.0	44
4.2	357	7.2	208	10.4	144	16.4	92	35.0	43
4.3	349	7.3	205	10.6	142	16.6	90	36.0	42
4.4	341	7.4	203	10.8	139	16.8	89	37.0	41
4.5	333	7.5	200	11.0	136	17.0	88	38.0	40
4.6	326	7.6	197	11.2	134	17.5	86	39.0	39
4.7	319	7.7	195	11.4	132	18.0	83	40.0	38
4.8	313	7.8	192	11.6	129	18.5	81	41.0	37
4.9	306	7.9	190	11.8	127	19.0	79	42.0	36
5.0	300	8.0	188	12.0	125	19.5	77	44.0	34
5.1	294	8.1	185	12.2	123	20.0	75	46.0	33
5.2	288	8.2	183	12.4	121	20.5	73	48.0	31
5.3	283	8.3	181	12.6	119	21.0	71	50.0	30
5.4	278	8.4	179	12.8	117	21.5	70	—	—
5.5	273	8.5	177	13.0	115	22.0	68	—	—
5.6	268	8.6	174	13.2	114	22.5	67	—	—
5.7	263	8.7	172	13.4	112	23.0	65	—	—
5.8	259	8.8	170	13.6	110	23.5	64	—	—
5.9	254	8.9	169	13.8	109	24.0	63	—	—

备注：每格 0.04s。心率单位：次/分。

小结

　　本章介绍了心电图检查中所涉及的主要技术指标，以保证记录的准确性。同时也介绍了心电图各波段的测量方法，心电图测量技术是否精准，决定了心电图诊断的正确性。重点内容包括心电图中 P 波、QRS 波群、ST-T 各波段的时限与振幅的测量方法及正常值；难点在于正确判断各波段的起点与终点。同学们在学习时应抓住重点和难点，多分析和比较心电图图形，进行知识点的复习和巩固。

（王曼萍）

思考与练习

　　1. 心电图胸导联连接的部位如何确定？

　　2. 心电图机的标准走纸速度和振幅是多少？

　　3. 心律不齐时如何测量心率？

参考文献

　　1. 郭继鸿. 心电图学. 北京：人民卫生出版社，2002.

　　2. 万学红，卢雪峰. 诊断学，第 9 版. 北京：人民卫生出版社，2018.

第四章

正常心电图

 学习目标

1. **掌握** 心电图各波段的正常值范围。
2. **熟悉** 正常变异心电图的特征及诊断要点。

第一节 ⊙ 心电图各波段的正常值

心电和其他生物现象一样，在正常和异常之间并不存在明确的界限。确立心电图的正常范围取值，都需要大样本的健康人群资料，本文中罗列的取值范围多来源于既往大样本数据研究（图 4-1、图 4-2）。

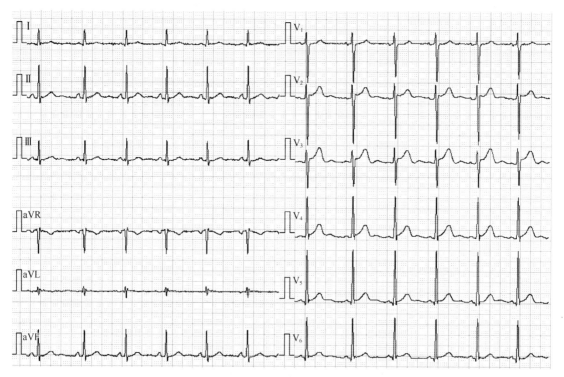

图 4-1　正常范围心电图

窦性 P 波顺序发生，PP 间距匀齐，频率 72 次/分，P 波后均有下传之 QRS 波群，
PR 间期 0.13s，QRS 时限 0.092s，QT 间期 0.4s

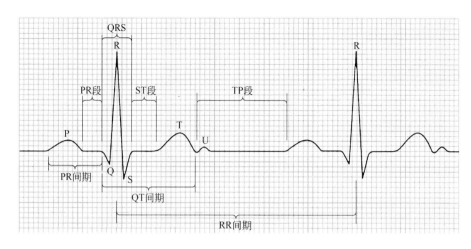

图 4-2　正常心电波形的构成

（一）P 波

代表心房肌除极的电位变化，即心房肌细胞动作电位 0 期去极化。P 波形态在大部分导联上呈圆钝形，有时可有轻度切迹。由于心房激动起始于窦房结，所以心房除极的综合向量朝左、前、下方，肢体导联 P 波电轴在 0°～+75°之间，多在+45°～+60°之间，因此 P 波在 Ⅰ、Ⅱ、aVF、V_1～V_6 导联总是向上，aVR 导联向下，V_1 导联可向上或呈正负双向。P 波时限一般小于 0.12s。P 波振幅在肢体导联<0.25mV，胸前导联<0.15mV。

（二）PR 间期

从 P 波起点至 QRS 波群的起点，代表心房开始除极至心室开始除极的时间。心率在正常范围时，成年人 PR 间期多在 0.12～0.20s。在心动过速时或儿童中，PR 间期可略有缩短。心动过缓时或者老年人中，PR 间期可略延长。研究表明妊娠期女性 PR 间期略短，具体机制不详，可能与体内孕激素水平增高相关。

（三）QRS 波群

代表心室肌细胞除极的电位变化，即心室细胞动作电位的 0 期去极化。正常人 QRS 波群时限一般不超过 0.11s，多在 0.06～0.10s。QRS 波群振幅随年龄增长而减低，40 岁以后这种改变放缓。QRS 波群的振幅在男性高于女性，并且还有明显的种族差异。但是，6 个肢体导联的 QRS 波群振幅（正向波和负向波振幅的绝对值相加）一般不应均小于 0.5mV 和（或）6 个胸导联的 QRS 波群振幅（正向波与负向波振幅绝对值相加）一般不应均小于 1.0mV，否则称为低电压（lowvoltage）。

胸前导联 QRS 波群的形态与 QRS 向量在胸前导联的投影有关。V_1、V_2 导联为右胸导联，以负向波为主，多呈 rS 型，V_5、V_6 为左胸导联，以 R 波为主。心室前壁早期的激动和心室后壁的晚期激动，形成心前区导联（V_3～V_4），早期为正向、后期为负向的 QRS 波形，多表现为 RS 型。从 V_1～V_6 导联，R 波振幅逐渐增高，S 波振幅逐渐降低。R/S≈1 的导联为移行区，相当于其导联垂直于 QRS 水平面电轴。通常移行区位于 V_2～V_4 导联，常见于 V_3 导联。随着年龄的增长移行区逐渐左移。

正常人的 Q 波时限一般不超过 0.03s（Ⅲ 和 aVR 导联除外）。Ⅲ 导联 Q 波的宽度可达 0.04s。aVR 导联出现较宽的 Q 波或呈 QS 型均属正常。正常情况下，Q 波深度不超过同导联 R 波振幅的 1/4。正常人 V_1、V_2 导联不应该出现 Q 波，但偶尔可呈 QS 型。

（四）J 点

J 点指 QRS 波群的终末与 ST 段起始之交接点。J 点大多在等电位线上，通常随 ST 段的偏移而发生移位。

（五）ST 段

从 QRS 波群的终点至 T 波起点间的线段，代表心室去极化终末至复极化初期的无电位变化的时段。单向动作电位（AP）图显示，ST 段对应复极的慢相早期，T 波则对应于复极的快相终末期。ST 段等电位线反应心室复极较长的 2 相平台期平缓的斜率，ST 段时限和 AP 的时间间期平行，因此任何影响 AP 的因素，都可能会影响到 ST 段。比如，ST 段会随着心率变化而变化，正常人 ST 段时限随着心率增快而缩短，偏移程度也随着心率增快而增加。这是因为单位时间内电流增强，复极化 2 相平台期斜率增加，因此在复极化的全部或大部分时程内都出现电位差，从而引起更明显的 ST 段偏移，这亦是心动过速时非缺血性 ST 段压低的原因。

在正常情况下，约 75％的正常成人肢体导联 ST 段呈等电位线。ST 段抬高一般不超过 0.1mV，压低不超过 0.05mV。由于正常胸前导联 ST 段向量在水平面的投影向前向左，因此，任何胸导联的 ST 段压低都是异常的。反之，90％的正常人可见胸导联 ST 段抬高，其中男性抬高幅度明显大于女性，V_1 和 V_3 导联 ST 段最高可达 0.3mV，40 岁以上则略有降低，一般不超过 0.2mV。V_5 和 V_6 导联 ST 段抬高的正常上限则小于 0.1mV。年轻人的 ST 段抬高幅度较大，可能与迷走神经张力增加有关。

部分正常个体，尤其是年轻人，可因局部心外膜区心肌纤维提前复极，导致部分导联（$V_2 \sim V_5$ 导联及 Ⅱ、Ⅲ、aVF 导联）J 点上移，ST 段呈现凹面上抬，通常称之为早期复极化，多考虑为正常变异。

（六）T 波

代表心室快速复极时的电位变化。心室复极时，大多数的心脏复极电位均互相抵消，故 T 波实际上反映未被抵消部分的心室复极电位差。正常 T 波形态两肢不对称，前半部斜度平缓，后半部斜度较陡。T 波的方向大多与 QRS 主波方向一致。T 波方向在 Ⅰ、Ⅱ、$V_4 \sim V_6$ 导联向上，aVR 导联向下，Ⅲ、aVL、aVF、$V_1 \sim V_3$ 导联可以向上、双向或向下。若 V_1 的 T 波方向向上，则 $V_2 \sim V_6$ 导联就不应再向下。除 Ⅲ、aVL、aVF、$V_1 \sim V_3$ 导联外，其他导联 T 波振幅一般不应低于同导联 R 波的 1/10。T 波在胸导联一般不超过 $0.6 \sim 0.8$mV。

（七）QT 间期

QT 间期指 QRS 波群的起点至 T 波终点的间距，代表心室肌除极和复极全过程所需的时间。因此，QT 间期长短也与心率的快慢密切相关，心率越快，QT 间期越短，反之则越长。心率在 $60 \sim 100$ 次/分时，QT 间期的正常范围为 $0.32 \sim 0.44$s。由于 QT 间期受心率的影响很大，所以常用校正的 QT 间期（QTc）。目前的校正公式有很多种，临床最常用的校正公式为 Bazett 公式（$QTc = QT/\sqrt{RR}$）和 Framingham 公式 [$QTc = QT + 0.154(1 - RR)$]。2009 年心电图诊断标准化国际指南中推荐的 QT 间期延长的标准为：男性 QTc 间期≥0.45s；女性 QTc 间期≥0.46s。QT 间期同样也受种族、性别以及 QRS 时限的影响，但影响程度有限。

（八）u 波

u 波是 T 波后 $20 \sim 40$ms 出现的一个低而宽的波形，是心电学中研究最少的波形，至今其确切的形成机制尚不清楚，临床意义也有待进一步确定。一般情况下，正常 u 波振幅较低，最大的 u 波常常出现在 V_2 和 V_3 导联，一般 u 波的振幅是同导联 T 波振幅的 5%～25%。正常人心率快于 90～100 次/分时，u 波振幅明显降低而不易测定。反之，心率减慢则 u 波振幅增高。u 波明显增高可见于低钾血症。u 波倒置可见于高血压和冠心病。

第二节 ⊃ 正常变异心电图

一、$S_1S_2S_3$ 图形

在很多正常心电图的人群，标准双极导联（Ⅰ、Ⅱ、Ⅲ导联）上 QRS 波群终末均可见 S 波。该 S 波记录的是右心室流出道和室间隔基底部的去极化波形，指向上和右侧方向。研究发现大约 20% 的正常人具有这样的波形特征，S 波的振幅往往小于同导联 R 波的振幅。

这种波形特征主要需要与电轴左偏进行鉴别，当 QRS 波群额面电轴左偏时，$S_{Ⅲ} > S_{Ⅱ}$；而对于这种表现为 $S_1S_2S_3$ 良性变异性波形时，则 $S_{Ⅱ} > S_{Ⅲ}$。同时 $S_1S_2S_3$ 常伴有 V_1 导联的 rSr′ 波形，需与右心室肥厚或右束支传导阻滞波形进行鉴别。除正常人外，$S_1S_2S_3$ 波形也可出现在右心室肥厚和肺气肿患者的心电图中。

二、V_1 导联的 rSr′ 波形

2.4% 的正常人心电图可见 QRS 波群时限小于 120ms，而 V_1 导联呈 RSR′ 或呈 rSr′ 波形，V_3R 和 V_4R 导联记录到该波形的概率会更高一些。此时需与不完全性右束支传导阻滞进行鉴别，正常变异性 rSr′ 波形的终末 r′ 或 R′ 波是由于右心室流出道室上嵴部位生理性激动延迟所导致的，所以 r′ 或 R′ 波往往小于其起始的 r 或 R 波，且小于 S 波，振幅多小于或等于 0.5mV；若将 V_1 导联探查电极下移一肋间记录，则 r′ 或 R′ 波形消失。

三、运动员心电图

规律训练的运动员（常规训练及每周 4h 的强化体能训练），由于心脏对长期运动负荷的生理性适应，能引起心脏功能和结构的改变，导致心电图与普通人有一定的差异，主要体现在独特的心腔扩大和迷走神经张力增高，但是这样的差异对于运动员来说属于正常变异，不应考虑为异常改变用以评价运动员心脏事件的风险。根据《运动员心电图解释的国际专家建议》，当运动员出现以下 11 种心电图改变时，考虑为正常变异。

① QRS 波群电压增加，仅有 QRS 波群电压达到左心室（$SV_1 + RV_5$ 或 $RV_6 > 3.5mV$）或右心室肥大（$RV_1 + SV_5$ 或 $SV_6 > 1.1mV$）的标准。

② 不完全性右束支传导阻滞 V_1 导联呈 rsr′，V_6 导联中 S 波宽于 R 波，QRS 波群持续时间 < 0.12s。

③ 早期复极化 J 点抬高，ST 段抬高，J 波或是下壁和（或）侧壁 QRS 波群终末有顿挫。

④ 黑人运动员复极化变异 J 点抬高和凸起（呈圆顶状），ST 段抬高，伴 V_1～V_4 导联 T 波倒置。

⑤ 少年 T 波模式在 < 16 岁的运动员中，V_1～V_3 导联 T 波倒置。

⑥ 窦性心动过缓心率≥30 次/分。

⑦ 呼吸性窦性心律不齐随呼吸发生的心率变化，吸气期间心率加快，呼气期间心率减慢。

⑧ 低位心房节律 P 波不是窦性，呈不同形态，如下壁导联中的负向 P 波。

⑨ 交界性逸搏心律静息状态下，QRS 波群频率比 P 波频率或心率快，且通常<100 次/分。

⑩ PR 间期延长 PR 间期在 0.20～0.40s。

⑪ 二度Ⅰ型房室传导阻滞 PR 间期逐渐延长，直到出现 QRS 波群脱落，脱漏后的第一个 PR 间期比脱漏前最后下传的 PR 间期短。

四、两点半综合征

两点半综合征由 Schamroth 于 1968 年首次提出并命名，是指额面 QRS 波和 T 波电轴夹角明显增大，QRS 波群的电轴指向＋90°（相当钟表的长针），而 T 波的电轴指向－30°（相当钟表的短针），恰似钟表两点半的心电现象，属于正常变异，多见于瘦长体形的正常人，亦可能与心脏顺钟向转位及心肌复极不一致有关。心电图表现：①Ⅰ导联 R 波与 S 波振幅相等，代数和等于 0。②Ⅱ、Ⅲ、aVF 导联 QRS 波群主波向上、T 波倒置。③口服钾盐或运动试验可使倒置 T 波变为直立。④有时Ⅱ、Ⅲ、aVF 导联出现 q 波，应注意与下壁心肌梗死相鉴别。

五、早复极综合征

早复极综合征（early repolarization syndrome，ERS）又称"提前复极综合征"，由 Shiplay 和 Haellaran 于 1936 年首先报道，是指无器质性心脏病患者，由心肌复极提前所致 ST 段抬高，多伴有 J 波或 QRS 波群终末粗钝的心电图综合征。数十年来一直认为属于良性心电图改变，为 ST-T 正常变异。常见于健康的年轻人且多为男性。少数可伴有头昏、心悸、胸闷、胸痛等非特异性症状。近年来已有 ERS 引起室性心动过速/心室颤动（VT/VF）及心脏性猝死的相继报道，并发现与 Brugada 综合征及特发性心室颤动具有类似的发生机制和临床表现，同属遗传性 J 波综合征，而成为新的研究热点。其正常人群发生率为 1%～13%，运动员可达 40%；有种族差异，黑种人明显多于白种人（分别为 47%及 0.5%）；少见有家族发病，由 Saloman 1957 年率先报道，现已发现 6 个相关的致病基因，与家族性及恶性 ERS 密切相关（详见第十章第五节）。

心电图表现：①至少相邻 2 个导联 J 点和 ST 段抬高≥0.1mV，多呈上斜型或凹面向上抬高。个别可呈下斜型抬高或呈现 Lambda（λ）波，多为恶性 ERS。②出现 J 波（有的仅见 J 点抬高）或 QRS 波群终末端粗钝，QRS 间期时间≤0.10s、QTc≤0.44s。③以上改变多见于 V_2～V_5 导联，以 V_2、V_3 最明显，肢体导联亦可出现。良性 ERS 早复极改变常持续数年无明显改变，可随年龄增长而减轻，β受体阻滞剂可使其加重。④运动试验：心率增快时，抬高的 ST 段可恢复正常，终止运动试验 5～15min 后，随心率减慢复又抬高如前，有助于确立诊断。早复极见于 V_1～V_3 导联，无症状及阳性心血管病检查所见，预后良好与正常人群无异。依据上述心电图表现及临床特征不难诊断，但需与急性心肌梗死、急性心包炎及 Brugada 综合征等相鉴别。

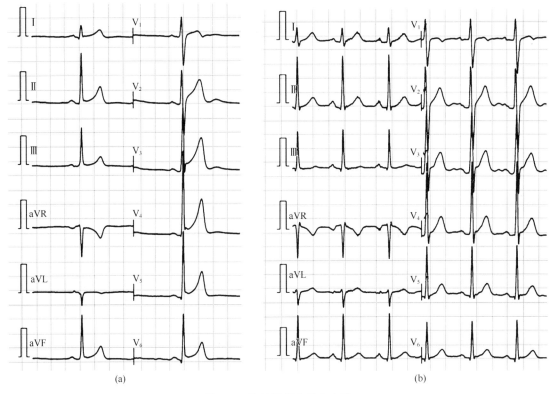

(a)   (b)

图 4-3　早复极综合征心电图

14 岁男性患者，心脏超声未见明显器质性改变，图（a）心率 52 次/分，广泛导联 J 点上移 0.05～0.1mV 伴 ST 段上斜型抬高 0.05～0.25mV，胸前导联明显。图（b）为该患者轻微运动后心电图，心率加快至 99 次/分，可见各导联 J 点与 ST 段向基线水平回落，提示该患者 ST 段改变为早复极所致

小结

    本章主要介绍了正常心电图及正常变异心电图的心电图表现。重点内容是心电图各波段的正常值范围；难点是正常变异心电图与异常心电图的鉴别诊断。同学们在学习时应抓住重点和难点，多看图实践，注意将临床资料与心电图表现相结合分析，进行知识点的复习和巩固。

（焦锦玉）

思考与练习

1. 窦性 P 波的特点是什么？
2. 正常变异心电图包括哪几种？

参考文献

1. 万学红，卢雪峰. 诊断学，第 9 版. 北京：人民卫生出版社，2018.

2.郭继鸿. 心电图学. 北京：人民卫生出版社，2002.

3.何方田. 临床心电图详解与诊断. 杭州：浙江大学出版社，2017.

4.刘鸣，王曼萍. 武汉亚洲心脏病医院临床心电图谱. 天津：天津科学技术出版社，2017.

5. Douglas L. Mann. Braunwald's heart disease：a textbook of cardiovascular medicine. 10th edition. Amsterdam：Elsevier, 2015.

6. PenttiRautaharju. Investigative Electrocardiography in Epidemiological Studies and Clinical Trials. Berlin：Springer,2006.

7. Ary L. Goldberger. Goldberger's Clinical Electrocardiography. 9th edition. Amsterdam：Elsevier, 2018.

8. Ronald J. Prineas, Zhu-Ming Zhang, Richard S. Crow. The Minnesota Code Manual of Electrocardiographic Findings：Standards and Procedures for Measurement and Classifification. Berlin：Springer, 2009.

9. Patton K K，Ellinor P T，Ezekowitz M，et al. Electrocardiographic Early Repolarization：A Scientific Statement From the American Heart Association. Circulation，2016，133（15）：1520-1529.

第五章

心房异常和心室肥厚心电图

学习目标

1. **掌握** 心房异常、心室肥厚的心电图特点。
2. **了解** 心房异常、心室肥厚的临床意义。
3. **熟悉** 心房异常、心室肥厚的标准波形图。

导入情境

42 岁中年男性，近 1 周常感头晕，活动时较明显，休息后可缓解。在家自测血压 220/110mmHg。

工作任务

1. 作为接诊护士，除了再次测量血压，是否还应该进行心电图检查？

2. 心电图提示心率 75 次/分，节律整齐，V_5 及 V_6 导联 R 波振幅高达 3.5mV 伴有 ST 段压低，考虑什么诊断？

第一节 ➲ 心房异常

心房异常的病理改变主要为心房扩张，很少伴有心房壁肥厚。心房异常的心电图表现为 P 波电压增高、时限增宽、电轴偏移和复极改变。此种心电图表现不仅见于心房肥大，也见于心房负荷（压力、容量）增加、房内传导阻滞等，也可能是上述因素合并存在的表现。

P 波是由两侧心房共同除极的结果（图 5-1）。因此，P 波的向量环可以分为三部分：起始为 0.03s 左右为右心房除极，除极向量向下、向前偏左；中间 0.03～0.08s 为左、右心房同时除极，除极向量向下、向左略偏前；终末 0.02s 为左心房除极，向量向左下偏后。高敏感度的心电图机可以描计出的 P 波中间的切迹，以此把 P 波分为三个部分：切迹前波为右

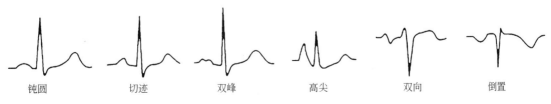

| 钝圆 | 切迹 | 双峰 | 高尖 | 双向 | 倒置 |

图 5-1　心房波的各种形态

心房除极波，切迹后波为左心房除极波，切迹及邻近位置代表双心房共同除极。通常的 P 波前后两波峰之间的距离不会超过 0.03s。

一、右心房异常

右心房异常（right atrial enlargement，RAE）时，P 波的向量环向前下明显增大，所以在Ⅱ、Ⅲ、aVF 导联上均可看到高耸的 P 波，而在Ⅰ和 aVL 导联 P 波双向或倒置。在横面向量上，P 波向量主要朝前，因此 V_1、V_2 导联可以记录到直立高耸的 P 波，而 V_5、V_6 导联较低平。这种类型的 P 波改变，多见于肺动脉压力右心房异常增高的疾病，例如慢性肺源性心脏病，称之为"肺型 P 波"（图 5-2）。

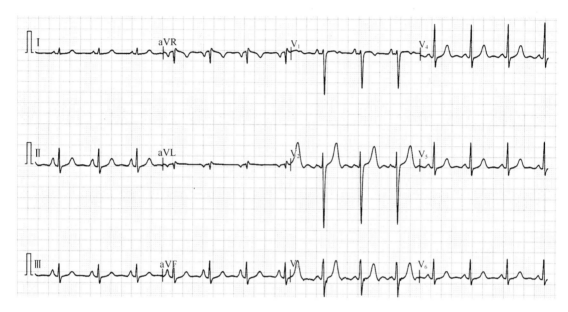

图 5-2　右心房异常

1. 右心房异常的心电图特点

（1）P 波形态高尖。

（2）Ⅱ、Ⅲ、aVF 导联的 P 波电压≥0.25mV，V_1、V_2 导联的 P 波电压≥0.15mV。

（3）心房复极波异常时，表现为 PR 段轻度压低。

2. 临床意义　当患者有先天性心脏病（如房间隔缺损、法洛四联症、肺动脉狭窄）或慢性阻塞性肺气肿、肺源性心脏病等，右房异常往往提示右心房肥厚或负荷过重，经治疗后，P 波可以恢复正常。如果患者有突发的胸痛、呼吸困难等，心电图出现右心房异常，往往提示肺栓塞、右心肌梗死等，需要结合其他改变和临床资料进行判断。另外，某些甲状腺功能亢进的患者也会表现出高耸的 P 波，应注意鉴别。

二、左心房异常

左心房异常（left atrial enlargement，LAE）时主要是 P 波除极的终末向量发生改变，P 波的终末向量指向左上偏后。额面向量朝左上，位于 $+30°\sim-30°$ 之间，故在Ⅰ、Ⅱ、aVF 及 aVL 导联上出现宽而有切迹的 P 波，且前后峰距往往大于 0.04s。而横面 P 环向量更偏向后方，因此在 V_1、V_2 呈正负双向，且正向部分较小，而负向波宽阔。V_1 导联的终

末负向波即为 V_1 导联 P 波的终末向量（P terminal force in lead V_1，$PtfV_1$），是目前诊断左心房异常的最敏感指标。上述 P 波改变最早发现在二尖瓣狭窄患者的心电图中，故又称之为"二尖瓣型 P"。

1. 左心房异常的心电图特点（图 5-3）

（1）P 波时限延长≥0.12s，$PtfV_1$≤－0.04mm·s。

（2）P 波双峰，且峰距≥0.04s。

（3）P/PR 段比值（Macruz 指数）增大，当该数值＞1.6 时，具有参考价值。

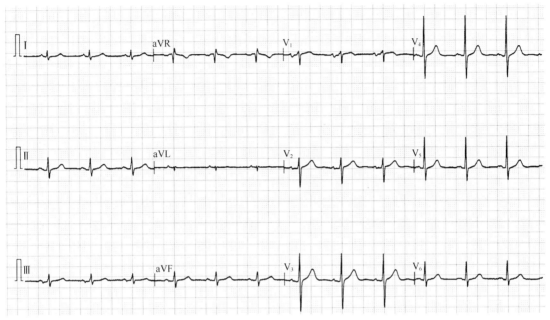

图 5-3　左心房异常
P 波时限增宽，$PtfV_1$ 负值增大

2. 临床意义　左心房异常罕见于健康人。

（1）左心房异常合并右心室肥厚时，高度提示二尖瓣狭窄，具有病因诊断价值。

（2）左心房异常通常出现在左侧心脏疾病，往往提示左心房负荷增加，左心室舒张末期压力增高和左心功能不全。

（3）无明显器质性心脏病证据的人，如果发现 $PtfV_1$ 绝对值增大，可能提示隐匿性冠心病，应进行全面检查和随访。

三、双心房肥厚

左、右心房异常时，心房除极顺序未发生改变，因此各自除极向量增大的部分均可以表现出来（图 5-4）。

1. 心电图表现

（1）P 波时限≥0.12s，Ⅱ、Ⅲ、aVF 导联的 P 波振幅≥0.25mV。

（2）V_1 导联 P 波正负双向，起始正向波≥0.15mV，终末负向部分宽而深，$PtfV_1$≤－0.04mm·s。

2. 临床意义　多见于严重的先天性心脏病及风湿性心脏病联合瓣膜病。

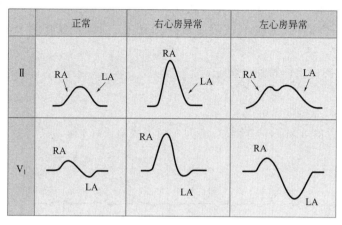

图 5-4　双心房肥厚的心电图表现

第二节 ⊃ 心室肥厚

心室肥厚时由于心室舒张期和（或）收缩期负荷过重所致，是器质性心脏病的常见后果。心室肥厚达到一定程度时可引起心电图发生变化。一般认为心电图改变主要与下列因素有关：①心肌纤维增粗、横截面积增大，导致心肌除极时电压增高；②心室壁的增厚及心肌细胞变性导致心肌细胞间传导功能减退，均可使心室肌细胞除极的时程延长；③心室壁肥厚引起心室肌复极顺序发生改变等。因此，这些变量可以作为诊断心室肥厚的重要依据。但是，目前的心电图的诊断指标在诊断心室肥厚方面存在一定的局限性，不能仅凭某一项指标而做出肯定或否定的结论，主要是因为：①来自左、右心室肌细胞相反方向的除极向量相互抵消而失去各自的心电图特征；②心室肥厚的一些心电图改变不具有特异性，很多其他的因素可以导致同类型改变等。因此，目前尚无法单纯依靠心电图做出明确的心室肥厚诊断，需结合临床资料以及其他检查结果综合分析，但是电活动往往早于细胞的病理和解剖结构的改变，所以当心电图出现心室肥厚的诊断而无影像学证据时，也需结合临床考虑患者是否存在致病诱因，做好二级预防。

一、左心室肥厚

正常左心室的位置位于心脏的左后方，且左心室壁心肌明显厚于右心室，故正常时心室除极综合向量向左后方偏移，当左心室肥厚（left ventricular hypertrophy）时，心脏向后扩大受到横膈和其他器官的限制，因而沿其长轴作逆钟向转位，而位于左后方的左心室向左上方转动，因而造成额面电轴左偏；在 QRS 向量环环体增大的导联轴上，QRS-T 夹角增大，故而在 R 波增高的导联出现 T 波倒置和 ST 段压低（图 5-5），这是因为左心室肥厚时，心室除极时间延长，心室除极尚未完全结束时较早除极部位的心室肌便开始复极，电位差增加，此种改变称为继发性 ST-T 改变。

1. 心电图表现　QRS 波群电压增高虽然是诊断左心室肥厚的最重要的条件，但电压高度和心脏实际肥厚之间存在一定程度的假阴性和假阳性。为了提高诊断正确率，推荐采用 Romhilt-Esters 计分法（表 5-1）。Lewis 指数和 Cornell 电压标准是新提出的诊断标准（表 5-2），指南建议 Cornell 电压标准应用于 6～36 岁人群。

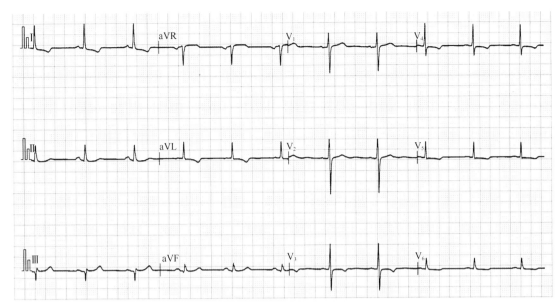

图 5-5　左心室肥厚

表 5-1　Romhilt-Esters 计分法诊断左心室肥厚

诊断条件	计分
QRS 振幅达到以下任何一项者	3 分
A. 肢体导联的最大 R 波或 S 波≥2.0mV	
B. V_1 或 V_2 最深的 S 波≥3.0mV	
C. V_5 或 V_6 的 R 波≥3.0mV	
继发性 ST-T 改变	
A. 未服用洋地黄	3 分
B. 服用洋地黄	1 分
$PtfV_1$ 绝对值≤0.04mm·s（无二尖瓣狭窄者）	3 分
QRS 电轴左偏−30°或以上	2 分
QRS 时限>0.09s	1 分
V_5 或 V_6 的 VAT>0.05s	1 分

注：总分大于 5 分诊断左心室肥厚，4 分为可能左心室肥厚。

表 5-2　不同作者诊断左心室肥厚的标准

作者	诊断标准
Cornell	男 $RaVL+SV_3$>2.8mV、女 $RaVL+SV_3$>2.0mV
Lewis	$(R_I-R_{III})+(S_{III}-S_I)$≥1.7mV

2. 临床意义　左心室肥厚常是高血压病、冠心病等疾病的重要的独立危险因素。高血压患者心电图出现明确左心室肥厚指标者，其病死率明显高于相同水平高血压而无左心室肥厚心电图表现者。尽管心电图诊断左心室肥厚的敏感性有限，但是心电图诊断左心室肥厚的特异性较好，当心电图出现明确左心室肥厚证据时，高度提示器质性心脏病的存在。

二、右心室肥厚

右心室室壁厚度仅有左心室壁的 1/3，因此，只有当右心室壁厚度达到相当程度时，才会使心室除极综合向量右偏，并导致位于右心室面导联（V_1、aVR）的 R 波增高，而位于左心室面的导联（Ⅰ、aVL、V_5）的 S 波变深（图 5-6）。

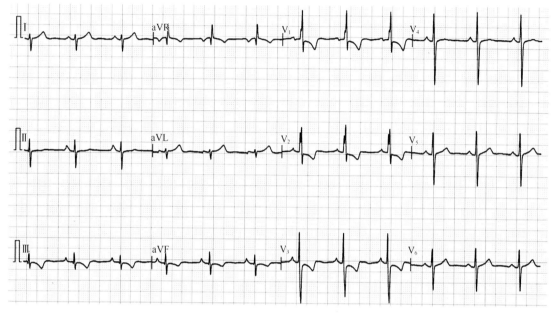

图 5-6　右心室肥厚

1. 心电图表现

（1）V_1 导联 R/S≥1，呈 R 型或 Rs 型，重度右心室肥厚可使 V_1 导联出现 q 波（心肌梗死除外）；V_5 导联 R/S≤1 或 S 波比正常加深；aVR 导联以 R 波为主，R/q 或 R/S≥1。

（2）R_{V1}＋S_{V5}＞1.05mV；R_{aVR}＞0.5mV。

（3）QRS 电轴右偏≥＋90°

（4）常伴有右胸导联（V_1、V_2）ST 段压低及 T 波倒置，属于继发性 ST-T 改变。

除了上述特点之外，还有：V_1～V_6 导联呈 rS 型，即呈顺钟向转位；Ⅰ 导联 QRS 低电压；常伴 P 波振幅增高等。一般来说，阳性指标越多诊断可靠性越高。同样的，心电图对明显的右心室肥厚特异性较好，但敏感性较低。

2. 临床意义　右心室肥大常见于二尖瓣狭窄、先天性心脏病、肺源性心脏病等。

三、双侧心室肥厚

与双心房异常不同，双心室肥厚的心电图表现并不是单纯的左、右心室肥厚心电图表现的相加，而是可以表现为以下几种情况。

1. 大致正常心电图　由于双侧心室除极向量方向相反，互相抵消。

2. 单侧心室肥厚心电图　只表现为一侧心室肥厚。

3. 双侧心室肥厚　心电图同时出现左心室肥厚和右心室肥厚的一项和多项诊断指标。当胸前导联出现左心室肥厚图形，同时出现以下心电图改变之一者：①QRS 电轴右偏超过＋90°；②胸前导联 QRS 波群呈显著顺钟向转位；③V_1 导联 R/S＞1；④V_5～V_6 导联 S/R＞1；

⑤右心房异常；⑥aVR 导联 R＞Q 波，R＞0.5mV。

4. Katz-Wachtel 征　V_3、V_4 导联或两个肢体导联 QRS 波群呈双向，振幅≥6.0mV 称为 Katz-Wachtel 征，是诊断双侧心室肥厚的重要指标，但敏感性较差。

5.临床意义　多见于各种心脏病晚期患者的心电图改变。

小结　▶▶

　　本章主要介绍了心房异常、心室肥厚的心电图特点、临床意义。重点是掌握心房异常、心室肥厚的心电图特点。

（康爱梅　余　薇）

思考与练习　▶▶

单选题

1.心电图诊断左心室肥厚的条件是（　　　）

A. 心电轴右偏　　　　　　　　B. R_{V5}＋S_{V1}＞4.0mV（男性）

C. R_{V5}＋S_{V1}＜3.5mV（女性）　D. R_{V1}＜1mV

E. QRS 时限 0.20s

答案：B

2.二尖瓣型 P 波错误的是（　　　）

A. P 波增宽时间≥0.12s　　　　B. P 波形态呈双峰型

C. 双峰型 P 波峰距≥0.04s　　　D.二尖瓣型 P 波常出现在Ⅰ导联

E.二尖瓣型 P 波常见于风湿性心脏病二尖瓣狭窄

答案：D

3.肺型 P 波正确的是（　　　）

A. P 波呈圆钝型　　　　　　　B. P 波电压＜0.23 mV

C. P 波直立、高尖　　　　　　D.肺型 P 波常见于风湿性心脏病

E.肺型 P 波常见于 aVR 导联

答案：C

参考文献

1.万学红，卢雪峰. 诊断学，第 9 版. 北京：人民卫生出版社，2018.

2.郭继鸿. 心电图学. 北京：人民卫生出版社，2002.

第六章

心肌缺血与心肌梗死心电图

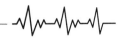

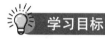 **学习目标**

1. **掌握** 心肌缺血和心肌梗死典型的心电图表现及心电图定位诊断。
2. **熟悉** 心肌梗死非典型的心电图表现，心肌梗死的心电图演变分期。
3. **了解** 心肌梗死合并其他心电图时的鉴别诊断。

导入情境 ▶▶

　　一位老年男性患者，突发胸痛，口服硝酸甘油不能缓解，家属送来急诊。作为接诊护士，你需要考虑进行必要的检查来判断病情。

工作任务 ▶▶

　　1. 针对该患者症状是否应该进行心电图检查？
　　2. 心电图检查发现心率 99 次/分，节律整齐，但 $V_1 \sim V_6$ 导联 ST 段弓背型抬高，考虑什么诊断？

　　当冠状动脉血流量相对或绝对减少，不能满足心肌代谢需要，心肌消耗其糖原储备进行无氧代谢时称为心肌缺血（myocardial ischemia）。心电图可以观察到缺血性改变。短期的心肌缺血多为可逆性，如果心肌缺血时间过长，心肌细胞的糖原储备完全耗尽就会发生不可逆性损害，导致心肌坏死（梗死）（myocardial infarction）。心肌是否发生缺血，取决于冠状动脉供血量、左心室负荷和血氧水平三者之间的平衡，其中最重要的因素是供血量，而冠状动脉是心肌供血的主要来源，并且临床上更多见的情况也是由于冠状动脉供血不足而导致的心肌缺血。

第一节 心肌缺血

　　心肌缺血和心肌梗死一样，多发生于左心室，这与主动脉压力较高，左心室泵血的负荷明显高于右心室相关，另外，左心室室壁厚度是右心室的 3 倍，代谢需氧量更大。左心室缺血多见于心内膜下心肌，因为心内膜下心肌压力负荷明显大于心外膜，另外，冠状动脉灌注经心外膜进入心内膜，灌注压力逐层降低。因此，当冠状动脉供血不足时，往往是心内膜先发生缺血。当供血持续不足时，会扩展至心外膜或致透壁性心肌缺血。

　　1. 缺血型心电图改变 正常情况下，心外膜处的动作电位时程较心内膜短，心外膜完成复极早于心内膜，因此，心室肌的复极过程可以看作是从心外膜向心内膜推进。当心肌缺血时，复极进程发生改变，心电图上 T 波发生改变（图 6-1、图 6-2）。

（1）心内膜下缺血时：心内膜复极时间进一步延迟，使原来可以和心外膜复极相抗衡的向量减少或消失，使 T 波向量增加，出现高大的 T 波。

（2）心外膜下缺血时：心外膜复极速度减慢，引起复极顺序逆转，即心内膜先开始复极，于是出现了与主波方向相反的倒置的 T 波。

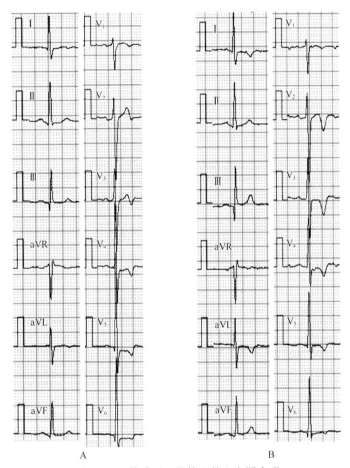

图 6-1 心外膜下心肌缺血的心电图表现

图 A 为正常静息状态下记录，图 B 为胸痛时记录，见 ST-T 呈动态变化，胸痛发作时 ST$_{V4～V6}$
恢复至基线，T$_{I、aVL、V1～V5}$ 由低平或双向变为倒置或者倒置程度加深，呈"冠状 T"

2. 损伤型心电图改变　心肌缺血除了可出现 T 波改变，还可以出现损伤型 ST 段改变。当缺血进一步持续，就会出现损伤型 ST 段改变，表现为 ST 段压低或者抬高。心肌损伤时，ST 向量从正常心肌指向损伤心肌。心内膜下心肌损伤时，ST 向量背离心外膜指向心内膜，使位于心外膜面的导联 ST 段压低；心外膜下心肌损伤时（包括透壁性心肌损伤），ST 向量指向心外膜，心外膜面导联出现 ST 段抬高。同时，在发生损伤型 ST 段改变时，对侧部位导联常可记录到相应的镜像改变（图 6-3）。

心肌缺血的心电图可以仅表现为 ST 段改变或 T 波改变，也可以是 ST-T 改变。临床上可发现约一半患者仅心绞痛发病时可见到 ST-T 改变，还有约 10％的患者发病时心电图正常或仅有轻度 ST-T 改变。冠心病患者心电图上出现尖锐、倒置、双肢对称的 T 波（称之为冠

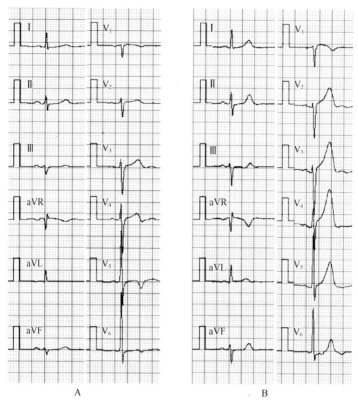

图 6-2　T 波伪改善

图 A 为入院静息心电图，$T_{V_5 \sim V_6}$ 倒置，T_{V_4} 双向；图 B 为患者胸痛发作时记录，$T_{I,II,III,aVL,aVF,V_2 \sim V_3}$ 直立，振幅较前增高，$T_{V_4 \sim V_6}$ 由之前倒置双向变为直立高耸。心电图记录了患者胸痛发作前后 T 波的动态变化，考虑患者静息状态时已存在心外膜下心肌缺血，胸痛发作时心电图 T 波"正常化"

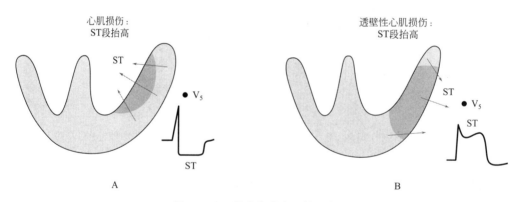

图 6-3　ST 段改变形成机制示意图

状 T 波），反映心外膜下心肌缺血或有透壁性心肌缺血，这种 T 波改变亦见于心肌梗死患者。变异性心绞痛患者心绞痛发作时多出现暂时性的 ST 段抬高并伴有高耸的 T 波以及对应导联的 ST 段压低，是急性严重心肌缺血的表现（图 6-4），如 ST 段持续抬高，提示可能发生心肌梗死。

　　心电图上的 ST-T 改变可以是各种原因影响心肌复极异常的共同结果，除冠心病外，其他疾病如心肌病、心包炎、脑血管意外等，也可以引起类似的 ST-T 改变，应结合临床情况做出判断。

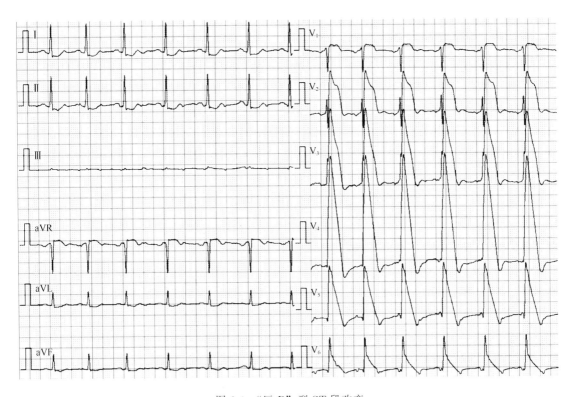

图 6-4 "巨 R"型 ST 段改变

患者男，49 岁，胸痛发作时记录心电图，示 I、II、aVL 导联 ST 段水平压低 0.05～0.15mV，V_1 水平抬高 0.20mV，$ST_{V2～V6}$ 明显抬高与 QRS 波群降支融为一体呈"巨 R"型改变

第二节 ● 心肌梗死

冠状动脉发生闭塞后，随着时间的推移在心电图上可先后出现缺血、损伤和坏死 3 种类型的心电图改变。心肌梗死的心电图表现为心肌除极和复极的异常，主要为病理性 Q 波的出现和 ST-T 改变（图 6-5）。

1. 病理性 Q 波的形成机制 当缺血进一步加重导致细胞变性、坏死。坏死的心肌细胞丧失了电生理活性，该区域心肌不再发生电活动，而健康心肌照常除极，综合向量将背离坏死区。因此在面对坏死区的导联上出现病理性 Q 波或呈 QS 波，而对应导联上则出现 R 波振幅增高。一般认为，梗死的心肌直径＞20～30mm 或厚度＞5mm 才可产生心电图病理性 Q 波。

通常当冠状动脉某一分支发生阻塞，受损心肌发生坏死，直接置于坏死区的电极可以记录到异常 Q 波或 QS 波；而靠近坏死区域的损伤心肌，则表现为损伤型 ST 段改变；在更外围的心肌受损相对较轻，多表现为心肌缺血所致的 T 波改变。如果一份心电图同时记录到心肌缺血、心肌损伤和心肌坏死的图形改变，则急性心肌梗死的诊断基本确立。

2. 等位性 Q 波 等位性 Q 波是指心肌发生梗死，但由于某种原因并未形成典型的病理性 Q 波，而产生各种特征性 QRS 波群的形态改变。这种 QRS 波群的形态改变和病理性 Q 波一样，可用于心肌梗死的诊断。

（1）胸前导联 q 波：当梗死面积较小时，虽位于左心室去极化起始 40ms 内，却不能产

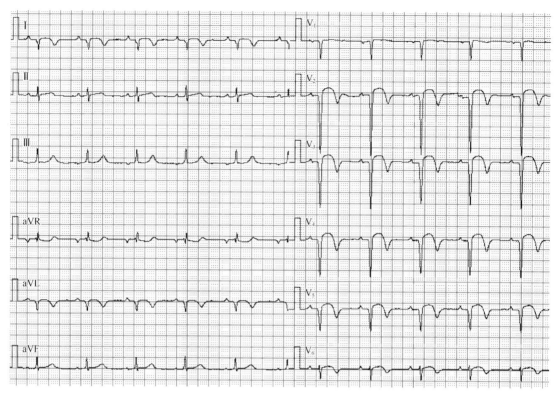

图 6-5　广泛前壁心肌梗死

男性患者，58 岁，因胸痛 10 天入院。心电图示 I、aVL 及 $V_1 \sim V_5$ 呈 QS 型，V_6 呈 rS 型，$ST_{I,aVL}$ 呈弓背型

改变而无明显抬高，ST_{V_6} 弓背型抬高 0.05mV，$ST_{V_2 \sim V_5}$ 弓背型抬高 0.10～0.15mV，$T_{I,aVL,V1 \sim V6}$ 倒置

生典型的病理型 Q 波，仅能形成 q 波。当胸前导联的 q 波不再符合胸前导联 $V_3 \sim V_6$ 导联起始 q 振幅逐导递增的规律时，即 $qV_3 > qV_4$、$qV_4 > qV_5$、$qV_5 > qV_6$ 或 $V_1 \sim V_3$ 均出现 q 波时，考虑前壁有较小的坏死区存在。

（2）进展型 Q 波：指同一个患者在相同体位、相同导联位置的情况下，原来出现 Q 波的导联上 Q 波呈现进行性增宽或加深，或在原先无 q 波的导联上出现新的 q 波（排除间歇性束支传导阻滞或心室预激），则高度提示心肌梗死。为明确诊断，需确定患者采图时的体位和导联连接位置是否正确。

（3）Q 波区：是指在面向梗死区的导联周围（上下或左右）均可记录到 Q 波的区域。当某导联存在可疑 Q 波时，可在该导联附近探查，了解是否存在 Q 波区，主要用于胸前导联。

（4）QRS 波群起始部的切迹、顿挫：QRS 波群起始 40ms 内，梗死相关导联的 R 波出现大于或等于 0.05mV 的负向波时，即为 QRS 波起始部切迹或顿挫，与 q 波机制相同，与小面积心肌梗死有关。

（5）R 波丢失：即心肌梗死引起相关导联 R 波振幅的降低。①$V_1 \sim V_4$ 导联 R 波递增不良：正常时胸前导联 $V_1 \sim V_4$ 导联 R 波振幅递增，即 $RV_4 > RV_3 > RV_2 > RV_1$。如果在某一导联打破了这种递增顺序变化，就考虑存在心肌梗死，明确导联位置无误后，可诊断心前区 R 波递增不良（图 6-6）。②同一导联 R 波进行性丢失。③当 R Ⅲ < 0.25mV，RaVF < 0.25mV，伴 Q Ⅱ存在，考虑下壁心肌梗死。以上情况满足任一条，均考虑为等位性 Q 波，但需与心室激动异常引起的 QRS 波群改变相鉴别。

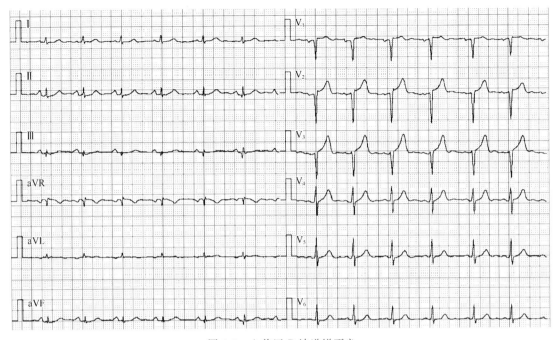

图 6-6　心前区 R 波递增不良

男性患者，64 岁。心电图示 QRS 波群在 $V_1 \sim V_2$ 呈 rS 型，r 波呈胚胎型，V_3 呈 rS 型，

无 R 波递增的表现且具有 r 波进行性减小的动态变化，提示心肌梗死

3. 心肌梗死的心电图演变特点　典型的急性 Q 波型心肌梗死有其特有的演变规律，这种演变规律不仅表现在心电图上，也表现在心肌标志物的释放曲线上。根据心电图变化的特点，可分为以下四个时期。

（1）超急性期：超急性损伤持续时间短暂，只有数分钟至数十分钟，心肌此时虽然遭受了严重损害，但仍处于可逆阶段，闭塞的血管及时再通后，可不发生心肌梗死。此期，患者出现 T 波高耸，随后 ST 段抬高。部分患者还会出现 QRS 波群振幅增高。此种现象可能与细胞内 K^+ 大量外溢有关。

（2）急性期：此期开始于梗死后数小时或数日，可持续到数周，心电图呈动态演变过程。ST 段弓背向上抬高，抬高显著者可形成单相曲线，继而逐渐下降；心肌坏死导致面向坏死区导联的 R 波振幅降低或丢失，出现病理性 Q 波或 QS 波；T 波由高耸变为倒置，并逐渐加深。病理型 Q 波、损伤型 ST 段抬高和缺血型 T 波倒置可以同时存在（图 6-7）。

（3）亚急性期：出现于梗死后数周或数月，此期以坏死及缺血图形为主要特征。抬高的 ST 段恢复至基线，缺血型 T 波由倒置较深逐渐变浅，病理性 Q 波持续存在。

（4）陈旧期：常出现在急性心肌梗死数月之后，ST 段和 T 波恢复正常或 T 波持续倒置、低平，趋于恒定，留下病理性的 Q 波（图 6-8）。理论上，心肌坏死不可逆转，所以病理性 Q 波也应持续存在，但是，随着瘢痕组织的收缩以及坏死区域周围心肌的代偿性肥大，其范围可在数年后明显缩小，因此 Q 波的振幅和时限也有可能逐渐减小，甚至消失。

近年来，随着检测水平、诊断技术和治疗手段的发展，通过对急性心肌梗死患者早期实施有效的治疗，可明显缩短整个演变过程，不再呈现上述典型的心电图演变过程。

4. 心肌梗死的定位诊断及对梗死相关血管的判断　冠状动脉的闭塞引起冠状动脉分布区域心肌缺血并导致缺血性坏死，是心肌梗死的最主要原因，心肌梗死的范围基本上与冠状动脉的分布一致（图 6-9）。心肌梗死的部位主要根据心电图坏死图形出现在哪些导联而做出判断（表 6-1）。

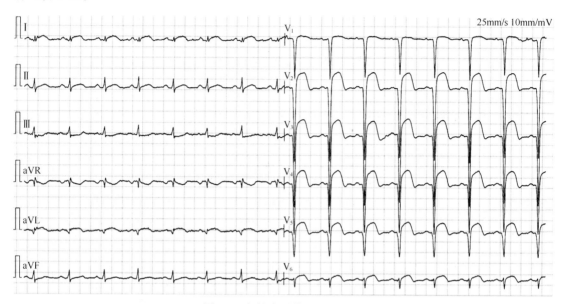

25mm/s 10mm/mV

图 6-7　急性广泛前壁心肌梗死

男性患者，67 岁，心电图示 aVL、$V_1 \sim V_5$ 呈 QS 型，Ⅰ、aVL 导联 QRS 波群起始 40ms 见负向成分，
提示心肌梗死；$ST_{I,aVL,V1 \sim V6}$ 弓背型抬高 0.05～0.6mV，提示心肌梗死急性期改变

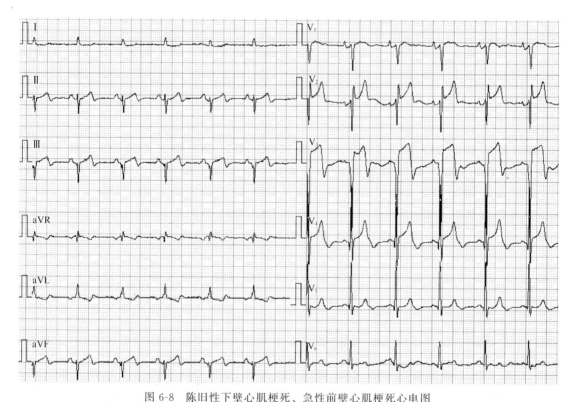

图 6-8　陈旧性下壁心肌梗死、急性前壁心肌梗死心电图

男性患者，75 岁。心电图示Ⅱ导联呈 rS 型，r<0.25mV，Ⅲ、aVF 呈 qR 型，不伴 ST 段偏移，考虑为陈旧性梗死；
V_3 呈 QS 型，$V_4 \sim V_6$ 可见 q 波，且 q 波振幅递减，$ST_{V1 \sim V3}$ 抬高 0.10～0.35mV，TV_3 倒置，
$T_{II,III,aVF}$ 正负双向，$U_{V1 \sim V5}$ 倒置，考虑为急性期心肌梗死

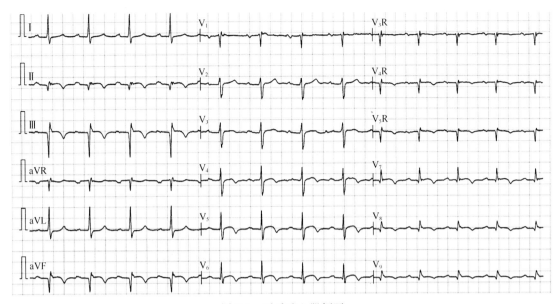

图 6-9　下后壁心肌梗死

男性患者，69 岁，心电图 II、III、aVF、V$_7$～V$_9$ 导联异常 Q 波，ST$_{II、III、aVF、V3～V7}$

弓背抬高 0.03～0.05mV，T$_{II、III、aVF、V1～V9}$ 倒置或双向

表 6-1　导联位置与心室部位及冠状动脉供血区域的关系

导联	心室部位	供血的冠状动脉
II、III、aVF	下壁	右冠状动脉或左回旋支
I、aVL、V$_5$、V$_6$	侧壁	左前降支或回旋支
V$_1$～V$_3$	前间壁	左前降支
V$_3$～V$_5$	前壁	左前降支
V$_1$～V$_5$	广泛前壁	左前降支
V$_7$～V$_9$	正后壁	左回旋支或右冠状动脉
V$_3$R～V$_1$R	右心室	右冠状动脉

5. 心肌梗死的临床分类

（1）Q 波型和非 Q 波型心肌梗死：部分患者发生急性心肌梗死后，心电图可只表现为 ST 段抬高或压低及 T 波倒置，ST-T 可呈规律性演变，但不出现异常 Q 波。近年来，研究发现，这种不典型的心肌梗死多见于冠状动脉多支病变。此外，发生多部位梗死（不同梗死灶之间向量相互抵消）、梗死范围弥漫或局限以及梗死区域位于心电图常规导联记录盲区（如右心室、基底部、孤立正后壁梗死等）均可产生不典型的心肌梗死。

（2）ST 段抬高型和非 ST 段抬高型心肌梗死：临床研究发现，ST 段抬高型心肌梗死（ST-elevation myocardial infraction，STEMI）可以不出现 Q 波，而非 ST 段抬高型心肌梗死（non-ST-elevation myocardial infarction，NSTEMI）亦可出现 Q 波。ST 段抬高型心肌梗死是指 2 个或 2 个以上相邻的导联出现 ST 段抬高（ST 段抬高标准为：V$_2$～V$_3$ 导联抬高 ≥0.2mV，在其他导联抬高≥0.1mV）；非 ST 段抬高型心肌梗死是指在心电图上表现为 ST 段压低和（或）T 波倒置或无 ST-T 异常。以 ST 段是否抬高对心肌梗死进行分类，其干预治疗策略是不同的，但无论是否有 ST 段改变，若不及时干预治疗都可演变为 Q 波型或非 Q 波型心肌梗死。

6. 心肌梗死心电图的鉴别诊断

（1）心肌梗死合并室壁瘤（多发于左心室前壁）时，可见 ST 段持续性抬高达数月以上（ST 段抬高通常≥0.2mV，同时伴坏死型 Q 波或 QS 波），通过询问病史和病程可与急性心肌梗死相鉴别。

（2）心肌梗死合并右束支阻滞时，心室初始向量表现出心肌梗死特征，终末向量表现出右束支传导阻滞特点，一般不影响二者合并诊断。

（3）存在左束支传导阻滞的情况下，心肌梗死图形常被掩盖。可根据 ST 段偏移程度及动态演变来帮助判断。在 QRS 波群主波向上的导联，出现 ST 段抬高≥0.1mV，V_1～V_3 导联出现 ST 段压低≥0.1mV；在 QRS 波群主波向下的导联，出现 ST 段抬高≥0.5mV，均提示左束支传导阻滞同时可能合并急性心肌缺血或心肌梗死。

小结

本章主要介绍了心肌缺血及心肌梗死的心电图表现。重点内容包括急性心肌缺血心电图动态改变的特征以及急性心肌梗死的典型心电图改变；难点是急性心肌缺血伪改善的心电图特点及心肌梗死定位诊断。同学们在学习时应抓住重点和难点，运用多看图、多讨论等学习实践方法，注意将临床资料与心电图表现相结合分析，进行知识点的复习和巩固。

（焦锦玉）

思考与练习

1. 急性心肌缺血有哪 3 种心电图表现？
2. 请描述急性心肌梗死的典型心电图特征。

参考文献

1. 万学红，卢雪峰. 诊断学，第 9 版. 北京：人民卫生出版社，2018.

2. 郭继鸿. 心电图学. 北京：人民卫生出版社，2002.

3. 何方田. 临床心电图详解与诊断. 杭州：浙江大学出版社，2017.

4. 刘鸣，王曼萍. 武汉亚洲心脏病医院临床心电图谱. 天津：天津科学技术出版社，2017.

5. PenttiRautaharju. Investigative Electrocardiography in Epidemiological Studies and Clinical Trials. Berlin：Springer，2006.

6. Ary L. Goldberger. Goldberger's Clinical Electrocardiography. 9th edition. Amsterdam：Elsevier，2018.

7. Ronald J. Prineas，Zhu-Ming Zhang，Richard S. Crow. The Minnesota Code Manual of Electrocardiographic Findings：Standards and Procedures for Measurement and Classifification. Berlin：Springer，2009.

第七章

心肌与心包疾病心电图

学习目标

1. 掌握 常见心肌与心包疾病的心电图表现。

2. 熟悉 常见心肌与心包疾病的心电图鉴别诊断。

3. 了解 不同类型心肌及心包疾病的心电图诊断标准。

4. 具备 分析不同心肌及心包疾病心电图改变的分析思路。

导入情境 ▶▶

一位 23 岁男性，因 "呕吐、腹泻 2 天，呼吸困难 1 天" 入院，作为接诊护士，你需要对患者病情进行初步评估。

工作任务 ▶▶

1. 针对患者症状，是否需要行心电图检查？

2. 心电图检查发现 "窦性心动过速，广泛导联 ST 段凹面型抬高改变"，需要考虑什么疾病的诊断以及鉴别？

第一节 ➡ 心肌疾病

一、心肌炎

心肌炎（myocarditis）是心肌产生的炎症性疾病。它可分为原发性心肌炎和继发性心肌炎，前者是由急性病毒感染，或病毒感染后产生的免疫反应所致，后者病因包括细菌、真菌、螺旋体、立克次体、原虫、蠕虫、药物、物理和化学因素及其他炎症性疾病等，但相对前者少见。多数病毒均能引起原发性心肌炎，其中最常见的是柯萨奇 B 组病毒，占 30%～50%。心肌炎起病不一，病程多有自限性，少数可呈暴发性导致急性心力衰竭或猝死。

（一）心电图表现的发生机制

急性心肌炎心肌细胞发生弥漫性炎性浸润，心肌细胞变性、溶解和坏死，并可累及起搏及传导系统，引起 QRS 波群低电压、异常 Q 波、ST-T 改变、心脏传导障碍及各种心律失常。

（二）心电图表现

1. 窦性心律失常 窦性心动过速是心肌炎最为常见的表现（图 7-1），常常＞120 次/分，有时可达 160 次/分，心动过速与体温升高不相称，虽然并不特异，但为急性心肌炎诊断的重要线索，需高度重视。窦性心动过缓及窦房传导阻滞相对少见。

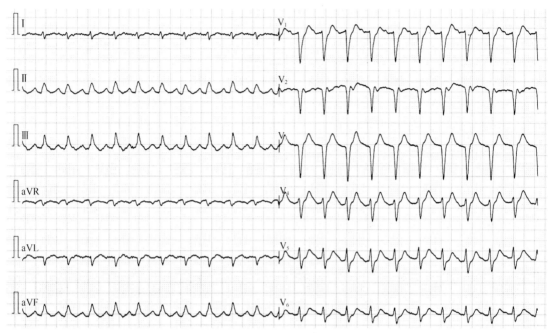

图 7-1　急性心肌炎患者入院时记录的心电图

窦性心律 130 次/分，V_2、V_3 呈 QS 型，QRS 时限为 0.14s，形态无典型束支传导阻滞图形特征

2. 传导障碍　心肌炎经常发生传导障碍，以房室传导阻滞和室内传导阻滞多见（图 7-2）。重症心肌炎患者可发生二度及以上房室传导阻滞。发生左束支或右束支传导阻滞者约占 21%。大多数传导阻滞为可逆性，随心肌炎好转而逐渐恢复或消失（图 7-3）。部分心肌炎恢复后的患者可出现长时间一度房室传导阻滞的心电图改变，甚至出现永久性二度及以上房室传导阻滞，需要行人工起搏器治疗。

3. QRS 波群低电压及异常 Q 波　心肌炎致患者广泛心肌损害时，可出现肢体导联特别是胸前导联 QRS 低电压，往往提示心肌损害严重。有些患者可能会出现异常 Q 波。

4. ST-T 改变　心肌炎患者 ST-T 改变占 70%。主要表现为 ST 段压低，T 波低平或倒置，重症心肌炎可出现 ST 段弓背向上型抬高（图 7-4），此时，难以从心电图上与急性心肌梗死鉴别。ST-T 改变随着病情进展与好转而演变（图 7-5）。

5. QT 间期延长　由于心肌细胞存在炎症，心肌除极与复极时间均会延长，表现为 QT 间期延长，其发生率约 30%。

6. 心律失常　各类心律失常均可出现，以房性及室性期前收缩最为常见，其次为心房颤动和阵发性室上性心动过速。严重者可出现各类快速室性心律失常，心室颤动较为少见，但为猝死的主要原因。

（三）心电图的鉴别诊断

1. β 受体亢进综合征　部分年轻女性或更年期妇女，心电图常出现 ST 段压低和 T 波低平或倒置，多出现在 Ⅱ、Ⅲ、aVF 导联上，往往伴窦性心动过速，有时出现期前收缩，类似心肌炎改变。这类患者服用普萘洛尔（心得安）20mg，1～2h 后，心电图 ST-T 改变可恢复正常。

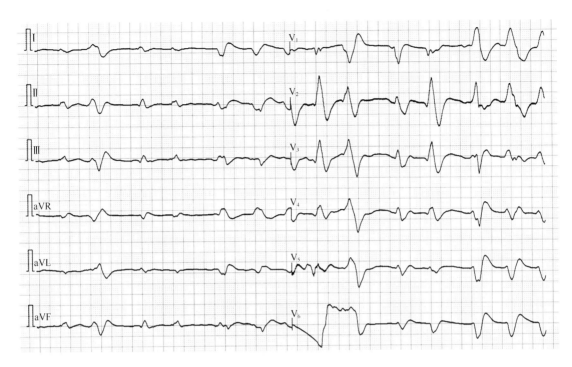

图 7-2　急性心肌炎患者入院后 4h 记录心电图

心房颤动，QRS 时限增宽至 0.22s，形态无典型左束支传导阻滞或右束支传导阻滞图形特征，
并见室性期前收缩及短阵性室性心动过速，肢体及胸前导联电压较前明显减低。患者出现意识模糊

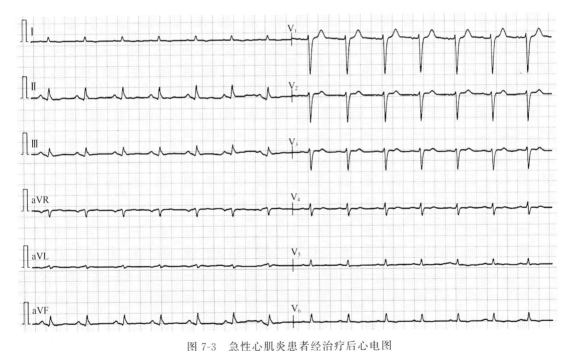

图 7-3　急性心肌炎患者经治疗后心电图

予以呼吸机辅助呼吸、ECMO 辅助循环等对症支持治疗后，1 天后主导节律恢复窦性心律，QRS 时限基本恢复正常
（时限为 0.114s），肢体及胸前导联电压较前明显增大，V_1、V_2、V_3 呈 rS 型，I、II、III、aVF、V_5、V_6 导联 T 波低平

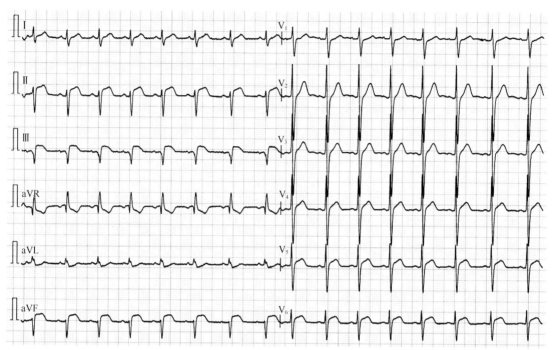

图 7-4　急性心肌炎患者心电图类似心肌梗死

Ⅱ、Ⅲ、aVF、$V_1 \sim V_6$ 导联 ST 段呈弓背型抬高 0.1～0.3mV，血肌钙蛋白 T：2764ng/L，冠脉造影未见明显异常

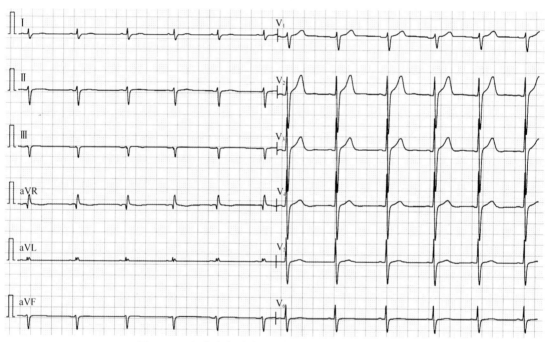

图 7-5　心肌炎患者治疗后 ST 段抬高恢复至基线水平

2. 急性心肌梗死　重症心肌炎可出现异常 Q 波或 ST 段抬高，心电图表现类似于心肌梗死，可依据患者病史及冠脉造影进行鉴别。急性心肌梗死的心电图主要表现是以 ST 段弓背抬高为主，同时伴有明显的胸痛等症状，心肌炎的 ST 段抬高程度和持续时间均少于急性心肌梗死。陈旧性心肌梗死心电图异常 Q 波可永久存在，心肌炎心电图异常 Q 波，随病情恢复可消失。

二、心肌病

心肌病是一组异质性心肌疾病，由不同病因引起的心肌病变导致心肌机械和（或）心电功能障碍，常表现为心肌肥厚或扩张。该病局限于心脏本身，亦可为系统性疾病的部分表现，最终可导致心脏性死亡或进行性心力衰竭。由其他心血管疾病继发引起的心肌病理改变，需排除，如心包疾病、高血压病、先天性心脏病以及瓣膜病等。目前心肌病分类如下（表7-1），本章节仅叙述4种常见心肌病的心电图表现，包括：扩张型心肌病、肥厚型心肌病、限制型心肌病、致心律失常性右心室心肌病。

表 7-1　心肌病分类

分类	疾病
遗传性心肌病	肥厚型心肌病、致心律失常性右心室心肌病、心肌致密化不全、糖原贮积症、先天性传导阻滞、线粒体心肌病、离子通道病（包括长QT间期综合征、Brugada综合征、短QT间期综合征、儿茶酚胺敏感性室性心动过速等）
混合性心肌病	扩张型心肌病、限制型心肌病
获得性心肌病	感染性心肌病、心动过速心肌病、应激性心肌病、围生期心肌病

（一）扩张型心肌病

扩张型心肌病（dilated cardiomyopathy，DCM）是一类以左心室或双心室扩大伴心脏收缩功能障碍为特征的心肌病。发病时应除外高血压、心脏瓣膜病、先天性心脏病或缺血性心脏病等。临床表现为心脏扩大、心力衰竭、心律失常、血栓栓塞及猝死。DCM患病率约为19/10万。DCM确诊后5年病死率为15%～50%。

1. 心电图表现的发生机制　扩张型心肌病患者几乎均会发生心电图异常改变，因其存在心肌弥漫性病变。主要表现为P波异常，QRS波群改变及ST-T改变，并出现各种类型的心律失常及传导障碍。

2. 心电图表现

（1）P波改变：14%～32%的DCM患者出现P波异常（图7-6），最常见的为左心房异常，即"二尖瓣型P波"，表现为肢体导联P波增宽，出现切迹，V_1导联P波负向部分明显增大。可出现双心房异常，但单纯右心房异常比较少见。

（2）QRS波群变化：尸检发现绝大多数DCM患者有左心室肥厚表现，但生前心电图检查仅1/3左右患者出现左心室肥厚改变，可能与并发束支传导阻滞、心肌广泛纤维化或合并右心室肥厚相关。胸前导联QRS波群高电压加肢体导联低电压是DCM的特征性心电图改变。另外，右胸及中胸导联可出现R波递增不良，乃至于异常Q波的表现，类似前壁心肌梗死，这可能是由于心肌广泛纤维化造成。

（3）室内传导阻滞：15%～20%患者可出现左束支传导阻滞（图7-7）。左前分支传导阻滞也比较多见，右束支传导阻滞相对少见。出现左束支传导阻滞伴电轴左偏的心电图改变，高度提示DCM可能。

（4）ST段及T波异常：大多数ST-T改变继发于室内传导阻滞。

（5）心律失常：心律失常以心房颤动和室性期前收缩最为常见。房性期前收缩、室上性心动过速、心房扑动均可发生。持续性室性心动过速和心室颤动少见，但为本病发生猝死的原因之一。

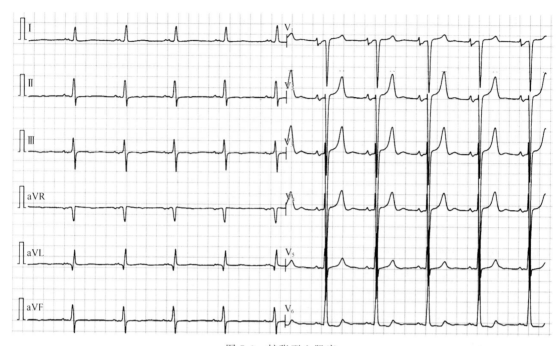

图 7-6　扩张型心肌病

患者男性，55 岁，扩张型心肌病，心电图窦性 P 波时限＞0.12s，P Ⅱ 呈双峰，
峰距＞0.04s，$PtfV_1 \leqslant -0.04mm \cdot s$，提示左心房异常

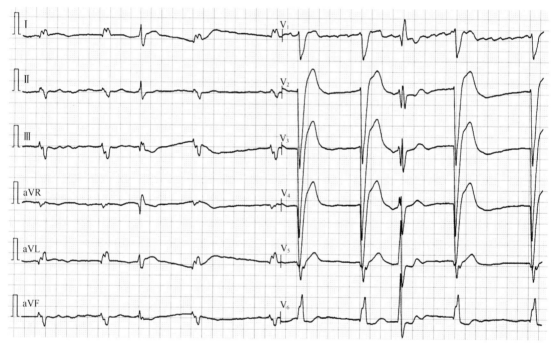

图 7-7　扩张型心肌病心律失常

心房颤动，左束支传导阻滞，室性期前收缩，继发性 ST-T 改变

3. 鉴别诊断　少数 DCM 患者在右胸及中胸前导联出现异常 Q 波，应与前（间）壁心肌梗死相鉴别。主要依靠临床资料，本病发病年龄较轻，无冠心病易患因素，以心脏扩大和充血性心力衰竭为主要表现。老年 DCM 患者与缺血性心肌病难以鉴别，有赖于冠状动脉造影区分。

（二）肥厚型心肌病

肥厚型心肌病（hypertrophic cardiomyopathy，HCM）是一种以心肌非对称性肥厚为特征的遗传性心肌病，是青少年运动猝死的最主要原因之一。根据右心室流出道有无梗阻，又可分为梗阻性或非梗阻性 HCM。国外报道人群患病率为 200/10 万，我国调查发现患病率在 180/10 万。

1. 心电图的发生机制 肥厚型心肌病的心电图改变主要是由于室间隔肥厚和左心室肥厚造成的。由于室间隔肥厚，室间隔除极向右前的起始向量异常增大，故在前侧壁导联产生异常 Q 波，V_1 导联产生高大的 R 波。由于左心室除极异常引起继发性 ST-T 改变，有时也可因心肌缺血发生原发性 ST-T 改变。

2. 心电图表现

（1）P 波异常：主要为左心房异常，P 波时限>0.12s。

（2）QRS 波异常：左心室肥厚是最常见的心电图改变。48％的 HCM 的患者可出现双心室肥厚。异常 Q 波是 HCM 患者另一项重要的心电图改变（图 7-8），具有如下特点：①异常 Q 波在下壁导联（Ⅱ、Ⅲ、aVF）和侧壁导联（Ⅰ、aVL 或 $V_1 \sim V_6$）多见。②Q 波的特点在于深而窄，深度>同导联 1/4R 波，但宽度<0.04s。③出现异常 Q 波的导联 T 波往往直立。④HCM 病程晚期，Q 波可明显缩小或消失。

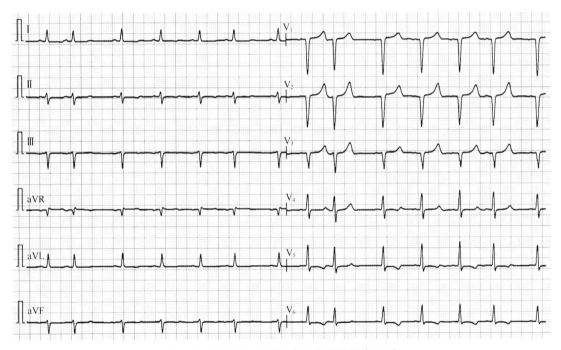

图 7-8　肥厚型心肌病患者心电图的异常 Q 波

房性期前收缩，前间壁 V_1、V_2 导联呈 QS 型，肢体导联 T 波均平坦（振幅<±1mm），V_5、V_6 导联 T 波倒置

（3）ST-T 改变：是 HCM 最常见的心电图改变，多可能是继发于左心室肥厚，也有可能是室内传导延迟或心肌缺血所致（图 7-9）。

（4）心律失常：HCM 患者有 50％以上发生猝死，因此识别心律失常有重要的临床意义。心律失常出现于疾病较晚期，与左心室流出道梗阻程度无明显相关性。心房颤动伴快速心室反应可出现血流动力学障碍，室性心律失常增加猝死风险。伴发非持续性室速者猝死的危险比无此心律失常者高 8 倍。

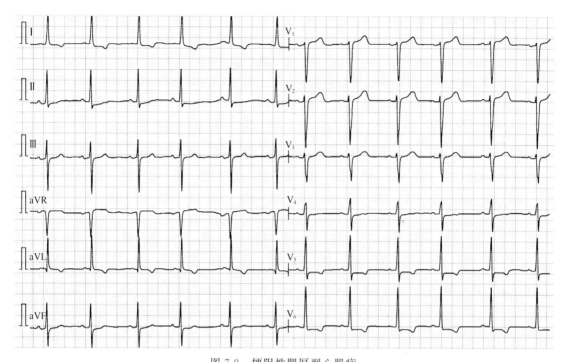

图 7-9　梗阻性肥厚型心肌病

RaVL＋SV_3>2.0mV，提示左心室肥厚；Ⅰ、Ⅱ、Ⅲ、aVF、V_4～V_6 导联 ST 段水平型或

近似水平型压低 0.05～0.15mV，Ⅰ、aVL、V_5、V_6 导联 T 波倒置

（5）心尖肥厚型心肌病：心肌肥厚局限于心尖部，一般不伴流出道狭窄。其特征性心电图表现为胸前导联 R 波增高，ST 段压低伴 T 波深倒置（图 7-10）。

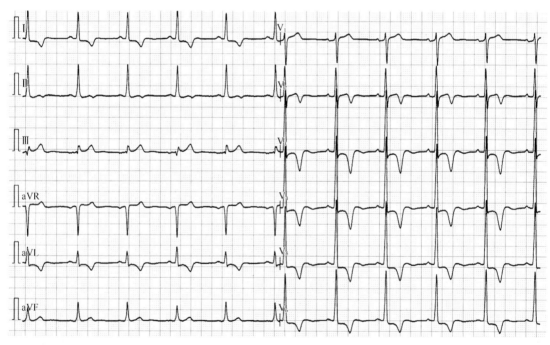

图 7-10　心尖肥厚型心肌病

胸前导联 V_4、V_5 导联 R 波振幅超过 3.0mV，Ⅰ、V_3～V_6 导联 ST 段压低 0.10～0.25mV，

Ⅰ、aVL、V_2～V_6 导联 T 波呈深倒置

3. 鉴别诊断

（1）室间隔肥厚型心肌病与前侧壁心肌梗死鉴别：两者均可在前侧壁导联出现异常 Q 波，区别在于：①HCM 患者异常 Q 波窄而深，且宽度＜0.04s；前侧壁心肌梗死异常 Q 波宽度通常＞0.04s。②HCM 出现异常 Q 波的导联 T 波往往直立，ST 段无明显偏移；前侧壁心肌梗死异常 Q 波的导联 T 波常倒置，有室壁瘤形成时，可伴有 ST 段弓背型抬高。③HCM 前侧壁导联 R 波通常较高；前侧壁心肌梗死 R 波通常减低。

（2）心尖肥厚型心肌病与非 ST 段抬高型心肌梗死鉴别：①HCM 患者胸前导联 ST-T 改变长时间稳定不变，而心肌梗死患者 ST-T 存在动态改变。②前者胸前导联 R 波增高，而心肌梗死患者胸前导联 R 波通常减低。

（三）限制型心肌病

限制型心肌病（restrictive cardiomyopathy，RCM）是以心室壁僵硬度增加、舒张功能降低、充盈受限而产生临床右心衰竭症状为特征的一类心肌病。患者右心房明显扩张，但早期左心室不扩张，收缩功能多正常，室壁不厚或轻度增厚。随着病情进展左心室收缩功能受损加重，心腔可扩大。确诊后 5 年生存期仅约 30%。

1. 心电图表现　多见 ST 段及 T 波非特异性改变。部分患者可见 QRS 波群低电压、病理性 Q 波、束支传导传导阻滞、心房颤动和病窦综合征等心律失常。

2. 鉴别诊断　RCM 主要与缩窄性心包炎鉴别，两者临床表现与病程多方面一致。RCM 可引起显著的第三心音，而缩窄性心包炎可引起明显的心包叩击音，床边很难分辨。ECG 和胸部影像学发现绝大多数都是非特异性的。但钙化的心包提示缩窄性心包炎而 QRS 波群低电压提示淀粉样变。

（四）致心律失常性右心室心肌病

1. 心电图表现的发生机制　致心律失常性右心室心肌病（arrhythmogenic right ventricular cardiomyopathy，ARVC）又称为致心律失常性右心室发育不良（arrhythmogenic right ventricular dysplasia，ARVD），是一种遗传性心肌病，以右心室心肌逐渐被脂肪及纤维组织所代替为特征，左心室亦可受累。青少年发病，临床表现为室性心动过速、右心室扩大和右心衰竭等。

2. 心电图表现　常见右心房异常、右束支传导阻滞、$V_1 \sim V_3$ 导联 T 波倒置、V_1、V_2 导联局限性 QRS 时限延长，约有 1/3 的 ARVC 患者可在右胸导联记录到 Epsilon 波（图 7-11）。Epsilon 波是右心室延迟激动引起，位于 QRS 终末或 ST 段起始，为高频低振幅小棘波，调整心电图双倍电压及走纸速度（20mm/mV、50mm/s），可提高 Epsilon 波检出率。ARVC 并发室性心动过速是本病重要特征之一，多数呈左束支传导阻滞型心动过速（图 7-12）。

3. 鉴别诊断

（1）结节病：结节病可累及心脏，导致炎症、肉芽肿样改变浸润右心室，心内膜心肌活检有重要的鉴别诊断意义，但为有创检查。心脏结节病早期多表现为传导阻滞等心律失常，并有纵隔肺门淋巴结肿大等心脏外结节病受累表现，可与 ARVC 鉴别。

（2）扩张型心肌病：部分 ARVC 发展至左心室或双心室受累时可出现 $V_4 \sim V_6$ 导联 T 波倒置、右束支传导阻滞、室性心动过速及左心室射血分数下降等表现，此时应与扩张型心肌病鉴别。

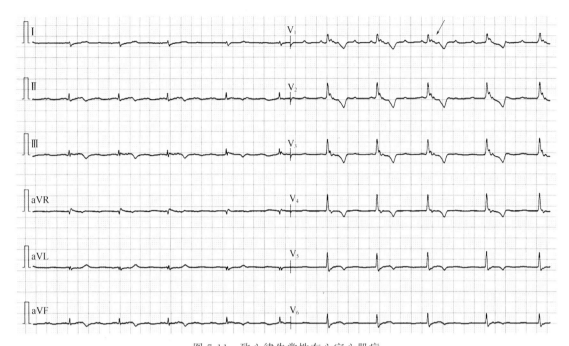

图 7-11 致心律失常性右心室心肌病

未见窦性 P 波, 异位 P'波频率 166 次/分, 肢体导联低电压; V_1 呈高 R 型, 提示右心室肥厚;

右胸导联 V_1、V_2 导联 QRS 波群终末可见高频低振幅棘波, 即 Epsilon 波 (箭头所示), $V_1 \sim V_6$ 导联 T 波倒置

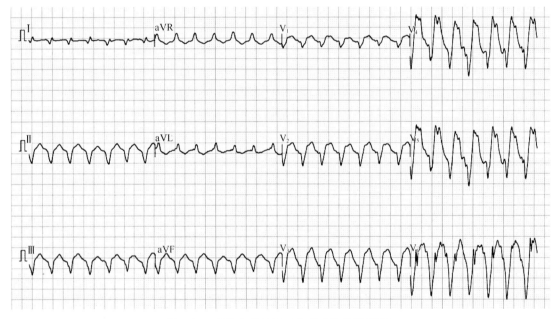

图 7-12 室性心动过速 (左束支传导阻滞型)

第二节 ⊃ 心包疾病

心包分为两层, 脏层心包是由附着于心脏外膜表面的单层间皮细胞所组成的浆膜, 壁层心包大部分是非细胞性的并含有胶原和弹力纤维。心包处于低强度牵拉时其呈波状束, 当心

包受进一步牵拉时，束被拉直而使组织僵硬度增强。脏层心包在近大血管起源处折返，和壁层心包相延续并成为其内层。两层心包之间是心包腔。正常情况下心包腔内包含有50ml的浆液。心包疾病是由感染、肿瘤、代谢性疾病、尿毒症、自身免疫性疾病、外伤等引起的心包病理性改变。临床上可按病程及或病因分类（表7-2）。

表7-2 心包炎分类

分类方式	分类	具体内容
病程分类	急性	病程＜6周，包括纤维素性、渗出性（浆液性或血性）
	亚急性	6周～3个月，包括渗出-缩窄性、缩窄性
	慢性	＞3个月，包括缩窄性、渗出性、黏液性（非缩窄性）
病因分类	感染性	病毒性、细菌性、结核性、真菌性、其他
	非感染性	急性心肌梗死、尿毒症、肿瘤、黏液腺瘤、胆固醇、乳糜性、外伤、主动脉夹层、放射性、结节病、风湿性、创伤性（包括手术）等

一、急性心包炎

急性心包炎（acute pericarditis）为心包脏层和壁层的急性炎症性疾病。以胸痛、心包摩擦音、心电图改变及心包渗出性后心包积液为特征。可单独存在，也可是某种全身疾病累及心包的表现。

（一）心电图的发病机制

心包炎本身并不引起心脏除极和复极改变，引起心电图改变的主要机制是由于心包炎症累及心外膜下浅层心肌，引起炎症，产生损伤电流所致。炎症累及心室肌，引起ST段改变，累及心房肌，则引起PR段改变。浅层心肌的炎症一般为广泛性，故ST段和PR段改变可见于多数导联，偶尔，心肌炎症比较局限，心电图改变只局限于数个相关的导联。

（二）心电图表现

1. PR段的变化 PR段变化是急性心包炎的一个重要表现，出现于心包炎早期。除aVR导联PR段抬高外，其他所有导联PR段均呈下移，一般认为PR段下移＞0.08mV，抬高＞0.05mV反映心房损伤。

2. QRS波群低电压 当急性心包炎伴发心包积液时，QRS波群出现低电压表现。但心包积液量与QRS波群电压减低的程度并不呈正比。

3. 电交替 少数心包积液患者可出现完全性电交替，即P波、QRS波群和T波均发生交替性变化，特别多见于癌性心包积液伴心包填塞者。

4. ST-T改变 90％的急性心包炎患者会出现典型的ST段凹面向上抬高（图7-13）。胸前导联V₅、V₆最为明显，从V₁到V₁导联发生频度逐步降低；肢体导联则以Ⅰ、Ⅱ最明显，aVF、Ⅲ和aVL导联发生频度最低。T波倒置分布情况与ST段抬高大致相同。

（三）鉴别诊断

1. 急性心肌梗死 急性心包炎患者可出现剧烈胸痛和ST段抬高，容易误诊为急性心肌梗死。其与心肌梗死的不同之处在于：①急性心包炎的ST段抬高分布广泛，而急性心肌梗死的ST段抬高多局限于相关冠脉供给的导联，如下壁、前壁导联等。②急性心包炎ST段呈凹面向上型抬高，而急性心肌梗死ST段呈弓背向上型抬高。③急性心包炎ST段抬高程度轻，急性心肌梗死ST段抬高程度重。④急性心包炎ST段抬高的导联多出现PR段下移，

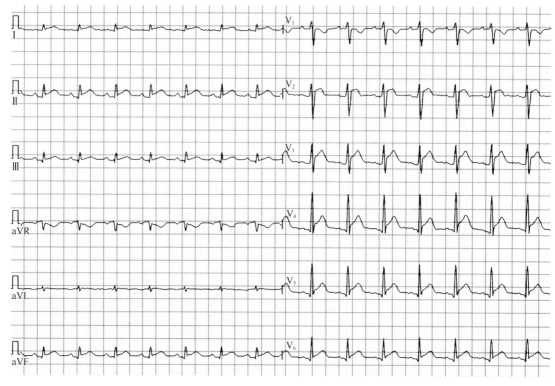

图 7-13　急性心包炎

Ⅰ、Ⅱ、Ⅲ、aVF、V₂～V₆ 导联 ST 段抬高

而急性心肌梗死无此规律。⑤急性心包炎不出现异常 Q 波，可见出现 QRS 波群低电压，而急性心肌梗死通常出现异常 Q 波。

2.早复极综合征　ST 段抬高可见于多数导联，类似于急性心包炎，不同之处在于早复极的心电图表现为：①ST 段在心率慢时抬高明显，心率快时恢复至基线。②ST 抬高的导联 T 波直立；③可见 J 波。

二、缩窄性心包炎

缩窄性心包炎为炎症过程累及心包的最终表现。常见病因大多为感染性、手术后和放射损伤。尽管在最初受累后数月内就可发生缩窄过程，缩窄发生常需数年。最终的结果是密集的纤维化，常伴钙化，并使脏层与壁层心包粘连。通常缩窄性心包炎形成的心肌瘢痕为对称性，会导致心室腔充盈受限。临床表现以右心衰竭的症状与体征为著。

（一）心电图的发生机制

缩窄性心包炎可形成坚厚的瘢痕，压缩心脏及大血管近端，引起一系列的心电图改变。累及心房可引起 P 波增宽，出现切迹及并发房性心律失常；瘢痕压缩右心室流出道可引起右心室肥厚和电轴右偏；累及浅层心室肌可使心肌萎缩、纤维化，出现 QRS 低电压和 T 波倒置。

（二）心电图表现

1.P 波改变和房性心律失常　2/3 的患者可出现 P 波时限＞0.12s，并且伴有切迹。23％～26％的患者出现心房颤动，6％～10％的患者出现心房扑动。

2. QRS 波群低电压 55%～90%的患者可出现 QRS 低电压。产生低电压的原因是心肌本身发生萎缩。

3. 电轴右偏 可出现电轴右偏和右心室肥厚。部分患者仅出现电轴右偏，可能是由于心脏转位和扭曲所致。

4. T 波改变 缩窄性心包炎的患者心电图可出现 T 波低平、倒置（图 7-14）。

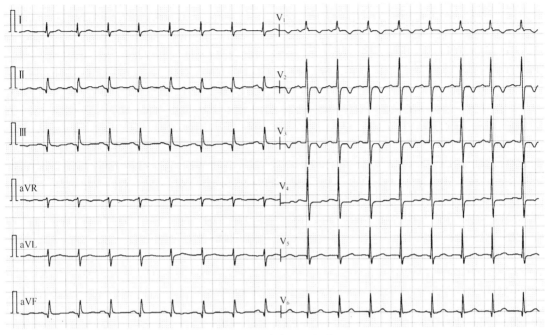

图 7-14 缩窄性心包炎

患者男，56 岁，进行肺结核规范化治疗中，心电图示 P 波时限＞0.12s、P 波呈双峰、PtfV$_1$＜－0.04mm·s，V$_1$～V$_3$ 导联 T 波倒置，Ⅱ、Ⅲ、aVF、V$_1$ 导联 T 波低平

小结

　　本章主要介绍了常见心肌炎、心肌病及心包炎的心电图表现及特征，内容涵盖有心电图的发病机制、心电图表现及鉴别诊断。难点包括心肌炎的心电图表现及鉴别诊断、不同类型心肌病的心电图表现、急性心包炎的心电图特征。希望同学们在学习时掌握主要内容，理解难点知识，并运用到以后的临床工作中。

（吕　航）

思考与练习

1. 病毒性心肌炎的心电图表现有哪些？
2. 扩张型心肌病及肥厚型心肌病的心电图特征是什么？
3. 急性心包炎的心电图特征是什么？

参考文献

1. 中华医学会心血管病分会精准医学学组，中华心血管病杂志编辑委员会，成人暴发性心肌炎工作组. 成人暴发性心肌炎诊断与治疗中国专家共识. 中华心血管病杂志，2017，45(9)：742-752.

2. 中华医学会心血管病分会，中国心肌炎心肌病协助组. 中国扩张型心肌病诊断和治疗指南. 临床心血管病杂志，2018，34(5)：421-434.

3. 中华医学会心血管病分会. 中国成人肥厚型心肌病诊断与治疗指南. 中华心血管病杂志，2017，45(12)：1015-1032.

4. 郭继鸿. 心电图学. 北京：人民卫生出版社，2002.

5. 葛均波，徐永健，王辰. 内科学，第9版. 北京：人民卫生出版社，2019.

6. BRAUNWALD心脏病学，第9版. 陈灏珠，译. 北京：人民卫生出版社，2016.

7. Frank I. Marcus, William J. McKenna, Duane Sherrill, et al. Diagnosis of arrhythmogenic right ventricular cardiomyopathy/dysplasia: Proposed Modification of the Task Force Criteria. Eur. Heart J., Apr 2010, 31: 806-814.

8. Adler Y, Charron P, Imazio M, et al. 2015 ESC Guidelines for the Diagnosis and Management of Pericardial Diseases. Revista Espanola de Cardiologia, 2015, 68(12): 1126.

第八章
其他疾病心电图

💡 **学习目标**

1. **掌握** 急性肺栓塞的心电图评分、脑血管意外和低温的心电图特征性改变。
2. **熟悉** 心脏瓣膜病、慢性肺源性心脏病、甲状腺功能减退症的心电图表现。
3. **了解** 不同术式心脏移植术后的心电图表现。
4. **具备** 根据心电图改变提供病因诊断分析的能力。

🖐 **导入情境** ▶▶

　　一位老年男性患者，突发意识丧失，口角歪斜，家属送来急诊。作为接诊护士，你需要考虑进行必要的检查来判断病情。

⚙ **工作任务** ▶▶

　　1. 针对该患者症状是否应该进行心电图检查？
　　2. 心电图检查发现心率 85 次/分，节律整齐，但 T 波深倒置、U 波明显及 QT 间期延长考虑什么诊断？

第一节 ➲ 心脏瓣膜病

　　心脏瓣膜病（valvular heart disease）是我国一种常见的心脏病，其中以风湿热导致的瓣膜损害最为常见。心脏瓣膜生长在心房与心室、心室与大动脉之间，起到单向阀门的作用，保证血流单方向运行，在保证心脏的正常功能中起重要作用。

一、二尖瓣狭窄

（一）概念

　　二尖瓣狭窄（mitral stenosis，MS）是我国常见的心脏瓣膜病，主要病因为风湿热，是风湿性心脏炎症反复发作后遗留的慢性心脏瓣膜损害，但近年来发病呈下降趋势，而老年人的瓣膜钙化所致的心脏瓣膜病变在我国日渐增多，少数病因为先天性等。

（二）心电图表现的发生机制

　　由于瓣叶交界处发生炎症、水肿相互粘连及融合，使瓣膜开口受限狭窄，严重病变时瓣膜增厚、硬化和腱索缩短及相互粘连，造成瓣膜狭窄进一步加重。当瓣口面积减少至

$2.0cm^2$，左心房排血受阻，继而发生代偿性扩张和肥厚，以增强左心房容量和收缩，增加瓣口血流量；当瓣口面积减小为$1.0cm^2$时，左心房压显著增高，左心房失代偿，肺静脉和肺毛细血管压升高、血管扩张、淤血，进而发生间质性肺水肿和肺血管壁增厚，引起肺顺应性降低；长期肺动脉高压，右心室负荷增加，出现右心室肥厚与扩张，最后导致右心衰竭。

（三）心电图诊断标准

1.左心房容量负荷过重、房内传导阻滞以及左心房增大等均可引起心电图改变 左心房异常可有如下表现。

（1）左胸导联P波增宽>0.12s，P波顶部有明显的切迹，呈双峰型（峰距>0.04s），称为"二尖瓣型P波"（图8-1）。

（2）V_1导联P波正负双向，$PtfV_1$<−0.04mm·s。

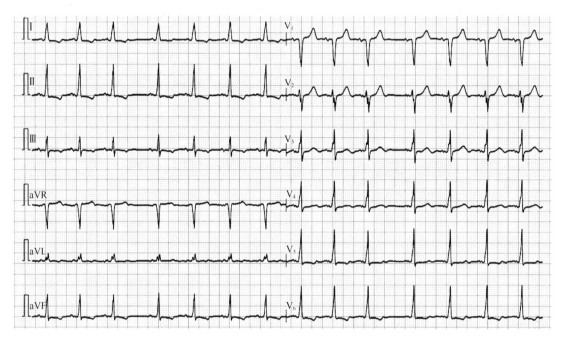

图 8-1　二尖瓣型 P 波

窦性心律不齐，P_{II}波增宽>0.12s，P波顶部有明显的切迹，
呈双峰型，峰距>0.04s

2.右心室肥厚可有如下表现

（1）V_1导联R波增高，电压>1.0mV，呈qR型时有提示意义。

（2）额面QRS电轴右偏多>110°。

3.心律失常 心房颤动是二尖瓣狭窄最常见的心律失常（图8-2），合并电轴右偏时提示右心室肥厚，两者并存也是诊断二尖瓣狭窄的一个线索。

（四）鉴别诊断

1.左心室肥大、左心功能不全 $PtfV_1$绝对值可能增大超过0.04mm·s，有时也可出现"二尖瓣型P波"，但P波峰间距<0.04s，不会同时合并右心室肥厚及电轴右偏。

2.心房颤动合并电轴右偏 也可见于先天性心脏病、老年高血压病合并肺源性心脏病等，鉴别诊断主要依据临床资料。40～50岁女性患者出现心房颤动合并电轴右偏，二尖瓣狭窄是最可能的病因。

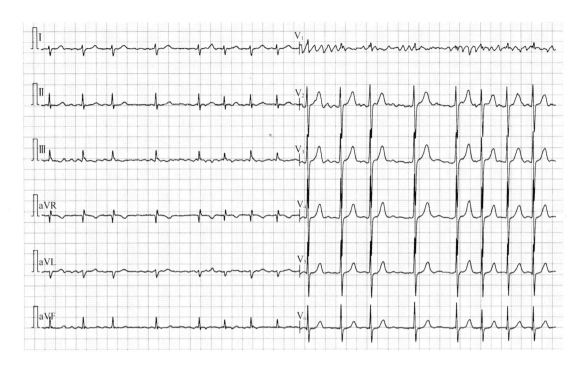

图 8-2 二尖瓣狭窄患者发生心房颤动
P 波消失，F 波取代，QRS 为室上性，RR 间期不齐；
电轴右偏，顺钟向转位，提示右心室肥厚

二、主动脉瓣狭窄

（一）概念

主动脉瓣狭窄（aortic stenosis，AS）的主要病因有风湿性、先天性及老年退行性主动脉瓣钙化等。

（二）心电图表现的发生机制

主动脉瓣狭窄使左心室排血明显受阻，产生左心室肥厚，使其顺应性降低，引起左心室舒张末压进行性升高，增加左心房后负荷，最终，由于室壁应力增高、心肌缺血和纤维化等导致左心室功能衰竭。同时，由于左心室射血负荷增加以及前向性排血阻力增高，使心排血减少，导致冠状动脉血流减少；并且由于左心室壁增厚，使心肌氧耗增加，两者引起心肌缺血而产生心绞痛和左心衰竭。

（三）心电图诊断标准

（1）左心室肥厚（图 8-3）。

（2）心肌缺血和（或）心绞痛出现的 ST-T 改变。

（3）左心衰竭时可出现各种心律失常，室性心律失常多见。

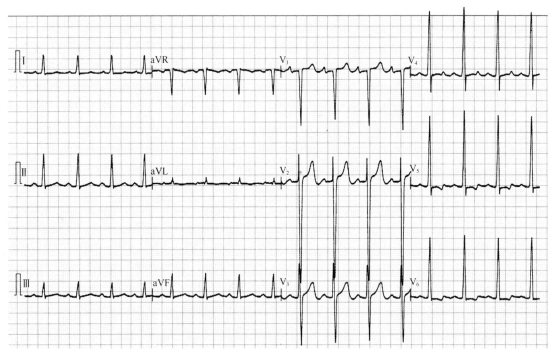

图 8-3　主动脉瓣狭窄患者左心室肥厚心电图

第二节 ● 心脏移植

一、心脏移植的方法

心脏移植（heart transplant）主要是针对晚期充血性心力衰竭和严重冠状动脉疾病进行的外科移植手术，是将已判定为脑死亡并配型成功的人类心脏完整取出，植入所需受体胸腔内的同种异体移植手术。受体的自体心脏被移除（原位心脏移植）或保留用以支持供体心脏（异位心脏移植），是挽救终末期心脏病患者生命和改善其生活质量的一种治疗手段。

二、心脏移植术后的心电图改变

原位心脏移植术较常用。移植术后近期心电图改变与心脏移植术式、移植物缺血时间和受者体外循环时间相关；远期心电图改变与慢性排斥反应相关。

（一）心电图表现的发生机制

1. 心脏移植术式　移植术式主要包括双腔静脉法、双房法以及全心法心脏移植。双房法心脏移植保留受者左、右心房全部后壁，即保留了受体的窦房结，术后可出现双重窦性心律；双腔静脉法保留了受体左心房后壁，术后可出现孤立性房性心律失常（心房分离）（图 8-4）。

2. 移植物血管病　术后的慢性排斥反应是引起冠状动脉病变的主要原因，同时由于心脏移植术后供体处于完全失神经状态，传入和传出神经的联系均丧失，心脏变时性功能不全，心电图可出现心率和 ST 段及 T 波等变化。

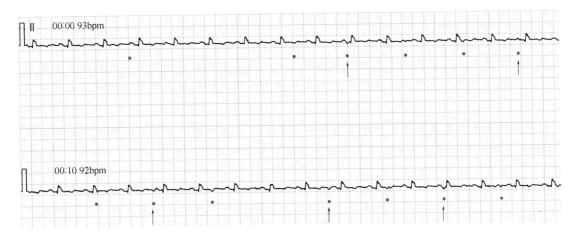

图 8-4　双腔法心脏移植术后发生心房分离
可见供体窦性 P 波清晰、圆钝，少数 P 波、T 波上有切迹，
如圆点所示，为 P′波，可与供体窦性 P 波重叠（箭头所示），
均不能下传，考虑为受体心房残留组织发生的房性异位心律形成的心房分离

（二）心电图诊断

1. 窦性心动过速　通常在 80 次/分以上，平均心率超过 90 次/分，部分患者超过 100 次/分。若术后患者心室率较慢，提示预后不良。

2. 非缺血性 ST-T 改变　ST 段呈上斜型压低≤1mm，伴 T 波平坦（图 8-5）。这类改变除了与手术创伤有关之外，还与供心保存期低温造成心脏损伤有关。若 ST-T 呈缺血性改变即呈水平型或下斜型压低≥1mm 伴 T 波倒置，提示预后不良。

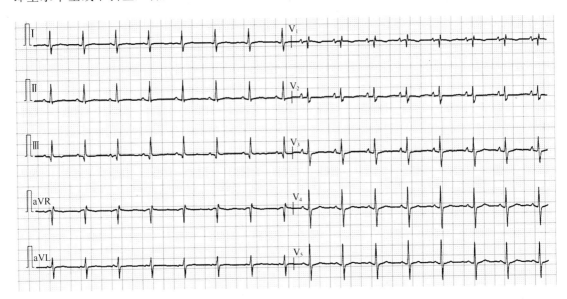

图 8-5　心脏移植术后心电图非缺血性 T 波改变
ST 段无明显偏移，多导联 T 波低平

3. 顺转向转位　较多见，与移植术后心脏位置的改变或者右心室功能不全、右心室重构致右心室扩大相关。

4. 心律失常 以窦性心动过速、不完全性右束支传导阻滞多见，少见室性期前收缩及房室交界性逸搏等。

5. 双重窦性心律 是原位心脏移植心房吻合术后最特异的心电图表现。移植后的心脏有2个窦房结，由于吻合口处的电活动无法传导，2个窦房结各自激动相应心房，形成双重窦性心律（图8-6）。

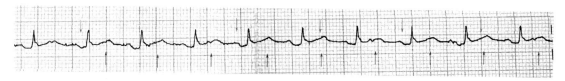

图 8-6　心脏移植术后双重窦性心律

双房法心脏移植术后，心脏有2个窦房结，供体窦性心律较慢（上排箭头所示），频率63次/分，
受体窦性心律较快（下排箭头所示），频率88次/分，各自激动相应心房，形成双重窦性心律

6. 假性完全性房室阻滞 指供体心脏发生窦性停搏动后出现交界性逸搏，与受体 P 波不相关，受体窦性 P 波与供体的交界性逸搏形成假性房室分离。

7. PtfV$_1$ 绝对值增加 移植术后常见，2个月后更明显并保持相对稳定（图8-7）。有时可见 PtfV$_2$、PtfV$_3$、绝对值增加更明显，尤以 PtfV$_2$ 为著，可能与心脏移植时修剪供体心脏时损伤房间束（Bachmann 束）导致左右心房间传导延迟等因素有关。

8. 胸前导联 PR 段压低 较常见，多见于 V$_2$、V$_3$、V$_4$ 导联。

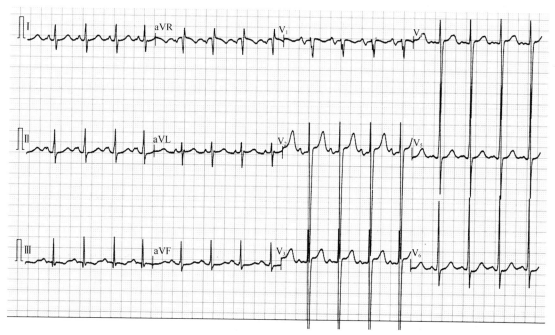

图 8-7　心脏移植术后心电图

双腔静脉法心脏移植术后，心电图表现为窦性心动过速，P$_{II}$ 双峰，PtfV$_1$、PtfV$_2$ 负值增大，
顺钟向转位，II、aVF、V$_6$ 导联出现非缺血性 ST 段上斜型压低≤1mm

第三节 ⊃ 肺部疾病

一、肺血栓栓塞

（一）概念

肺血栓栓塞症（pulmonary thromboembolism）即肺栓塞，是来自静脉系统或右心的血栓阻塞了肺动脉或分支所致的疾病，其以肺循环和呼吸功能障碍为主要临床和病理生理特征。肺栓塞是老年人和长期卧床患者临床最常见的高危疾病之一，下肢深静脉血栓形成是肺栓塞的重要病因，多发生于长期卧床、骨科术后、神经内科和危重症等患者。近年来临床也可见部分肺血栓栓塞患者既无上述疾病，也无长期卧床史，可能与凝血机制异常和（或）血小板功能缺陷有关。

（二）心电图表现的发生机制

肺血栓栓塞可导致急性右心室扩张、心肌缺氧损伤等。右心室扩张时心脏沿其长轴作顺钟向转位，心脏在胸腔中的位置趋向于垂直，使心电图出现 QRS 电轴右偏、顺钟向转位等改变。由于急性右心室扩张、心肌缺氧等，可出现 T 波倒置、ST 段抬高等，如果影响传导功能，还可出现右束支阻滞。

（三）心电图诊断标准

1. 肢体导联心电图表现

（1）$S_1 Q_{\text{III}} T_{\text{III}}$：Ⅰ导联出现明显的 S 波，Ⅲ导联出现明显的 Q 波及 T 波倒置称为 $S_1 Q_{\text{III}} T_{\text{III}}$（图 8-8）。这是肺栓塞较为特征性的心电图改变，但并不特异，需要动态观察才能做出准确判断（图 8-8 和图 8-9）。

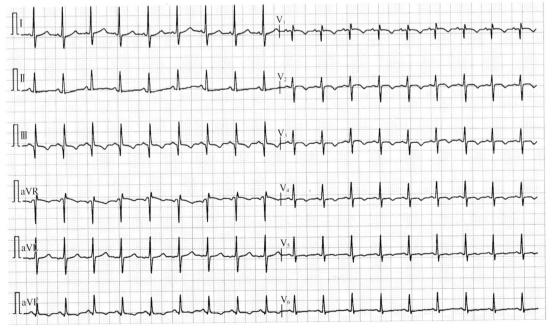

图 8-8　急性肺栓塞患者心电图 $S_1 Q_{\text{III}} T_{\text{III}}$ 表现

Ⅰ导联出现明显的 S 波，Ⅲ导联出现明显的 Q 波及 T 波倒置，aVR、V_1 导联出现终末 r 波并伴有 ST 段轻度抬高，提示右心负荷过重；$V_1 \sim V_5$ 导联 T 波倒置，提示因右心室急性扩张所致心肌缺氧等

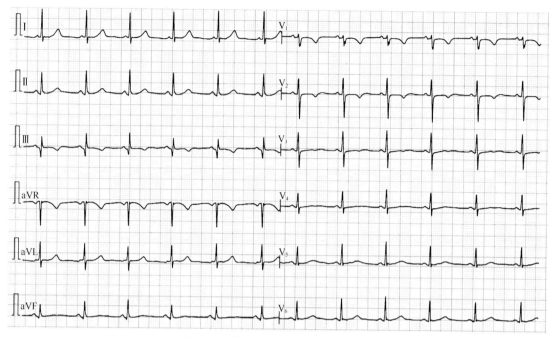

图 8-9　急性肺栓塞患者治疗后心电图

Ⅰ导联 S 波和Ⅲ导联 Q 波明显减小，V₁ 导联终末 r 波消失，aVR 终末 r 振幅明显减小，

仅表现为 QRS 切迹，V₃～V₅ 导联倒置 T 波变为低平或直立

（2）Ⅰ、Ⅱ、Ⅲ导联 ST 段变化：Ⅰ、Ⅱ导联 ST 段轻度压低或呈阶梯状抬高，Ⅲ导联 ST 段轻度抬高，可呈弓背向上。

（3）电轴右偏：QRS 额面电轴可比发病前右偏 20°以上，多数病例电轴位于＋90°～＋100°，少见情况下可更趋右偏。

（4）aVR 导联出现终末 R 波：这也是肺栓塞的常见表现，并可伴有 ST 段抬高。

（5）Ⅱ导联 P 波增高：肺栓塞常有心动过速，故 P 波增高是由于心动过速影响或其他机制所致并不肯定。

2. 胸导联心电图表现

（1）右胸导联 ST 段抬高：少数患者 V₁～V₃ 导联 ST 段轻度抬高。

（2）右胸导联 T 波倒置：V₁～V₃ 导联 T 波倒置为常见的心电图表现（图 8-10），可持续 3～6 周。

（3）左胸导联 ST 段压低：少数患者 V₅～V₆ 导联可出现 ST 段轻度压低，呈水平型，有时仅见 ST 段水平延长，ST-T 交接角变锐，反映心肌缺血。

（4）重度顺钟向转位：甚为常见，持续时间不定，从数小时到数周。

（5）右胸导联 R 波增高：R/S 比例增大，V₂、V₃ 导联最为显著。

（6）V₁ 导联出现 qR 型：偶见，有时呈 QR 型。

（7）V₁ 导联 S 波变浅并出现顿挫：为比较敏感的心电图改变，发病后不久即可出现。

（8）一过性完全性或不完全性右束支传导阻滞：QRS 时限＞0.12s 或＜0.12s，持续数日或数周（图 8-11）。

Daniel 建立了 21 分的急性肺栓塞心电图评分标准（表 8-1），评价不同的心电图表现与大面积急性肺栓塞之间的相关性。Daniel 评分简便易行，诊断急性肺栓塞的敏感性和特异性较高，临床的重复性和准确性高，是一个可以快速完成的急性肺栓塞心电图评分系统，是临床用于肺栓塞诊断的一项标准。

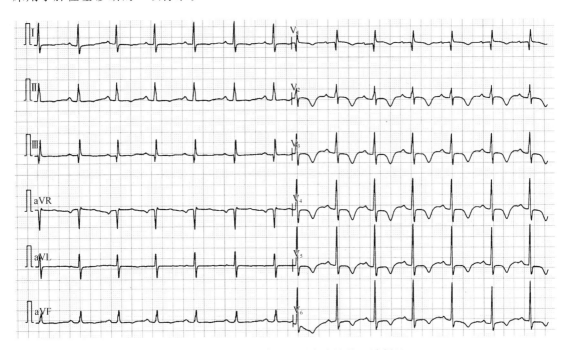

图 8-10　急性肺栓塞心电图右胸导联 T 波倒置

$V_1 \sim V_6$ 导联 T 波倒置，左胸导联 ST 段轻度水平型压低；

右胸导联 R 波振幅增高，R/S 比例增大；V_1 导联呈 QR 型

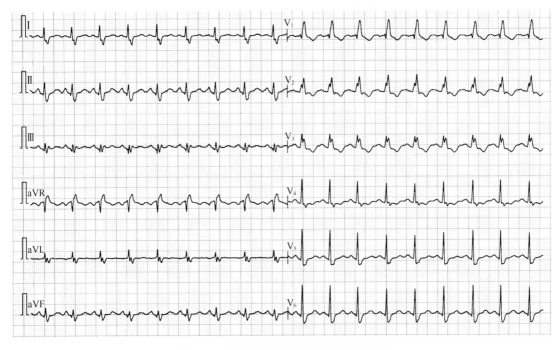

图 8-11　急性肺栓塞出现右束支传导阻滞

表 8-1　Daniel 心电图评分标准

项目	标准	结果	评分（分值）
心电图特征	窦性心动过速＞100 次/分		2
	不完全性右束支传导阻滞		2
	完全性右束支传导阻滞		3
	Ⅰ导联 S 波	有	0
	Ⅲ导联 Q 波	有	1
	Ⅲ导联 T 波	有	1
	$S_Ⅰ Q_Ⅲ T_Ⅲ$	有	2
胸导联 T 波倒置	V_1 导联＜1mm		0
	1～2mm		1
	＞2mm	有	2
	V_2 导联＜1mm		1
	1～2mm		2
	＞2mm	有	3
	V_3 导联＜1mm		1
	1～2mm		2
	＞2mm	有	3
	$V_1 ～ V_4$ 全部倒置		4

注：最高分为 21 分，≥10 分提示存在重度肺栓塞。

（四）鉴别诊断

1. 急性心肌梗死　急性肺栓塞心电图表现有时酷似 AMI，部分类似下壁心肌梗死，部分类似前间壁心肌梗死。但总的来说，肺栓塞绝大多数出现窦性心动过速，而 AMI 既可以出现窦性心动过速，也可以出现窦性心动过缓；肺栓塞的 ST-T 改变持续时间短暂，无 AMI 的演变规律，而 AMI 时 ST-T 改变持续时间较长，有一定的演变规律。

2. 左后分支阻滞　肺栓塞与左后分支阻滞均可出现 $S_Ⅰ Q_Ⅲ T_Ⅲ$，两者不同点在于：①前者多有临床症状及心动过速，而后者多无临床症状，心率在正常范围。②前者右胸导联多有明显改变，后者多无明显改变。③前者电轴右偏位于＋90°～＋100°，而后者电轴可在 100°以右。

3. 正常变异　正常人也可有 $S_Ⅰ Q_Ⅲ T_Ⅲ$，但无临床症状，心电图改变长时间不变。

二、慢性肺源性心脏病

（一）概念

慢性肺源性心脏病（chronic pulmonary heart disease）即慢性肺心病，是慢性支气管炎、阻塞性肺气肿造成的后果。由于肺循环阻力增加引起右心室和右心房扩大，最后不可避免地引起右心衰竭。中晚期的慢性肺心病患者心电图常有比较典型的表现。

（二）心电图表现的发生机制

慢性肺心病早期，轻度右心室肥厚产生的心电向量被左心室产生的向量所抵消，心电图可以完全正常；随病变发展，QRS 向量向右后方转移，V_5、V_6 导联出现 S 波；病变晚期，右心室游离壁明显肥大，QRS 前向向量增大，V_1 导联出现高大 R 波；肺气肿时膈肌下降，心脏在胸腔中接近垂位，右心房肥大使 P 波电轴向下，故出现"肺型 P 波"（图 8-12）；另外，由于肺气肿影响心电向量传导以及 QRS 右后向量增大等原因，20％以上患者出现 QRS 低电压（图 8-13）；少数患者出现电轴左偏，分析由于肺气肿使心电传导减弱，心脏周围电场变形或因为右侧气肿的肺组织较左侧多，故心电向右侧传导比左侧弱等原因所致。

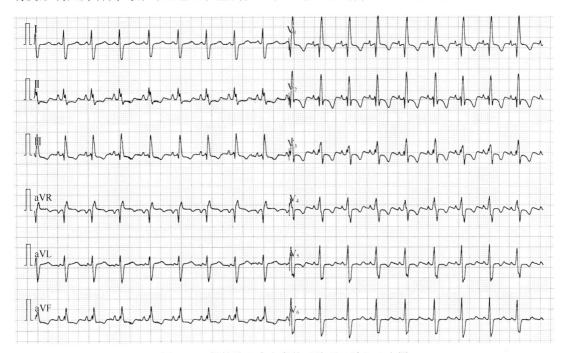

图 8-12　慢性肺心病患者的"肺型 P 波"心电图

窦性心律，频率 102 次/分，Ⅱ 导联 P 波振幅＞0.25mV，V_1、V_2 导联 P 波正负双向，正向部分高尖，
振幅＞0.15mV；右束支传导阻滞，V_1～V_5 导联 T 波倒置或负正双向；高度顺钟向转位

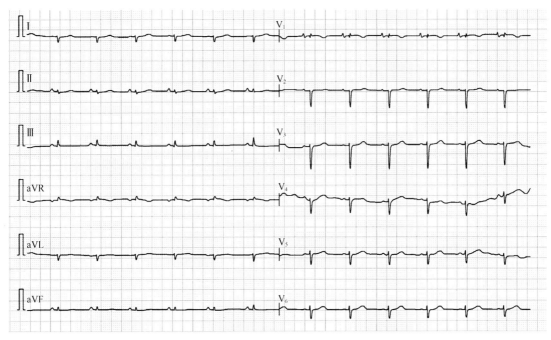

图 8-13　慢性肺心病患者心电图表现为低电压

肢体导联 QRS 振幅均＜0.5mV，电轴右偏，高度顺钟向转位

（三）心电图诊断标准

1. QRS 波群的改变

（1）QRS 电轴右偏≥+90°。

（2）V_5 导联 R/S≤1，明显顺钟向转位。

（3）V_1 导联 R 波增大，R/S>1，RV_1>1.0mV。

2. P 波的改变

（1）Ⅱ、Ⅲ、aVF 导联的 P 波高而尖，电压>0.2mV 或>同导联 1/2R。

（2）P 电轴位于+80°左右。

（3）V_1 导联 P 波双向，起始正向部分电压与时间的乘积≥0.03mm·s。

3. ST-T 改变

（1）Ⅱ、Ⅲ、aVF、V_1～V_3 导联 ST 段轻度压低，可能由于心房复极向量（Ta 波）增大所致。

（2）Ⅱ、Ⅲ、aVF、V_1～V_3 导联 ST 段明显压低，反映右心室肥厚所致的继发性改变。

（3）左胸导联出现恒定的 ST 段水平型或下斜型压低，反映合并冠心病引起的左心室缺血。

4. 心律失常　常见的心律失常有室性期前收缩、房性期前收缩、房性心动过速、心房颤动等。

5. 其他改变

（1）Ⅰ 导联的 P 波、QRS 波群及 T 波可呈双相或极微小。Ⅰ 导联的此种波形改变可作为诊断慢性肺心病的一个线索。

（2）少数患者出现电轴左偏（-30°～-90°），称为假性电轴左偏（图 8-14）。

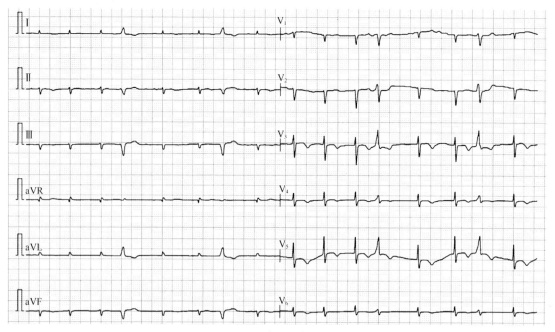

图 8-14　慢性肺心病患者心电图出现假性电轴左偏

主导节律为心房颤动，可见室性期前收缩，QRS 波低电压，电轴左偏-39°

（四）鉴别诊断

1. 前间壁心肌梗死　慢性肺心病心电图与前间壁心肌梗死心电图鉴别要点见表8-2。

表 8-2　慢性肺心病与前间壁心肌梗死的心电图鉴别

项目	慢性肺心病	前间壁心肌梗死
下一肋间记录 $V_1 \sim V_3$ 的波形	rS 型	QS 型或 Qr 型
$V_1 \sim V_3$ 导联 QS 型持续时间	短暂，病情缓解后可出现 rS 型	较长
V_1 导联 QRS 波形	很少出现异常 Q 波	可能出现 Q 波
$V_1 \sim V_3$ 导联 ST 段	压低	弓背型抬高
肺型 P 波	有	无

2. 左前分支阻滞　慢性肺心病患者心电图可出现假性电轴左偏，与左前分支阻滞时出现的电轴左偏不同，两者的鉴别见表8-3。

表 8-3　左前分支阻滞与假性电轴左偏的鉴别

项目	左前分支阻滞	假性电轴左偏
额面电轴	$-30° \sim -90°$	多在 $-60°$ 以左，可达 $-120°$
S_{II}/S_{III}	<1	>1
R_{aVR}/R_{aVL}	<1	>1
Ⅰ导联出现 S 波	不出现 S 波，除非合并右束支传导阻滞	常出现 $S_I S_{II} S_{III}$
P 电轴	多在正常范围	常在 $+80°$ 左右
肺型 P 波	无	常见
QRS 低电压	无	常见
临床资料	可有冠心病、心肌病等	多有肺气肿、肺心病

第四节 ➡ 其他情况

一、脑血管意外

（一）概念

　　颅内病变特别是脑血管意外常可引起比较特异的心电图表现，称为脑血管意外型（cerebrovascular accidents pattern，CVA 型）。蛛网膜下腔出血、脑实质出血、头颅外伤、神经外科手术操作及颅内感染等均可引起 CVA 型心电图改变，以蛛网膜下腔出血引起的最为常见。CVA 型心电图还可见于阿斯综合征发作后。

（二）心电图表现的发生机制

　　CVA 型心电图改变的发生机制至今尚不十分明确。曾有学者怀疑可能由合并的心肌缺血和心肌梗死所致，但多个研究并未发现冠状动脉有明显器质性病变，且具有此种心电图改变者心肌酶多无明显升高。动物实验直接刺激交感神经连接的部位如中脑、下丘脑等可引起类似心电图；右侧颈部根治术后患者也可出现类似的心电图改变，故推测与交感神经损伤有关。综上所述，CVA 型心电图改变的可能机制是：颅内病变引起下丘脑一过性缺血或损伤，改变了自主神经张力，导致心脏复极过程的变化。

（三）心电图诊断标准

CVA 型心电图三联征包括：T 波深倒置、U 波明显及 QT 间期延长（图 8-15）。

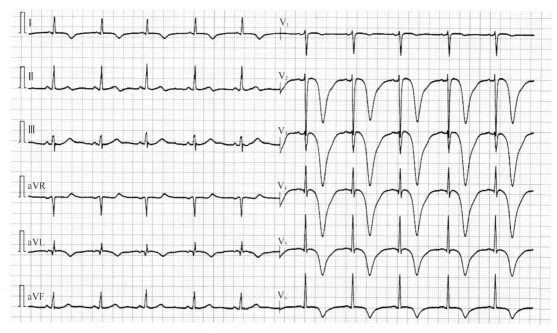

图 8-15 CVA 型心电图改变

窦性心律频率 62 次/分，$V_2 \sim V_6$ 导联 T 波深倒置，倒置深度达 2.6mV，T 波基底宽阔。
aVR 导联 T 波直立。QT 间期 594ms，QTc＝605ms

1. T 波的改变 多数患者 T 波倒置，倒置深度可达 1.5mV，T 波宽阔、底部变钝，双肢多不对称，有时与 U 波融合而形成 T 波升支的明显"膨出"。少数患者 T 波高大直立，双肢对称或不对称。倒置 T 波可见于绝大多数导联，如下壁导联、侧壁导联、前壁导联等，V_1 和 aVR 导联 T 波多呈对应性直立。T 波倒置在发病后数小时内即可出现，数日后 T 波倒置变浅，一般数周恢复正常。

2. U 波改变 随 T 波倒置而出现 U 波增大，可呈倒置或正向。

3. QT 间期延长 QTc 通常＞0.50s。

4. ST 段改变 一般轻度压低，偶可抬高。

5. Q 波 偶可出现病理性 Q 波，多见于蛛网膜下腔出血。

（四）鉴别诊断

1. 急性心肌梗死（AMI） CVA 型心电图改变与无 Q 波型心肌梗死十分相似，心电图鉴别见表 8-4。有时脑卒中患者可同时合并 AMI，称为"心脑卒中"，此类患者多有 CK-MB 同工酶增高，不难识别。

表 8-4 CVA 型与 AMI 心电图的鉴别

项目	CVA 型	AMI
T 波倒置导联	分布广泛	局限于数个相关导联
T 波形态	宽大畸形，双肢可不对称	典型冠状 T
QT 间期	明显延长	轻度延长
U 波	明显	一般不明显

项目	CVA 型	AMI
病理性 Q 波	罕见	常见
ST 段弓背向上抬高	少见	常见
CK-MB 升高	罕见	几乎均升高

2. 电解质代谢异常　CVA 型 T 波倒置者类似低钾血症，T 波高大直立者又类似高钾血症，心电图鉴别见表 8-5，不易区分者应急测血钾。

表 8-5　CVA 型心电图与血钾异常的心电图鉴别

项目	CVA 型	低钾血症	高钾血症
T 波倒置	T 波深倒置	T 波倒置较浅	—
T 波直立	T 波直立，基底部宽阔	—	T 波高耸，基底较窄
QT 间期	明显延长	TU 融合呈驼峰状	正常或缩短
其他	罕见	—	P 波低平、消失，QRS 时限增宽

二、甲状腺功能减退症

（一）概念

甲状腺功能减退症（hypothyroidism）或称黏液性水肿，50％的患者可出现比较特征性的心电图改变，结合临床，可作出病因诊断。

（二）心电图表现的发生机制

黏液性物质沉积于心脏以及甲状腺素水平过低使心电图 T 波发生变化和 QRS 低电压；交感神经张力过低和甲状腺素分泌减少使心率减慢（图 8-16）。

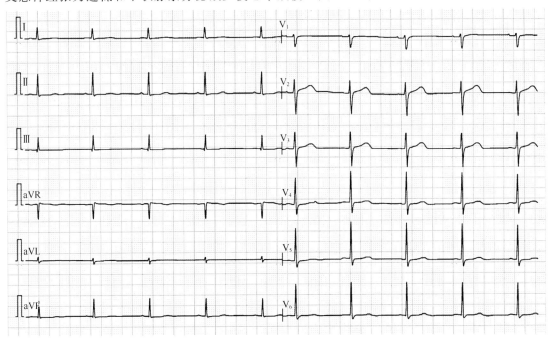

图 8-16　甲状腺功能减退症心电图

窦性心律缓慢，频率 55 次/分；Ⅱ、Ⅲ、aVF、V₅、V₆ 导联 T 波低平倒置，不伴有 ST 段偏移

（三）心电图诊断标准

（1）QRS 低电压。

（2）多数导联 T 波低平倒置，而不伴有 ST 段偏移。

（3）窦性心动过缓。

（4）经过治疗后上述心电图改变于数周后消失。

（四）鉴别诊断

本病的心电图需要与功能性 T 波改变、慢性冠状动脉供血不足相鉴别。主要依靠病史、甲状腺功能检查和对试验治疗的反应进行鉴别诊断。

三、低温

（一）概念

心电图上 J 点抬高≥0.1mV，时限≥20ms 的圆顶驼峰状波称之为 J 波。当人体处于寒冷环境中、外科低温手术、体温明显降低时，心电图可出现特征性改变。不少学者发现，体温低于 35℃ 时几乎无一例外地出现低温性 J 波。

（二）心电图表现的发生机制

1952 年，Osborn 在观察低温对犬的心肺功能影响时，注意到并描述了这个位于 QRS 波与 ST 段之间的"驼峰状波"，因此，J 波又称为 Osborn 波。正常情况下，心室除极由心内膜开始向心外膜进行，心室外膜动作电位 2 相早期表现为明显的"切迹"是因其瞬时外向钾电流（Ito）较大，而心室内膜 Ito 较小因此动作电位 2 相早期"切迹"不明显，两者间出现"心室复极早期跨室壁电位差"，形成心电图上 J 波。低温使心室外膜动作电位 2 相早期"切迹"加深，并产生显著的传导速度减慢，使 J 波移出 QRS，心电图出现明显 J 波。

（三）心电图诊断标准

1. 低温性 J 波　R 波降支与 ST 段连接部位向上凸起，形成 J 波，呈圆顶或驼峰状（图 8-17），具有以下特点。

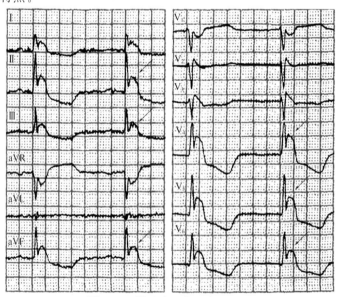

图 8-17　低温致巨大 J 波心电图

患者体温 35℃，心电图示窦性心动过缓，心率 42 次/分，PR 间期 0.24s，各导联均可见巨大 J 波（箭头所示）；除 aVR、aVL、V₁、V₂ 导联外，T 波均倒置，ST 段压低，QT 间期 0.72s

（1）J 波在左胸导联特别明显。

（2）除 aVR 导联外，无论主波方向如何，J 波总是直立的。

（3）心率慢时 J 波明显，心率快时 J 波可消失。

（4）J 波之后 T 波低平或倒置。

2. 其他改变

（1）PR 间期、QRS 时限、RR 间期、QT 间期等均明显延长。

（2）心率变缓慢，可有窦性心动过缓或传导阻滞，并可出现异位节律如室性异位搏动、交界性心律等，低于 30℃时可出现心室颤动。

（3）虽然看不到患者明显寒战，但心电图基线可出现肌肉震颤波。

（四）鉴别诊断

1. 早复极综合征　患者无暴露于寒冷环境史，常无自觉不适。心电图（图 8-18）具有如下特点。

（1）J 波在 $V_3 \sim V_5$ 最明显。

（2）J 波后的 ST 段抬高呈凹面向上型。

（3）ST 段抬高的导联 T 波直立高大。

（4）J 波与 ST 段抬高可持续多年不变。

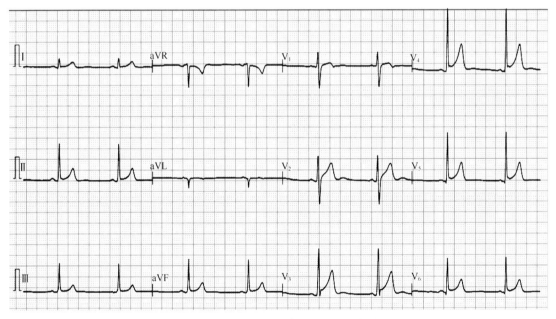

图 8-18　早复极综合征心电图改变

J 波在 $V_3 \sim V_5$ 最明显，J 波后的 ST 段抬高呈凹面向上型，ST 段抬高的导联 T 波直立高大

2. Brugada 综合征　患者常有晕厥发作史。心电图（图 8-19）可有如下特点。

（1）J 波在右胸导联（$V_1 \sim V_3$）导联明显。

（2）J 波后的 ST 段呈上斜型抬高，程度不等。

（3）ST 段抬高的导联 T 波倒置。

（4）出现右束支阻滞的心电图改变。

（5）上述心电图特点时隐时现，具有易变性，于发病前后特别明显。

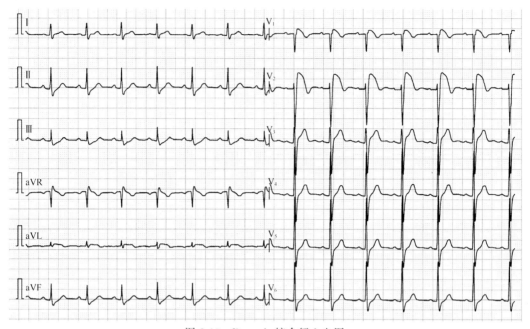

图 8-19　Brugada 综合征心电图

$V_1 \sim V_3$ 导联 ST 段呈上斜型抬高伴 T 波倒置，右胸导联 QRS 波呈现类右束支阻滞的心电图特征

J 波综合征

J 波综合征是以 J 波为特征的合并致命性心律失常的临床症候群。J 波的发生率在正常心电图中为 $2.5\% \sim 18.2\%$ 左右，多见于早复极综合征。近十几年的研究进展，尤其是 2004 年以后对急性心肌缺血早期猝死机制的研究进展，以严干新等为代表的电生理学家们，将心电图具有 J 波特征的临床症候群，包括 Brugada 综合征（BrS）、特发性室颤（IVT）、急性冠状动脉综合征的超急期和早复极综合征（ERS），统称为 J 波综合征。分为遗传性与获得性，遗传性 J 波综合征包括 Brugada 综合征（BrS）、特发性室颤（IVT）和早复极综合征（ERS）等；获得性 J 波综合征包括低温性 J 波（HTJW）、急性缺血性 J 波（AIJW）等。遗传性 J 波综合征患者可没有症状，或只有一过性心悸不适、头昏、晕厥等病史。患者多为男性，以青少年为多，一般没有器质性心脏病体征。

本章主要介绍了心脏瓣膜病、慢性肺源性心脏病、肺血栓栓塞、心脏移植、甲状腺功能减退症、脑血管意外和低温等疾病的心电图表现。重点内容包括急性肺栓塞的心电图评分、脑血管意外和低温的心电图特征；难点是急性肺栓塞和急性心肌梗死的心电图诊断及鉴别诊断以及心电图 J 波的病因诊断。同学们在学习时应抓住重点和难点，采用多看图、分组讨论等学习实践方法，注意将临床资料与心电图表现相结合分析，进行知识点的复习和巩固。

（刘　鸣）

思考与练习

1. 脑血管意外的心电图三联征包括哪些？
2. 脑血管意外型心电图与急性心肌梗死心电图如何鉴别？

参考文献

1. 万学红，卢雪峰. 诊断学，第9版. 北京：人民卫生出版社，2018.

2. 郭继鸿. 心电图学，第1版. 北京：人民卫生出版社，2002.

3. 中华医学会器官移植学分会，中国心脏移植术操作规范（2019版）.

4. 宣煜龙，王东进. 部分自体心脏移植术治疗巨大左心房患者手术效果分析. 中国循环杂志，2016，31（12）：1202-1204.

5. 官红权，陈志坚，周游等. 原位心脏移植患者998份心电图分析. 中华心血管病杂志，2017，45（4）：299-306.

6. 陈为君，林靖宇，宿燕岗等. 心脏移植患者术后心电图特征70例分析. 中国临床医学，2015（1）：4.

7. 宋春燕，张迎军，高淑英. 休克低温致心电图巨大J波1例. 临床心电学杂志，2016，15（4）：283.

8. Marconi C. Pathophysiology of cardiac transplantation and thechallenge of exercise. Int J Sports Med，2000，21（Suppl2）：S106-S108.

9. Gan-Xin Yan and Charles Antzelevitch. Cellular Basis for the Electrocardiographic J Wave. Circulation. 1996，93：372-379.

第九章

药物和电解质对心电图的影响

第一节 ➡ 药物对心电图的影响

临床上某些药物可影响心肌细胞的除极和复极过程，使心电图发生变化，如果超剂量，可发生中毒反应，产生一系列心电图改变，甚至造成严重后果。这些药物对心肌的毒性作用，开始时临床症状并不明显，不易被发现，但此时心电图已经有改变，若能正确认识药物对心肌的作用及发生机制，以及产生的心电图改变，能帮助我们快速诊断或鉴别药物是否对人体已产生毒性作用。临床上较为常用的洋地黄、奎尼丁、普萘洛尔、阿托品等药物均可影响心肌的除极和复极过程，可使心电图发生相应改变。其中以洋地黄及抗心律失常药对心肌影响最为重要。

一、洋地黄类药物

洋地黄类药物作为正性肌力药物的代表用于治疗心力衰竭已有 200 余年的历史，其主要是通过增强心肌收缩力，改善心脏机械性效率和增加心排血量，使心力衰竭获得改善。一般治疗剂量下，洋地黄类药物可抑制心脏传导系统，对房室交界区的抑制最为明显，对某些室上性心律失常如快速性心房颤动、室上性心动过速发生效应。大剂量时可提高心房、交界区及心室的自律性，当血钾过低时，更易发生各种快速性心律失常。近年来，对洋地黄类药物的代谢、药物动力学、电生理效应等已经有了一定的认识，但由于洋地黄类药物用药安全窗很小，轻度中毒剂量约为有效剂量的两倍，心肌在缺血、缺氧的情况下中毒剂量更小，临床上仍有洋地黄中毒现象，甚至发生严重的心律失常。因此，早期识别并及时处理洋地黄中毒引起的心律失常具有重要的临床意义。

（一）洋地黄类药物的电生理作用

洋地黄类药物对心肌细胞的电生理的影响，与洋地黄类药物的浓度、应用时间、心脏各组织对洋地黄类药物的敏感性以及洋地黄类药物对自主神经系统的作用有关。

1.洋地黄类药物可使窦房结的自律性降低 这是由于洋地黄类药物对窦房结起搏细胞的直接作用和间接地兴奋迷走神经的结果。洋地黄类药物所致的心率减慢可被阿托品阻断，一般认为这种作用主要是通过迷走神经的胆碱能作用所致。

2.心房肌对洋地黄作用更为敏感 洋地黄类药物对心房肌有直接作用和间接地兴奋迷走神经而发生效应。低浓度洋地黄类药物时，迷走神经作用占优势，使心房肌自律性降低，传导速度加快。高浓度的洋地黄类药物时，药物的直接作用占优势，使心房肌细胞静息膜电位减小，舒张期除极化速度增加，从而其自律性增高，传导速度减慢，可导致房性异位节律。

3.房室交界区对洋地黄类药物作用最敏感 洋地黄类药物可降低其传导速度，延长其有效不应期。

4.洋地黄类药物对浦肯野纤维的作用远比心室肌强 高浓度的洋地黄类药物可引起浦肯野纤维自律性增高，导致室性节律，使室肌不应期缩短不一致，有利于异位激动的折返，造成心动过速。

洋地黄类药物引起的心电图的改变可分为治疗剂量的复极改变和过量时出现心律失常两类。

（二）洋地黄效应

治疗剂量的洋地黄类药物引起的心电图改变如 QT 间期缩短，ST-T 改变，称之为洋地黄效应。

1.心电图改变 洋地黄类药物作用于心室肌，使动作电位的 2 相缩短以至消失，并减少 3 相坡度，因而动作电位时程缩短，引起心电图特征性表现（图 9-1）。

（1）以 R 波为主的导联 ST 段下斜型压低。

（2）T 波低平、双向或倒置，双向 T 波往往是先负后正，下斜的 ST 段与 T 波融合，ST-T 呈"鱼钩型"。

（3）QT 间期缩短。

2.洋地黄效应的心电图鉴别 洋地黄效应的心电图改变常与左心室劳损、冠脉供血不足的 ST-T 变化相近，但后者 ST 段压低大多呈水平型或下斜型（图 9-2）。

（三）洋地黄中毒的心电图表现

洋地黄中毒患者可以有胃肠道及神经系统症状，但出现各种心律失常是洋地黄中毒的主要表现，包括激动起源异常、激动传导异常以及激动起源合并传导异常。心律失常以期前收缩最为常见，其次是不同程度的房室传导阻滞、交界性心律、交界性心动过速、房性心动过速伴房室传导阻滞、室性心动过速、心室颤动等。

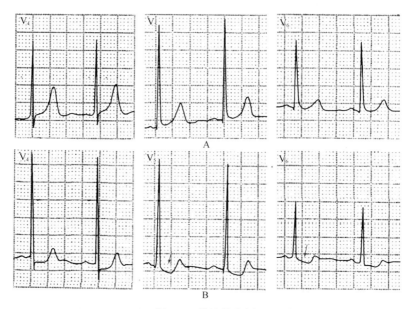

图 9-1 洋地黄作用

A. 服用地高辛前。B. 服用地高辛后 ST-T 鱼钩样改变（箭头所示）

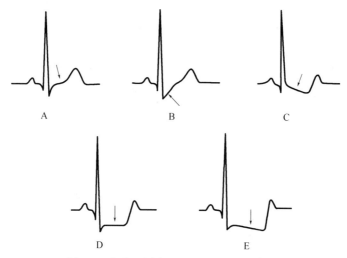

图 9-2 各种不同类型的 ST 段压低示意图

A. 等电位线 ST 段；B. J 型 ST 段压低；C. 洋地黄作用下的 ST；D. 水平型 ST 段压低；E. 下斜型 ST 段压低

1. 室性心律失常

（1）室性期前收缩是洋地黄中毒最常见也是最早出现的心律失常，室性期前收缩可为单源、多源或多形性，可呈二联律（图 9-3）。

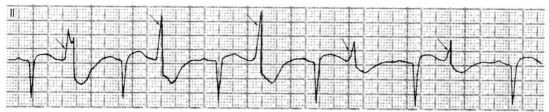

图 9-3 多形性室性期前收缩

服用洋地黄类药物后室性期前收缩联律间期相近，但形态各异，提示期前收缩为多形性

（2）洋地黄中毒晚期时可出现室性心动过速，如持续存在则易发展成心室颤动而死亡，故一旦出现室性心动过速，是紧急停用洋地黄类药物的指征。

（3）双向性室性心动过速是洋地黄中毒的一种较危险的心律失常，常为多源性室性期前收缩或二联律发展而来，易发展为心室颤动，死亡率高，发作时同一导联 QRS 主波方向呈上下交替改变（图 9-4）。

（4）心室颤动为洋地黄中毒晚期表现，预后恶劣，死亡率极高，多见于洋地黄类药物静脉给药患者。

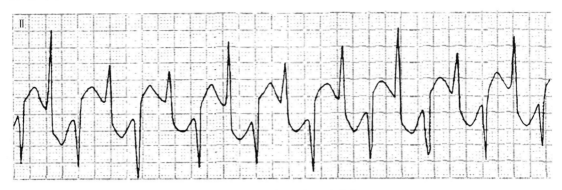

图 9-4 双向性室性心动过速

2.房性心律失常 洋地黄类药物是治疗快速性房性心律失常最有效药物，但洋地黄中毒本身也可引起此类心律失常，主要是由于洋地黄类药物增加心房肌自律性，缩短其不应期和抑制房室传导的联合作用的结果；洋地黄中毒时可出现房性心动过速伴房室阻滞，少数可见房性期前收缩、心房扑动、心房颤动等。

3.房室交界性心律失常 洋地黄中毒可诱发多种类型的交界性心律失常，如交界性逸搏、交界性心律、交界性心动过速、双重性室上性心动过速等。

（1）交界性逸搏及交界性心律是洋地黄中毒常见表现之一，是由于当窦房结自律性降低或窦房传导阻滞，窦性激动不能下传，迫使交界区发出冲动，出现交界性逸搏或交界性心律。

（2）交界性心动过速也较常见，它是以心室率增快，心律匀齐，逐渐出现和逐渐终止为特点的一种窄 QRS 波群心律失常。

4.房室传导阻滞 洋地黄类药物的直接和间接作用，可引起不同程度的房室传导阻滞，轻度的表现为 PR 间期延长，严重时可引起二度或三度房室传导阻滞。洋地黄中毒时，房室传导阻滞的程度与洋地黄类药物剂量、基础疾病及电解质紊乱相关。临床实践表明，冠心病、心肌病、心肌炎、急性下壁心肌梗死的患者，洋地黄中毒时更易诱发不同程度的房室传导阻滞。

（1）洋地黄中毒时 PR 间期延长最常见，且常是早期表现，如不处理，可进一步发展为高度、三度房室传导阻滞，停用洋地黄类药物后则逐渐恢复正常。

（2）洋地黄类药物诱发的二度房室传导阻滞以文氏型多见。

（3）洋地黄中毒引起三度房室传导阻滞并不少见，一般情况下，洋地黄中毒所致的房室传导阻滞部位较高，心室率较快，血流动力学影响较小，较少发生阿斯综合征。

5.窦房传导阻滞和窦性停搏 洋地黄中毒可引起窦性冲动形成及传导障碍，轻度中毒可引起窦性心动过缓；继续用药，则会抑制窦房结的兴奋性，加重窦房传导障碍，导致窦房传导阻滞、窦性停搏。故在应用洋地黄类药物时，如心率突然下降，应考虑洋地黄中毒的可能性。在窦性冲动形成受到抑制的同时，往往交界区释放冲动，出现交界性心律或交界性心动过速以维持心律，形成房室分离现象。

洋地黄中毒引起的心律失常节律可规则，也可不规则，可在同一次心电图记录中出现多种心律失常；没有一种特异的心律失常是洋地黄类药物过量的绝对特征，其表现与心脏本身或其它原因所致心律失常并无特别之处。不能单纯根据心电图表现诊断洋地黄中毒，必须结合临床综合判断。洋地黄中毒的预后，很大程度上取决于早期识别。在洋地黄类药物使用过程中，如患者出现没有其他原因可解释的厌食、恶心、呕吐、昏睡、视力下降等，洋地黄类药物治疗过程中出现心率突然下降或心室率增快且规则的心律，出现频发期前收缩、房室传导阻滞等，都应警惕洋地黄中毒。正确识别洋地黄中毒时的心律失常，有助于洋地黄中毒的诊断及治疗。

二、抗心律失常药物

心律失常是临床上较常见且难处理的临床症状，目前虽然有起搏器植入、射频消融术、植入式心脏除颤器等介入性治疗，为治疗心律失常提供了更多的选择，但药物治疗仍然是一线治疗手段。

心律失常的治疗是临床中的一个难点。抗心律失常药物（ADD）是心律失常治疗的基础。ADD 分类有利于更清楚地了解其作用及机制，更好地将其应用于临床。

（一）抗心律失常药物的传统分类

抗心律失常药物的应用最早可追溯到 1914 年奎尼丁的应用，20 世纪 50～70 年代发现了大量抗心律失常药物。英国牛津大学的 Miles Vaughan Williams 教授于 1970 年到 1975 年对这些药物进行了总结，提出抗心律失常药物的传统分类系统，把抗心律失常药物分为 4 大类，分类的依据是药物对心肌细胞动作电位的影响及其与心律失常相关的作用机制。这个分类方法简单实用，简洁明了，涵盖临床常用的 ADD，临床医生易于掌握。

Ⅰ类，钠离子通道（INa）阻滞剂，根据对 INa 阻滞程度又分为：Ⅰa 类（如奎尼丁）、Ⅰb 类（如利多卡因、美西律）和 Ⅰc 类（如普罗帕酮）。

Ⅱ类，β肾上腺素能受体阻滞剂，代表药物如美托洛尔。

Ⅲ类，钾通道（IK）阻滞剂，代表药物为胺碘酮、索他洛尔。

Ⅳ类，钙通道（ICa）阻滞剂，代表药物是维拉帕米。

随着 ADD 不断推陈出新，传统分类方法局限性日益突出，包括：①分类方法框架过于简单，多种药物无法分类，如传统药物（异丙肾上腺素、洋地黄、腺苷、阿托品类药物）、心房选择性药物（决奈达隆、维纳卡兰、替地沙米、Ikur 抑制剂）、晚钠电流抑制剂（雷诺嗪）、窦房结电流抑制剂（伊伐布雷定）、中药（稳心颗粒）。②许多新型 ADD 不能归类。③许多 ADD 的多靶点作用机制不充分。④抗心律失常药物具有致心律失常作用，相关药物的使用和研发需进一步细化药物机制。因此，传统分类方法亟待更新。

（二）抗心律失常药物的新分类

2018 年，牛津大学、北京大学医学部和剑桥大学的学者们提出了抗心律失常药物的最新分类方法，将 ADD 分为 8 大类（0～Ⅶ类）。

1.0 类 环核苷酸门控（HCN）通道抑制剂或起搏电流抑制剂。

（1）电生理特性：通过抑制 HCN 通道，减小起搏电流（I_f 电流），从而降低 4 相去极化的速率，抑制细胞内 Ca^{2+} 活动以及窦房结的自律性，起到减慢心率的作用。

（2）适应证：适用于不适当窦性心动过速或心力衰竭患者合并的窦性心动过速的治疗。目前临床应用的 0 类药物是伊伐布雷定。

2. Ⅰ类　电压依赖性钠通道抑制剂。新分类保留了Ⅰa～Ⅰc类，新增了Ⅰd类。

（1）Ⅰa类：①电生理特性：可降低动作电位的传导速度，延长有效不应期，同时存在的 K^+ 通道阻滞作用可延长动作电位时程（APD），抑制折返激动的形成。②适应证：具有广谱抗心律失常作用，奎尼丁目前主要用于 J 波综合征和短 QT 综合征患者。③可引起心电图 QRS 波群时限增宽，QT 间期延长，T 波振幅降低或倒置，ST 段压低，U 波明显，P 波增宽。

（2）Ⅰb类：抑制心动周期晚期发生的电异常，有效预防心律失常的发生。对心室肌的作用更大，缩短正常心室肌细胞和浦肯野细胞的 APD 和 ERP，但在缺血心肌及部分除极化的心肌细胞则延长 ERP，继而延长复极后不应期。

（3）Ⅰc类：①适应证：有广谱抗心律失常作用，对无器质性心脏病患者合并的多种类型心律失常有治疗效应，临床应用较广泛。②可引起心电图 PR 间期延长，QRS 波群时限增宽。

（4）Ⅰd类：①电生理特性：晚钠电流抑制剂，选择性抑制出现于复极期，幅度较低且持续时间长的晚期钠电流（I_{Na-L}），从而缩短 APD，增加复极储备。治疗浓度下不影响峰钠电流，对 QRS 波群和传导不影响或影响幅度小。②适应证：临床用于长 QT 综合征（LQTS）（尤其是 LQT3）及晚钠电流增大的临床情况，如心肌缺血和心力衰竭等合并心律失常。代表药物为雷诺嗪。Ⅰb类的美西律具有Ⅰd类药物的作用，特别是用于无结构性心脏病的患者时。

3. Ⅱ类　自主神经和腺苷受体抑制剂或激动剂。

（1）Ⅱa类：β肾上腺素能受体阻滞剂，选择性的包括阿替洛尔、美托洛尔和比索洛尔等，非选择性的包括卡维地洛和普萘洛尔。这类药物也可通过减低 Ca^{2+} 内流和肌浆网的 Ca^{2+} 释放来抑制早后除极（EAD）或迟后除极（DAD）参与的触发激动引起的心律失常。

（2）Ⅱb：非选择性β肾上腺素受体激动剂，代表药物异丙肾上腺素。此类药物对慢频率依赖的、房室阻滞相关的、遗传性 LQT2 和 LQT3 等疾病相关的尖端扭转型室性心动过速（TdP）及 J 波综合征合并的多形性室性心动过速具有抗心律失常作用。

（3）Ⅱc：毒蕈碱样 M_2 受体抑制剂、阿托品和莨菪类。用于窦房结或希氏束以上起源的缓慢性心律失常的治疗；不适用于起源于希氏束及以下的房室阻滞。

（4）Ⅱd类：M_2 受体激动剂，包括直接兴奋迷走神经的胆碱类药物卡巴胆碱和间接兴奋迷走神经的洋地黄类药物，如毛花苷 C 和地高辛。

（5）Ⅱe类：腺苷 A_1 受体激动剂。氨茶碱可抑制腺苷 A_1 受体，对窦性心动过缓有一定疗效。

4. Ⅲ类　是指钾通道阻滞剂与开放剂。

（1）Ⅲa类：电压依赖性 K^+ 通道阻滞剂，即传统的Ⅲ类抗心律失常药物。

（2）Ⅲb类：代谢依赖性钾通道（I_{K-ATP}）开放剂。此类药物包括尼可地尔、吡那地尔，目前用于治疗心绞痛及高血压。

（3）Ⅲc类：乙酰胆碱依赖性钾通道（I_{K-ACh}）抑制剂。还处于研究阶段，用于治疗房颤。

5. Ⅳ类钙离子调节剂　包括所有影响 Ca^{2+} 活性的药物。Ⅳ类药物分为 5 个亚类，其中Ⅳc、Ⅳd 和Ⅳe 类药物是处于研究中的靶点，临床无相关药物。

（1）Ⅳa类：细胞膜 Ca^{2+} 通道阻滞剂，包括非选择性的苄普地尔和选择性的 L 型钙通道（Ca-L）的抑制剂维拉帕米和地尔硫革。

（2）Ⅳb类：肌浆网钙释放通道抑制剂，用于治疗儿茶酚胺敏感性室性心动过速。

（3）Ⅳc类：肌浆网钙离子-ATP酶激动剂。

（4）Ⅳd：细胞膜钠钙离子交换抑制剂。

（5）Ⅳe：钙调蛋白激酶和磷酸化酶抑制剂。

6. Ⅴ类　机械敏感型通道阻滞剂，选择性抑制阳离子和机械敏感型离子通道。目前没有临床应用中的药物。

7. Ⅵ类　缝隙连接通道调节剂，通过改变缝隙连接蛋白的电导或表达发挥作用。本类没有上市药物。

8. Ⅶ类　上游靶向调节剂。这些治疗虽不针对心律失常本身，但可降低心律失常性病死率及猝死率，改善患者预后。

（三）抗心律失常药物的多靶点作用

多数抗心律失常药可通过多靶点作用发挥其药理作用。美西律虽归为Ⅰb类，但也具有Ⅰd类作用，可用于治疗LQT3和L型Ca^{2+}通道异常引起的Timothy综合征。Ⅰa和Ⅰc类药物可阻滞Na^+通道和K^+通道，与Ⅲ类抗心律失常药类似，可能触发后除极及心律失常事件；Ⅱb类非选择性β肾上腺素受体激动剂异丙肾上腺素促进Ca^{2+}内流和肌浆网Ca^{2+}释放，加重EAD参与的触发活动；Ⅲ类药物胺碘酮可以同时抑制I_{kr}、I_{Na}、I_{Ca}、I_{to}等多种通道和β肾上腺素能活动，降低自律性。Ⅳ类抗心律失常药物Ca^{2+}调控相关蛋白调节剂，可通过改变细胞质内Ca^{2+}浓度，增加细胞内Ca^{2+}超负荷，可能增加潜在致心律失常作用。

（四）抗心律失常药物的致心律失常作用

抗心律失常药物的致心律失常作用指的是应用抗心律失常药物治疗时出现原有心律失常的加重或诱发出新的心律失常，发生机制可能有自发心律失常的易化，原有致心律失常基质的加重与产生新的致心律失常基质等。最具代表性的致心律失常特征是心肌梗死后患者已经存在动作电位的产生和传导异常，应用氟卡尼后心律失常加重导致病死率增高；Ⅰc类药物应用于Brugada综合征（钠通道Nav1.5功能缺失引起）和存在心肌纤维化的患者可造成心律失常加重；肾上腺素能激动对儿茶酚胺敏感性室性心动过速或LQT1相关的室性心动过速有致心律失常作用；静脉注射腺苷可诱发房颤等。

三、其他药物

临床上除了抗心律失常药物、洋地黄类药物的使用会产生一系列心电图的改变，其他如服用抗精神病药物、抗骨髓瘤药物及降糖药等对心电图也会有一定的影响。

（一）降糖药物对心电图的影响

糖尿病是一种常见的严重威胁人类健康的慢性代谢性疾病，心血管并发症一直是2型糖尿病主要的死亡原因。心源性猝死在糖尿病心血管并发症中是一个后果极为严重但又容易被忽视的问题，恶性心律失常是心源性猝死的主要原因之一。心电图QT离散度（QTd）是反映心室复极不均一的良好指标。是预测恶性室性心律失常的指标之一。

磺脲类药物有使钾通道关闭和钙通道开放的作用，从而影响K^+和Ca^{2+}的转运和心脏的电活动。格列本脲是临床上应用较广泛降糖药物，能够显著延长心电图QTd；胰岛素可以加强交感神经的活动，造成交感神经和副交感神经活动的失衡，这可导致心肌复极不均一、增加心电图QTd。胰岛素对QTd和校正QT离散度（QTcd）的影响不如格列本脲明显。双胍类药物对心肌细胞的离子通道无影响。

（二）抗精神病药物对心电图的影响

抗精神病药物长时间使用，容易引起心电图异常，引起心律失常、传导阻滞、QT间期延长、T波改变、ST段压低等现象。

典型抗精神病药物包括氯丙嗪、奋乃静、舒必利，对心电图的主要影响表现为ST段压低。

非典型抗精神病药物包括氯氮平、利培酮、奥氮平、阿立哌唑，其中以氯氮平致ST段压低及窦性心动过速最为常见；奥氮平、利培酮、阿立哌唑对心电图的主要影响表现为非特异性T波低平或倒置、窦性心律不齐等，心电图改变程度低；利培酮、奥氮平、齐拉西酮、喹硫平这几种抗精神病药物都具有延长QT间期的作用，只是程度不同。

（三）抗骨髓瘤药物对心电图的影响

多发性骨髓瘤是一种常见血液系统恶性肿瘤，好发于中年及老年人群，其可累及全身多个系统，如心脏系统、骨骼系统和泌尿系统等。化疗是当前治疗多发性骨髓瘤常用的一线方案。随着化疗时间的延长，化疗药物的药物不良反应逐渐凸显，尤其是心血管系统最容易受累，主要的药物不良反应有心律失常、QT间期延长、射血分数下降、心力衰竭、心包炎，甚至出现心搏骤停、心源性休克等致命性不良事件。临床使用化疗药物治疗患者需要定期复查心电图，预防和减少药物不良反应的产生。

第二节 ᗒ 电解质对心电图的影响

正常情况下，体液中电解质的浓度依赖于各器官的互相调节作用而维持相对的平衡，使细胞代谢活动正常进行。心肌细胞的电生理活动与体液中各种电解质浓度有密切关系，当调节失衡时，则发生电解质紊乱，导致心肌细胞代谢发生障碍，影响心室的除极、复极过程，严重者可造成起源和激动传导异常。体内电解质紊乱可通过实验室检查获得准确数据，但有时心电图可能会更早出现改变，因此心电图对诊断电解质紊乱有独特帮助。当电解质浓度发生改变时，对心肌的影响通常首先表现为复极异常，如ST-T改变；如电解质紊乱得不到纠正，将会影响心室除极过程，如QRS波群发生异常等。

在临床所见的疾病中，通常情况比较复杂，大多数情况下，不是单一电解质发生改变，而是多种电解质失去平衡；此外，还有患者本身疾病及接受治疗药物等所致心电图改变，故在具体判断时必须结合临床分析才能得出正确结论。正确认识各种电解质紊乱对心电图的影响，可以帮助我们对心电图进行快速诊断及鉴别。

在体内各种电解质中，钾对心肌细胞影响最为明显，其他如钙、钠、镁也有一定影响。

一、高钾血症

钾是人体内最重要的电解质之一，临床上血钾对心脏的影响最为明显。正常血清钾浓度为3.5～5.5mmol/L，血清钾浓度大于5.5mmol/L称高钾血症，心电图上即可出现变化。

（一）心电图表现的发生机制

正常心脏，细胞外液钾离子浓度低于细胞内钾浓度，当细胞外液钾离子水平升高，增加了复极期细胞膜对钾离子的通透性，使动作电位3相时间缩短，整个动作电位时程也缩短，心电图表现为T波高耸、基底部变窄；当血钾水平继续升高，心肌细胞静息膜电位减少，使 0 相除极上升速度减慢，心室内传导减慢，出现室内阻滞，心电图出现 QRS 波群时限增宽，同时如心房肌传导受抑制，表现为 P 波振幅变小，时限延长，由于房室传导缓慢，故 PR 间期也常常延长，严重者甚至 P 波消失，出现窦室传导心律。

高钾血症时 ST 段压低可能是由于动作电位平台期缩短，舒张期电位降低所致。

心房肌对血钾特别敏感，当血钾浓度增高时，在窦房结、结间束与房室结未受抑制之前心房肌首先受抑制，使心房电活动静止，窦房结的冲动不能激动心房，但仍循三条结间束传至房室结，从而激动心室，心电图出现：①心房波消失，呈 QRS-T 序列。②QRS 波宽大畸形，T 波高尖对称，称为窦室传导（图 9-5 和图 9-6）。

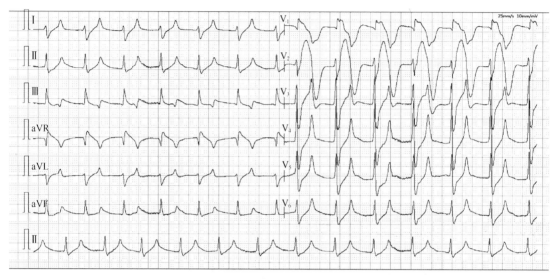

图 9-5　高钾血症心电图

52 岁男性，糖尿病酮症酸中毒，血糖 47.84mmol/L，血钾 8.12mmol/L。
心电图未见 P 波，宽 QRS 连续发生，提示窦室传导，$V_3 \sim V_6$ 导联 T 波高尖

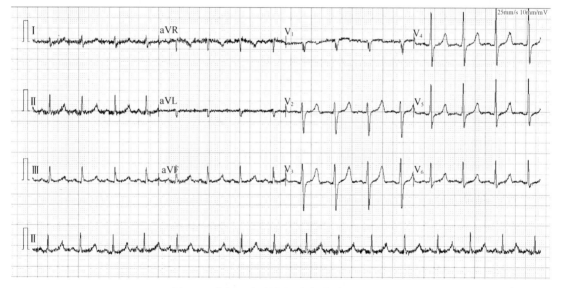

图 9-6　高钾血症患者经治疗后记录心电图

血钾 4.3mmol/L，心电图 P 波顺序发生，均下传心室，QRS 时限正常，T 波振幅和时限基本恢复正常

严重的高钾血症（10.0mmol/L 以上）时，宽阔的 QRS 波群与 T 波融合呈正弦曲线（图 9-7），心肌除极与复极参差并存，患者往往死于心脏停搏与心室颤动。高钾血症时静息膜电位负值减少程度有时极为明显，甚至接近阈电位，使心肌应激性增加，只要有极微弱的刺激即可使心肌应激，出现各种室性心律失常，如室性期前收缩、室性心动过速、心室颤动等。

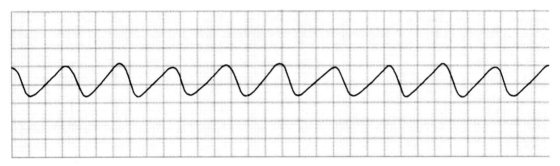

图 9-7　严重高钾血症心电图
QRS 波群与 T 波融合呈正弦曲线

（二）心电图表现

（1）T 波高尖，其升支与降支对称，基底变窄，即所谓"帐篷状"T 波，以Ⅱ、Ⅲ导联和胸前导联最为明显（图 9-8）。

（2）QRS 波群振幅降低、时限增宽，S 波加深。

（3）P 波低小甚至消失，PR 间期延长。

（4）ST 段压低。

（5）心律失常以窦性心动过缓、房室交界性心律、传导阻滞为多见。严重者出现窦性静止、窦室传导、室性心动过速、心室颤动及心脏停搏等。

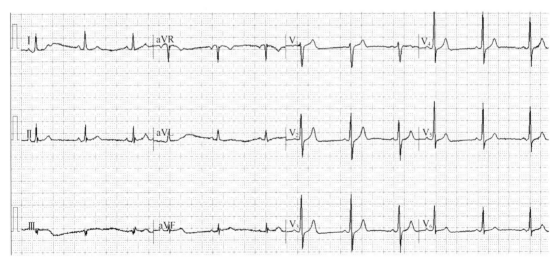

图 9-8　高钾血症心电图
68 岁男性，血钾 5.85mmol/L，心电图 T 波基底变窄，呈"帐篷状"T 波，
尤以 V$_2$、V$_3$ 明显，QT 间期 0.357s，QTc 间期 0.371s

（三）高钾血症心电图的演变过程

高钾血症心电图变化，以 T 波高尖出现最早，当血清钾升至 5.5～6.5mmol/L 时即可

显示此种图形。如血清钾继续升高（＞6.5mmol/L），可有 QRS 波群时限增宽。当血清钾＞7.0mmol/L 时，则 P 波振幅降低，P 波时限、QRS 时限以及 PR 间期延长。血清钾浓度＞8.5mmol/L 时，P 波消失，出现窦室传导。当血清钾＞10mmol/L 时，QRS 波群与 T 波融合形成正弦曲线，最后发生心脏停搏、心室颤动而死亡（表 9-1）。

表 9-1　高钾血症心电图演变过程

血清钾浓度	结果	心电图
3.5～5.5mmol/L	正常范围心电图	
＞5.5mmol/L	T 波高尖，QT 间期缩短	
＞6.5mmol/L	QRS 波增宽，QT 间期可相应延长，ST 段压低	
＞7.0mmol/L	P 波振幅降低，变平坦，时限增宽，PR 间期可相应延长	
＞8.5mmol/L	P 波消失，出现 QRS 波群前无 P 波的窦室传导	
＞10mmol/L	QRS 波群明显宽钝，QT 间期进一步延长，出现各种恶性心律失常	

　　需要注意的是，虽然心电图诊断血钾过高是很有价值的检查方法，但有时血清钾高低与心电图改变，并不是绝对的平行关系。例如心电图改变提示高钾或低钾改变，但查血清钾浓度正常，其主要原因是钾平衡失调时，心电图改变是取决于心肌细胞内钾含量，血清钾不能及时真实地反应心肌细胞内钾含量；其次钠、钙等电解质可改变钾对心肌的影响，例如血钠、血钙过低可加重血钾过高引起的心电图改变；另外，其他心电图改变，如心室肥大、心肌缺血等也可使高钾血症的心电图变得不典型。故在高钾血症心电图诊断时，应密切结合临床及定期复查电解质，避免漏诊、误诊。

（四）临床意义

　　钾是人体内主要电解质，对维持神经肌肉应激性及心脏功能非常重要。高钾血症多由于急、慢性肾功能衰竭，严重创伤，大量溶血导致肾脏排钾功能障碍所致。其抑制心脏自动节律和传导功能的毒性作用，除与钾的浓度有关外，还与钾浓度升高的速度有直接关系。血钾轻度或缓慢升高危害性较小，血钾明显升高或急剧上升常危及生命，应给以及时的处理。

二、低钾血症

　　体液中钾离子正常浓度为 3.5～5.5mmol/L，低于 3.5mmol/L 为低钾血症。重度低钾血症可出现严重心律失常，甚至危及生命，需要积极处理。

（一）心电图表现的发生机制

　　细胞外钾离子水平降低时，细胞膜对钾离子通透性降低，细胞内外钾离子浓度差更加显著，静息膜电位负值增大，动作电位 3 相钾离子逸出缓慢，使终末复极期延长，动作电位时程延长，心电图表现为 T 波变低，U 波明显（U 波＞1/2T 波），QT 间期延长，TU 融合，不易分辨 QT 间期。

（二）心电图表现

1. ST 段压低 呈下斜型下移及水平型下移≥0.05mV。

2. T 波改变 T 波表现为低平或倒置。

3. U 波出现并增高达 0.1mV 以上，甚至超过同导联 T 波的振幅 此表现在胸前导联最明显，其对诊断低钾血症具有相对特异性（图 9-9）。

4. QT（U）间期明显延长 低钾血症时由于 U 波出现使 U 波与 T 波不易区分，QT 间期的测量比较困难，因此常被测量 Q-TU 间期代替。

5. 出现各种心律失常 低钾血症引起的心律失常，多为室性期前收缩、阵发性室上性心动过速、阵发性持续单形性室性心动过速、程度不同的房室传导阻滞，严重者甚至发生尖端扭转型室性心动过速（TdP）。

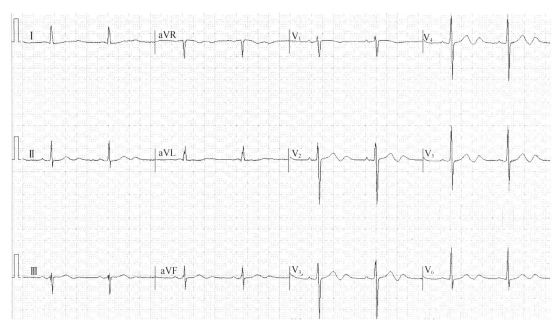

图 9-9 低钾血症心电图

69 岁女性，血钾 3.37mmol/L，心电图 V_2～V_6 导联均可见明显的 U 波，U 波振幅为 0.2～0.3mV

（三）低钾血症心电图演变的过程

通常血钾＜3.5mmol/L 时，ST 段压低，T 波低平，U 波出现；血钾＜3.0mmol/L 时，上述改变更加明显，U 波增宽增高超过 T 波，Q-TU 间期延长，部分患者出现心律失常；血钾＜2.5mmol/L 时，除了上述表现进一步加重外，绝大多数会出现各种严重心律失常。

（四）临床意义

低钾血症临床较常见，主要见于胃肠吸收功能障碍及长期钾摄入不足。如长期禁食、厌食，大量补液而不补钾；钾丢失过多如大量呕吐、腹泻，长期应用钾利尿剂、皮质激素，慢性肾功能衰竭等。钾在体内分布异常如家族性周期性麻痹等。血钾每下降 1.0mmol/L，室性期前收缩发生率增加 28%；更为严重的是，血钾浓度降低时心肌细胞发生室颤的阈值降低。低钾血症除引起心电图改变外，还可致使某些抗心律失常药物更容易出现毒性反应，甚至威胁生命。如低钾血症诱发洋地黄中毒，导致频发室性期前收缩二联律及室性心动过速。因此临床应用上述药物时，应重视血钾浓度的监测，避免出现严重心律失常。

三、高钙血症

高钙血症是指血清离子钙浓度的异常升高，血清钙浓度高于 3mmol/L，即为血钙过高。钙离子进入心肌细胞主要作用于动作电位 2 相。血钙过高可造成心室的复极过程加快，主要使心肌细胞动作电位 2 位相缩短，总的动作电位时程缩短。

（一）心电图表现

（1）ST 段缩短或消失，R 波后继以突然上升的 T 波。

（2）Q-T 间期缩短，伴 U 波增高。

（3）单纯的高钙血症对 T 波影响不大，如同时合并有心脏肥大、心肌病变等则容易出现异常 T 波，合并其它电解质紊乱时也会出现相应的改变。

（4）严重高钙血症时，PR 间期延长，QRS 波时限增宽，有时可出现二度、三度房室传导阻滞。

（5）偶可发生期前收缩、阵发性心动过速、窦房阻滞或窦性静止等心律失常。

（二）临床意义

临床上高血钙常由甲状旁腺功能亢进、多发性骨髓瘤、肾上腺皮质功能亢进等或钙摄入过量所引起。其对心脏的影响与血钙浓度上升速度有关，急骤升高可危及生命。钙离子还可增加洋地黄的毒性反应，因此，在使用洋地黄过程中禁忌使用钙剂，以防引起室颤而突然死亡。但对高血钾引起的房室传导阻滞、室内传导阻滞以及心室颤动等可输入钙剂而消除或防止。

四、低钙血症

血清钙低于 1.75mmol/L 时称为低钙血症。钙离子能增加心肌收缩力，加强心肌的复极过程。血钙浓度降低时，心肌细胞膜对钙离子通透性发生障碍，使动作电位 2 相延长，总的动作电位时程延长，因而心室复极过程减慢，造成心电图 ST 段及 QT 间期改变。

（一）心电图表现

（1）ST 段平坦延长，无上下偏移，T 波直立无增宽现象，只有当血钙严重降低时，T 波才变得平坦甚至倒置（图 9-10）。

（2）QT 间期延长。

（3）单纯低钙血症时心率、PR 间期、P-QRS-T 各波无明显影响，如合并其它电解质紊乱，除上述 ST 段改变外，也会出现相应改变。

低钙血症心电图诊断主要观察 ST 段及 QT 间期延长。需要注意的是，低钙血症与低钾血症均可能造成 QT 间期延长，但前者是 ST 段延长导致 QT 间期延长，而后者是 T 波或 U 波增宽变大导致 Q-TU 延长所致。如低钙血症合并低钾血症时则表现为 ST 段延长及 U 波增高，TU 融合；而低钙血症合并高钾血症时则表现为 ST 段延长，T 波高耸。

（二）临床意义

低钙血症临床常见原因：慢性肾衰竭、甲状旁腺功能减退、甲状腺次全切术后、急性胰腺炎、严重腹泻呕吐、钙及维生素 D 摄入不足、严重骨质疏松、肝昏迷等。一般低钙血症情况下，静脉注射葡萄糖酸钙和氯化钙可使 ST 段缩短。在慢性肾炎患者中低钙血症常合并高钾血症，在补钙的同时应重视降低血钾浓度。

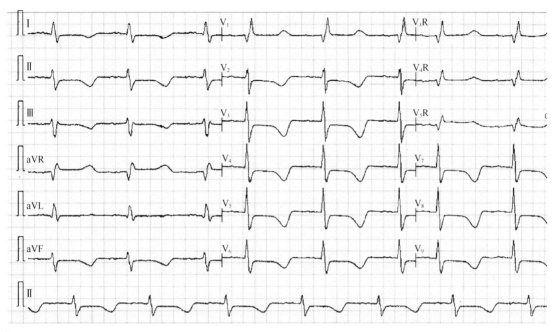

图 9-10 低钙血症心电图

69 岁女性患者，血钙 1.5mmol/L，心电图显示心率 45 次/分，PR 间期 0.256s，ST 段时限明显延长，约 0.28s，QT 间期 0.835s，QTc 间期 0.698s，提示 QT 间期明显延长

小结

　　本章主要讲述了药物及电解质紊乱对心电图的影响，药物主要包括洋地黄类药物及抗心律失常药物，电解质方面主要讲解了血钾和血钙失衡时心电图改变。重点内容是使用治疗剂量的洋地黄、抗心律失常药物及血钾、血钙失衡时的心电图特征；难点是药物过量及不同浓度血钾、血钙时心电图的诊断及鉴别诊断。同学们在学习时应抓住重点和难点，多看图，将心电图特征与临床资料相结合去分析，进行知识点的复习和巩固。

（郑小俊）

思考与练习

　　1.洋地黄中毒最多见的心电图表现是什么？

　　2.高钾血症及低钾血症的心电图有哪些特征？

　　3.如何确定 QT 间期延长是低钙血症还是低钾血症？

参考文献

　　1.郭继鸿主编.心电图学，第 1 版.北京：人民卫生出版社，2002.

　　2.吴林.抗心律失常药物的新分类法.临床心电学杂志，2019，28（6）：401-407.

第十章

离子通道病心电图

心脏电信号传导的基础是心肌细胞跨膜离子通道电流，心肌细胞钠、钾、钙等离子通道顺序开放并保持动态平衡是心脏正常工作的基础。一些心律失常易感因素可通过影响钠、钾、钙等离子通道功能，引起离子通道间失衡，心肌电信号传导紊乱，诱发心律失常的发生。随着研究的深入，越来越多的心律失常被证实与基因缺陷有关，其中多数为心脏离子通道基因异常。

心脏离子通道病包括了一组由于离子通道蛋白质基因突变，引起细胞膜离子内流或外流发生改变，导致心肌细胞动作电位时程异常，触发室性心动过速和室上性心律失常，可引起致命性心源性猝死。离子通道病常见八种类型，即长 QT 综合征、短 QT 综合征、Brugada综合征、早复极综合征、婴儿猝死综合征、特发性心室颤动、进行性心脏传导疾病及儿茶酚胺敏感性多形性室性心动过速。这类疾病多呈家族聚集性，青少年期发病者多见，心脏无器质性改变，主要症状多为心悸、黑蒙、晕厥、类似癫痫发作等，重者可引起猝死。离子通道病相对少见，绝非罕见，估计占心脏性猝死的 15%～25%，多数临床医生对其认识不足，常被漏诊和误诊，应提高对离子通道病的认识，从而提高诊断意识和诊断水平。

第一节 ● 长 QT 综合征

一、概述

长 QT 综合征（long QT syndrome，LQTS）是一种心室复极化异常致心律失常性疾病。分先天性和获得性两种，前者由编码心脏离子通道蛋白的基因突变所致，后者产生于药物、电解质不平衡及器质性心脏病对心脏离子通道的影响。常染色体显性遗传是 LQTS 最常见的遗传形式，称为 Romano-Ward 综合征（RWS）。已知 LQTS 目前可以分为 15 型；常染色体隐性遗传则是罕见的遗传形式。这种 LQTS 伴发先天性耳聋，称为 Jervell and Lange-Nielsen 综合征（JLNS），JLNS 分为两种亚型，分别是 JLN1 和 JLN2（表 10-1）。

表 10-1　LQTS 的基因分型

突变基因	表现型	编码蛋白和亚基	影响的离子流、功能及异常	占目前所有检出突变的百分数
KCNQ1	LQTS1	Kv7.1，α	$I_{Ks}\downarrow$ KvLQT1	30%～35%
KCNH2	LQTS2	Kv11.1，α	$I_{Kr}\downarrow$ HERG	25%～40%
SCN5A	LQTS3	Nav1.5，α	$I_{Na}\uparrow$	5%～10%
ANK2	LQTS4	锚定蛋白-B	$I_{Na,K}\downarrow$ $I_{NCX}\downarrow$	少见
KCNE1	LQTS5	Mink，β	$I_{Ks}\downarrow$	少见
KCNE2	LQTS6	MiRP1，β	$I_{Kr}\downarrow$	少见
KCNJ2	LQTS7	Kir2.1，α	$I_{K1}\downarrow$	少见
CACNA1C	LQTS8	Cav1.2，α	$I_{Ca-L}\uparrow$	罕见
CAV3	LQTS9	小凹蛋白-3	$I_{Na}\uparrow$	罕见
SCN4B	LQTS10	Nav1.5，β4	$I_{Na}\uparrow$	罕见
AKAP9	LQTS11	激酶 A 锚定蛋白	$I_{Ks}\downarrow$	罕见
SNTA1	LQTS12	α-互生蛋白	$I_{Na}\uparrow$	罕见
KCNJ5	LQTS13	Kir3.4（GIRK4）	$I_{KAch}\downarrow$	罕见
CALM1	LQTS14	钙调蛋白	C 末端钙结合环的钙结合力↓	罕见
CALM2	LQTS15	钙调蛋白	C 末端钙结合环的钙结合力↓	罕见
KCNQ1	JLN1	Kv7.1，α	$I_{Ks}\downarrow$ KvLQT1	少见
KCNE1	JLN2	Mink，β	$I_{Ks}\downarrow$	罕见
ALG10（KCR1）	药物引起的 LQTS1	葡萄糖基转移酶	$I_{Kr}\downarrow$ 修饰	未知
ACN9	药物引起的 LQTS2	葡萄糖合成蛋白		未知

注：I_{Ks}＝缓慢激活延迟整流钾电流；I_{Kr}＝快速激活延迟整流钾电流；I_{Na}＝钠电流；I_{Ca-L}＝L 型钙电流。

基因筛查的阳性率约 75%，其中 LQTS1、LQTS2 和 LQTS3 是最常见的 LQTS 亚型，占到全部已知基因型病例的 90% 以上。

二、心电图表现的发生机制

大多数 LQTS 的心律失常表现为"全或无"形式，其标志性表现是尖端扭转型室性心动过速（TdP）。在长 QT 情况下，各种原因导致的心室不均一性复极和（或）早期/延迟后去极化均可诱发 TdP。

心脏内膜下有一种特殊的心肌细胞（M 细胞），其动作电位时程最长，从而形成了跨室壁复极离散度，当某些表达离子通道发生突变时，这种效应会被放大，使得各层心肌的不应期离散度增加，为折返的形成提供了条件。M 细胞的动作电位时程的过度增加导致各种触发活动，特别是早期后除极，从而形成 RonT 的室性期前收缩，诱发 TdP。

三、常见 LQTS 亚型的心电图表现

诊断 LQTS 的重要依据之一是常规心电图 QT 间期和校正 QT 间期（QTc）的显著延长，LQTS 亚型患者的 T 波形态有特征性改变。

LQTS1～3 型最为常见，已被确认存在基因特异性复极波波形，大多数 LQTS1～3 型突变患者 T 波形态均有特征性改变。

（一）LQTS1 的心电图表现（图 10-1）

1.婴儿型 ST 段与 T 波上升支融合，后者呈直斜线状，T 波基底部较宽，顶端锐利，T 波的下降支陡立，呈非对称状。

2.宽大 T 波型 T 波呈单峰状，基部宽大，上升支及下降支光滑，QT 间期可正常或明显延长。

3.正常 T 波伴长 QT 型 T 波形态正常，QT 间期可以正常或明显延长。

4.正常 T 波伴长 ST 段型 晚发正常 T 波，ST 段延长，T 波形态正常。

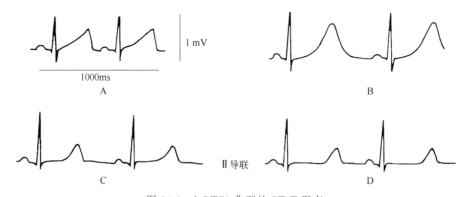

图 10-1 LQTS1 典型的 ST-T 形态
A.婴儿型；B.宽大 T 波型；C.正常 T 波伴长 QT 型；D.正常 T 波伴长 ST 段型

（二）LQTS2 的心电图表现

多导联存在 T 波双峰、双向或切迹是 LQTS2 的心电图特征（图 10-2）。T 波振幅常偏低，QT 间期可正常或明显延长。双峰 T 波可分为四种亚型。

1.明显 T 波切迹 明显双峰 T 波，T 波双峰分明，第二峰常位于 T 波下降支的早期。

2.T 波切迹靠近顶点 第二峰位于 T 波顶部的表浅型双峰 T 波。

3.切迹在 T 波下降支 第二峰位于 T 波下降支的表浅型双峰 T 波。

4.T 波低平 低钾型双峰 T 波，T 波低矮，峰距较大，类似低钾血症的心电图改变。

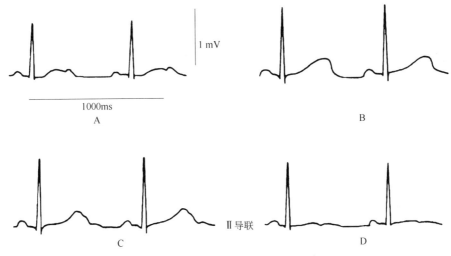

图 10-2　LQTS2 典型的 ST-T 形态
A. 明显 T 波切迹；B. T 波切迹靠近顶点；C. 切迹在 T 波下降支；D. T 波低平

（三）　LQTS3 的心电图表现

LQTS3 的心电图主要为晚发尖锐或双相 T 波，ST 段平直或者斜形延长（图 10-3）。

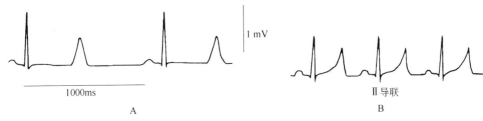

图 10-3　LQTS3 典型的 ST-T 形态
A. 长 ST 段伴尖窄 T 波；B. T 波尖且不对称

四、　LQTS 的治疗和预防

（一）　LQTS 的治疗

治疗目的是预防心律失常性晕厥和心源性猝死。

（1）对于无晕厥发作史、无复杂室性心律失常以及猝死家族史的先天性 LQTS，QTc＜500ms 的需要定期随访观察。

（2）对于有复杂室性心律失常或早发猝死家族史的无症状患者应接受能承受的最大剂量的 β 受体阻滞剂，β 受体阻滞剂对 LQTS1、LQTS2 有效，LQTS3 不能使用。

（3）对于伴有显著性心动过缓或窦性停搏的 LQTS 患者，可考虑植入心脏起搏器。

（4）对口服 β 受体阻滞剂治疗无效和不能耐受的患者，可作左侧颈胸交感神经节切除术。

（5）ICD 治疗。ICD 是预防 LQTS 患者心源性猝死的有效手段。

（6）对于获得性 LQTS 和 TdP 患者，主要是停用诱发 QT 间期延长的药物和去除其它病因。

（二）　LQTS 的预防

LQTS 的患者可能反复发作各种复杂的室性心律失常，尤其是 TdP 易导致晕厥和猝死，因此治疗的目的在于缩短 QT 间期，预防和终止 TdP 的发生，患者须了解自己的病情特点，避免导致心脏事件的诱因（如运动、情绪刺激、惊吓等）。

第二节 ➔ 短 QT 综合征

一、概述

短 QT 综合征（short QT interval syndrome，SQTS）是近年来才被逐渐认识的一种临床猝死综合征，是由于心肌离子通道功能异常而易发生恶性心律失常的遗传疾病。临床表现主要为因心房颤动、室性心动过速（VT）、心室颤动（VF）而反复发作心悸、晕厥或心源性猝死，但也可无任何症状。心电图特征为胸导联 T 波对称性高尖、心电图校正后的 QT 间期（QTc）缩短。多发于青年后期和成年早期，偶发于婴儿和老年期。

（一）SQTS 的发展历程

1990 年 Kontny 等首先报道一例反复心室颤动伴晕厥患者，心室颤动停止后心电图 QT 间期明显缩短。1993 年 Algra 等对动态心电图回顾性分析时发现，QT 间期缩短增加猝死风险。2000 年 Gussak 等报道 1 例无器质性心脏病青年男性，发生心源性猝死，有特征性体表心电图 QT 间期缩短，胸导联 V_2、V_3 有时可见 T 波电交替，短 QT 综合征逐渐为人们认识。2003 年 Gaita 等将其定义为常染色体遗传疾病，正式命名为 SQTS。

（二）SQTS 基因分型

SQTS 根据 6 种基因突变分为 6 型（表 10-2）。

表 10-2　短 QT 综合征基因型

类型	基因	蛋白	离子通道
SQTS1	KCNH2	$K_V 11.1$	I_{Kr} ↑
SQTS2	KCNQ1	$K_V 7.1$	I_{Ks} ↑
SQTS3	KCNJ2	Kir2.1	I_{K1} ↑
SQTS4	CACNA1C	$Ca_v 1.2$	I_{Ca-L} ↓
SQTS5	CACNB2b	$Ca_v \beta 2b$	I_{Ca-L} ↓
SQTS6	CACNA2D1	$Ca_v \alpha_2 \delta 1$	I_{Ca-L} ↓

（三）SQTS 的临床表现及诊断标准

1. 临床表现　由其并发心律失常的类型及伴随的其他系统的症状决定。轻者可无症状，或有轻度心悸、头晕，重症患者可出现晕厥、猝死。心房颤动可能是 SQTS 首发表现，对于年轻的孤立性心房颤动，应提高警惕。

2. 诊断标准

（1）Gollob 积分诊断标准：鉴于判定 QT 间期短或正常的参考范围仍未统一，而各家提出的异常和正常值又常有交叉。Gollob 等在 2011 年提出一个用积分来表达的特发性短 QT 综合征的诊断标准（表 10-3）。

表 10-3　Gollob 短 QT 综合征的积分诊断标准

标准	积分
QTc	
＜370ms	1

标准	积分
<350ms	2
<330ms	3
J 点至 T 波波峰间期<120s	1
临床病史	
心搏骤停史	2
有多形性室性心动过速或室颤记录	2
有原因未明的晕厥发作	1
有心房颤动	1
家族史	
一级或二级亲属高度可能患短 QT 综合征	2
一级或二级亲属患心源性猝死但尸检阴性	1
婴儿猝死综合征	1
基因型	
基因型阳性	2
受累基因重要性尚不明确的突变	1
总计	
患短 QT 综合征的概率	
高	4
中	3
低	2

（2）2015 年 ESC 指南推荐 SQTS 的诊断标准

① QTc≤340ms：有无症状均可诊断。

② QTc≤360ms，需合并下列任何一项才可诊断：a. 存在致病性基因突变。b. SQTS 家族史。c. 家庭成员 40 岁以下猝死。d. VT/VF 且无结构性心脏病。

二、心电图表现

SQTS 的心电图除了 QT 间期缩短外，还有 T 波高尖、T 波峰-末间期（Tp-e）延长。一般认为 Tp-e 间期延长是因为心肌复极化的离散度增大所致，因而也是 SQTS 患者常伴室性心动过速或心室颤动和心房颤动等心律失常的机制之一。SQTS 根据基因分型不同，心电图表现也不同（图 10-4），可分为 4 类。

（1）ST 段与 T 波均缩短，同时有 T 波高尖，易发房性和室性心律失常。

（2）以 ST 段缩短为主，T 波缩短不明显，以室性心律失常为主要表现。

（3）ST 段改变不明显，T 波高尖和缩短为主，T 波下降支明显陡直，以室性心律失常为主要表现。

（4）ST 段抬高，$V_1 \sim V_3$ 导联出现 I 型 Brugada 波，T 波高尖，以室性心律失常为主要表现（图 10-4）。

三、SQTS 的治疗

最佳的防治措施应该是针对病因的治疗。但目前对纠正基因突变的基因治疗措施尚未能在临床中实际应用。目前对本综合征的防治目标主要是延长 QT 间期、消除心律失常并防止

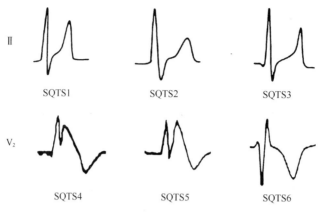

II

SQTS1　　　　SQTS2　　　　SQTS3

V₂

SQTS4　　　　SQTS5　　　　SQTS6

图 10-4　SQTS 不同基因分型的心电图表现

其发作和预防心脏性猝死。

1. 植入型心律转复除颤器（ICD）　目前公认最有效的治疗措施是 ICD，其在全球广泛应用，ICD 可有效终止 VT/VF，降低总死亡率。

2. 药物治疗　主要应用于拒绝 ICD 植入的患者，暂不作 ICD 植入的患者（如无症状低危患者），无法做 ICD 植入的患者（婴幼儿）以及作为 ICD 植入患者的联合治疗用药，以减少放电次数。目前，奎尼丁是药物治疗 SQTS 的首选。

3. 射频消融治疗　有研究认为，针对合并短联律间期和多变的室性期前收缩，多频率 VT 和 VF 的机制和局灶性消融消除 VF，报告 1 例患者随访近 2 年未发生室性心律失常。但报道例数较少，可行性及有效性还需进一步观察。

4. 对于无症状患者的管理最为关键，如何识别其中高危患者，降低心源性猝死发生率亟待解决。

第三节 ⊙ 儿茶酚胺敏感性多形性室性心动过速

一、概述

儿茶酚胺敏感性多形性室性心动过速（catecholaminergic polymorphic ventricular tachycardia，CPVT）是一种较少见的严重的原发性遗传心律失常，临床上以交感神经兴奋诱发的双向性室性心动过速（bidirectional ventricular tachycardia，bVT）、多形性室性心动过速（polymorphic ventricular tachycardia，pVT）多见，引起晕厥和猝死为特征，多发生于无器质性心脏病的儿童或青少年，诊断较困难，易误诊为癫痫。

（一）CPVT 的病因及发生机制

CPVT 有家族聚集性，有常染色体显性遗传和隐性遗传两种形式，并分别与基因 *RyR2*、*CASQ2* 的突变有关。

目前大多数学者都认为，异常 RyR2 通道或 CASQ2 蛋白在交感兴奋的条件下诱发的延迟后除极可能是 CPVT 发生的机制。但是，CPVT 患者存在多个突变位点，是否都表现出相同的发病机制尚待研究证明。此外，部分患者并不存在基因突变，对他们的病因和发病机制目前所知甚少。

（二） CPVT临床表现及辅助检查

1. 临床表现 多数患者在 $10\sim20$ 岁出现症状，3 岁以前发病的患者非常罕见。运动或情绪激动引起的晕厥是 CPVT 的典型症状，但成年患者发生晕厥者相对较少。发作时可表现为面色苍白、头晕、全身无力，严重时可出现意识丧失，可伴有惊厥、抽搐、大小便失禁等表现，数秒钟或数分钟后患者可自行恢复意识。猝死可能是一些患者的首发症状。有 $14\%\sim33\%$ 的患者有晕厥或猝死的家族史。

2. 辅助检查

（1） CPVT 患者静息心电图的形态无明显异常，QT 间期在正常范围内，但心率普遍偏慢。

（2） 动态心电图检查可发现发作时特征性的心电图表现是窦性心动过速，频发的多形性室性期前收缩，继而出现多形性室性心动过速。

（3） 平板运动试验可以诱发 CPVT 患者的特征性 bVT/pVT。运动激发试验的阳性率为 $60\%\sim90\%$，重复性好，是金标准，但危险性较高。

（4） 基因筛查是确诊的一项指标。

（三） CPVT 诊断标准

我国 CPVT 的诊断标准建议符合以下任意一项条件者可确诊 CPVT：①年龄 <40 岁，心脏结构和静息心电图正常，不能用其他原因解释的与运动、情绪激动或儿茶酚胺相关的双向性室性心动过速或多形性室性心动过速；②携带致病性基因突变的患者（先证者或家庭成员）。此外，符合以下条件者可诊断 CPVT：年龄 >40 岁，心脏结构和冠状动脉无异常，静息心电图正常，不能用其他原因解释的由运动、情绪激动或儿茶酚胺刺激诱发的双向性室性心动过速或多形性室性心动过速。

二、心电图表现

CPVT 患者典型临床特点及心电图表现是运动或情绪激动时可诱发各种心律失常，以室性心律失常多见。窦性心律逐渐增快后首先出现室性期前收缩，可为单形性二联律或三联律，在持续性儿茶酚胺驱动下，室性期前收缩的数量增加，出现双向性室性心动过速，很快演变为多形性室性心动过速（如图10-5）。这是 CPVT 的典型心电图表现，继续加重，多形

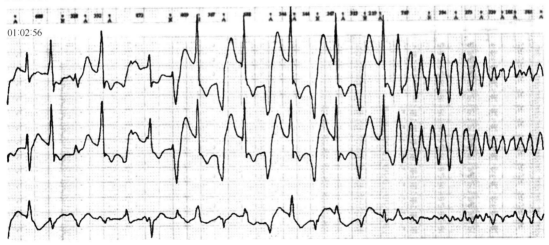

图 10-5 CPVT 心电图演变

频发室性期前收缩转变为双向性室性心动过速，后演变为室颤

性室性心动过速转变成心室扑动、心室颤动，心搏骤停。除典型心电图表现外，可出现各种类型的室上性心动过速、心房扑动、心房颤动、交界性心动过速等快速性心律失常；也可出现缓慢性心律失常，如窦性心动过缓、窦性停搏、各种类型传导阻滞、交界性及室性逸搏等。当出现缓慢性心律失常时，应注意与病态窦房结综合征相鉴别。

三、CPVT 的治疗

避免或限制竞技性运动和剧烈活动，避免精神紧张。强调患者按时服药、密切随访，并根据患者体重和发病情况调整用药剂量。

（一）患者管理

运动或情绪均可诱发心律失常事件，应予避免；医生和家属需对确诊患者进行心理辅导，减少精神压力。由于多为儿童和青少年，运动不应该完全禁止，应对患者密切随访，根据生长状况和心律失常事件发生情况调整治疗方案。

（二）药物治疗

β受体阻滞剂是一线治疗选择，已达到靶剂量或最大耐受量后仍有持续性室性心动过速或晕厥发作者，推荐β受体阻滞剂、氟卡尼或普罗帕酮联合应用。

（三）交感神经切除

多中心研究表明足量药物治疗仍发生室性心律失常事件者，采用左侧交感神经切除可显著降低室性心律失常的发生率。

（四）植入 ICD

存在心源性猝死（SCD）风险或药物治疗后仍有室性心律失常的难治性患者，指南推荐植入 ICD。但最新研究提示，对存在 SCD 病史的患者，植入与不植入 ICD 相比，并不降低再发 SCD 事件，不恰当放电则显著增加，因此 ICD 植入需要慎重。无症状患者不推荐 ICD 治疗。

（五）导管射频消融

病例报道导管射频消融可成功消除自发性或肾上腺素诱发的室性期前收缩。导管射频消融可作为药物疗效不佳患者的补充治疗，尚缺乏充分临床研究和推荐的消融方法。

第四节 ● Brugada 综合征

一、概述

Brugada 综合征是以典型的心电图表现及高猝死发生率为特征的一组临床综合征，是心脏结构正常的一种原发性遗传性心律失常。该类疾病能引起多种恶性心律失常，最终导致患者晕厥、心搏骤停，甚至心源性猝死，且多发生在夜间睡眠状态。Brugada 综合征也存在原发性和获得性两种。

（一）Brugada 综合征的发展历程

1992 年，西班牙医生 Brugada 兄弟在 NASPE 会议上报道了一组 8 例具有共同心电图特征的猝死患者，他们具有独特的心电图特征：右束支阻滞图形，伴 $V_1 \sim V_3$ 导联 ST 段抬高，晕厥发作记录到心电图为心室颤动。部分成功复苏的病例曾有室性心动过速、心室颤动发作或电生理检查能诱发多形性室性心动过速或心室颤动，而患者并无器质性心脏病的证据。1996 年，日本 Miyazakl 将这种心电图异常与猝死病征称之为 Brugada 综合征。2001 年，美国波士顿哈佛医学院的 Hurst 教授将这种有右束支阻滞特征、$V_1 \sim V_3$ 导联 ST 段抬高的心电图表现称为 Brugada 波。

Brugada 综合征患者遍布全球，世界各地均有报道，以东南亚国家发病率最高，它是东南亚地区年轻男性意外死亡的主要原因。

（二） Brugada 综合征的基因分型

有关 Brugada 综合征基因诊断的研究，目前已证实 23 种基因与 Brugada 综合征有关，新生致病体只占 1‰ 左右，除了 KCNE5 来源于 X 染色体外，其余都为常染色体显性遗传，多数患者可追踪到父母基因的改变；SCN5A 基因突变已被确认为 Brugada 综合征主要致病原因。

（三） Brugada 综合征的临床表现

Brugada 综合征多见于男性，男女之比约为 10：1，发病年龄多在 30～40 岁，亚洲人群偏多，婴儿期至成年均可发病。心室颤动（VF）可在任何年龄发生，一般在（41±15）岁，平均猝死年龄约 40 岁，在夜间、休息或睡眠时易发，与迷走神经兴奋性增高、心跳减慢等因素相关，可表现为婴儿猝死综合征（1 岁以内不明原因死亡的患儿）和以亚洲人群表现为主的夜间猝死综合征。在睡眠中有濒死呼吸，伴有呻吟，有时突发晕厥，发作时心电图监测几乎均为多形性室性心动过速或室颤，发作前未见心率、QT 间期、心肌缺血改变，患者体检、实验室检查、胸片、超声心动图、心血管造影，甚至心肌活检等均无异常，故称之为无器质性心脏病的室性心律失常，但心脏电生理检查多可诱发出多形性室性心动过速或室颤。

（四） Brugada 综合征的诊断

Brugada 综合征临床表现多样，如心悸、晕厥及夜间痛苦喘息等，患者因多形性室性心动过速、心室颤动发生晕厥、心搏骤停，也可无任何症状或首发表现为猝死。心电图存在 Brugada 波并不等同于 Brugada 综合征的诊断，详细询问病史和家族史是诊断的关键。因此，Brugada 综合征诊断应结合临床症状及心电图表现综合判断。

2015 年的 J 波综合征专家上海共识中提出 Brugada 综合征诊断评分系统，又称为 Brugada 综合征诊断国际专家共识上海标准，在评分系统中变量的权重是以队列研究为依据的（表 10-4）。

表 10-4　Brugada 综合征诊断的上海共识评分标准

临床情况	分值
1.心电图改变（12 导联心电图或动态心电图）	
A. 自发的标准位置或导联上移后出现 1 型 Brugada 波心电图改变	3.5
B. 发热诱发标准位置或导联上移后出现 1 型 Brugada 波心电图改变	3
C. 药物激发后演变为 1 型、2 型或 3 型 Brugada 波心电图改变	2
该分类中只能获得一次最高分值，且必须满足该分类中的一项	
2.病史	
A. 不明原因的心搏骤停或阵发性室性心动过速/室颤	3
B. 夜间濒死呼吸	2
C. 疑似心律失常性晕厥	2
D. 原因或机制未明的晕厥	1

临床情况	分值
E. 小于 30 岁发生的无病因或诱因的房扑/房颤	0.5
该分类中仅能获得一次最高分值	
3. 家族史	
A. 一或二级亲属确诊 Brugada 综合征	2
B. 一或二级亲属发生可疑的 SCD（发热，夜间发生，应用激发 Brugada 综合征的药物）	1
C. 小于 45 岁的一或二级亲属发生不明原因的 SCD，且尸检阴性该分类中仅能获得一次最高分值	0.5
4. 基因检测	
Brugada 综合征基因中的可能致病突变	0.5

注：具备上述至少一项心电图改变，总分≥3.5 分，极可能/确诊为 Brugada 综合征；2～3 分，可能为 Brugada 综合征；<2 分，无诊断意义。

Brugada 心电图表现在没有遗传突变的情况下可出现在其他多种疾病，这些情况又被称为 Brugada 拟表型（Brugada phenocopy），是指临床上因其他诱因或病因而心电图出现典型的 Brugada 波，且去除病因后心电图可恢复正常，无 Brugada 综合征相关症状以及 SCD 家族史，钠通道阻滞剂（阿义马林、氟卡胺、普鲁卡因胺、吡西卡尼）激发试验阴性，基因检测结果阴性（非必需，真正 Brugada 综合征只有 20%～30% 可以发现 SCN5A 基因突变）。

二、心电图表现的发生机制

Brugada 波的发生和出现是心室复极离散度加大的结果，与心肌细胞动作电位 2 相平台期有关。因遗传性因素使基因编码为 SCN5A 的钠通道异常，或者该通道的功能下降，或者该通道的数量减少，使 2 相期的 I_{Na} 减少。I_{Na} 的减少，则破坏了 2 相平台期的平衡，结果瞬间外向钾电流（I_{to}）的外向电流比内向电流占优势，引起动作电位平台期的丧失，从而导致心外膜下细胞动作电位的时程明显缩短。这种表现集中在心外膜 I_{to} 丰富的部位，而心内膜与之不同，因而引起了明显的复极离散度和差异，形成了 J 波及 ST 段的下斜型抬高，最终形成了 Brugada 波。由于右心室的心外膜 I_{to} 电流比左心室心外膜的 I_{to} 电流更具优势，因此，Brugada 波主要表现在 V_1～V_3 的右胸导联。

引起获得性 Brugada 综合征的病因很多，包括：①药物：ⅠC 及ⅠA 类抗心律失常药物、β 受体阻滞剂、钾通道阻滞剂，以及钙通道阻滞剂；部分抗抑郁药、麻醉药也能引发获得性 Brugada 综合征。②在急性心肌梗死或心肌缺血，尤其累及右心室流出道时，常能引起获得性 Brugada 综合征。③体温过高或过低都能引起 Brugada 波，进而诱发室颤及心源性猝死。④酒后猝死与获得性 Brugada 综合征密切相关。⑤其他：电解质紊乱（高钾血症、高钙血症）、右心室流出道的机械性压迫、急性心包炎、纵隔肿瘤、心脏压塞等，急性肺栓塞、胰岛素水平升高也能引起获得性 Brugada 综合征。

三、Brugada 综合征的心电图表现

典型心电图表现为 V_1～V_3 导联 ST 段抬高、T 波改变、伴或不伴右束支阻滞（RBBB）。分为 3 型（图 10-6）。

1. 1 型 ST 段起始部分显著抬高，呈下斜形改变，J 点或 ST 段抬高（≥2mm），形成穹窿型 ST 段，继以倒置 T 波。

2. 2 型 ST 段起始部位显著抬高，但抬高的 J 点（≥2mm）后为逐渐下降的、抬高的

ST 段（比基线抬高≥1mm），继以正向或双向的 T 波，这种 ST-T 改变被称为马鞍型。

3.3 型 为低马鞍型或低穹窿型，ST 段抬高＜1mm。

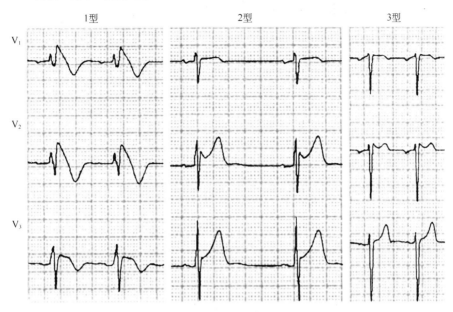

图 10-6 Brugada 心电图分型
1 型为穹窿型；2 型为马鞍型；3 型为低马鞍型

2012 年，国际动态心电图及无创心电学会上发表 "Brugada 波心电图诊断标准的专家共识"，将 Brugada 波心电图形分为两型（表 10-5），Ⅰ型为传统Ⅰ型，即穹窿型；Ⅱ型，称马鞍型。新Ⅱ型 Brugada 波包括传统 2 型及 3 型表现，基于原来的 2 型及 3 型 Brugada 波。ST 段形状的高马鞍型和低马鞍型，部分形态差异小，对于危险分层、临床预后无明显差异，故统称为马鞍型。

表 10-5 Brugada 波及分型

项目	Ⅰ型（穹窿型）	Ⅱ型（马鞍型）
ST 段形状	下斜型	马鞍型
ST 段终末	逐渐下降	抬高≥0.1mV
T 波	倒置	直立或双向

在一般人群的心电图普查中，2 型及 3 型 Brugada 波的检出率是 1 型 Brugada 波检出率的 5 倍。3 种类型 Brugada 波的发生率不同，其在 Brugada 综合征诊断中的意义截然不同。1 型 Brugada 波有较强的诊断意义，而 2 型及 3 型 Brugada 波即使明确存在也无诊断价值，不能作为 Brugada 综合征的诊断依据。常规心电图中如遇到可疑 Brugada 波病例，可辅以高位右胸导联记录，如加做 V₁、V₂ 上 1、2 肋间（图 10-7），或药物（钠通道阻滞剂）激发等方法记录到更具诊断价值的典型波形（图 10-8）。

四、 Brugada 综合征治疗

1. 消除诱发因素及改变生活方式 避免过度饮酒，体温过高、过低以及及时纠正电解质紊乱等，避免使用能引发获得性 Brugada 综合征的药物。发热需及时处理，高热期间建议监测心电图。

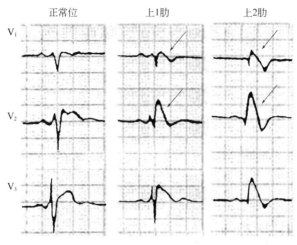

图 10-7　加做右胸导联上 1、2 肋，记录到 1 型 Brugada 波

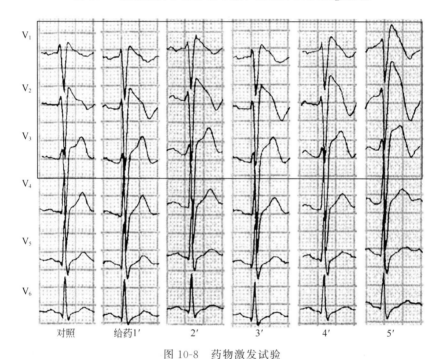

图 10-8　药物激发试验

静脉注射钠通道阻滞剂后 1~5min 记录心电图，显示 1 型 Brugada 波更为典型

2. ICD　ICD 是目前唯一已被证实对治疗 Brugada 综合征、预防猝死有效的方法。

3. 起搏器治疗　鉴于 Brugada 综合征患者的猝死和晕厥常发生在夜间心率较慢时，心电图也能证实晕厥发作时患者同时常伴有心动过缓，对这部分患者可考虑通过心脏起搏器的治疗消除患者的缓慢心率，进而防治慢频率依赖性的室性心动过速或室颤。

4. 药物治疗　I_{to} 在 Brugada 综合征的细胞电生理机制中起着重要的作用。具有选择性和特异性阻断心脏 I_{to} 的药物将作为治疗 Brugada 综合征的首选。目前唯一能显著阻断 I_{to} 电流的药物则是奎尼丁，其兼有 Na^+ 通道阻滞作用及 I_{to} 阻滞的作用，进而预防 2 相折返及多形性室性心动过速、室颤的发生。除奎尼丁外，还可应用异丙肾上腺素，其可增强 L 型钙通道的钙内流，使患者抬高的 ST 段恢复正常。另一个可以增强钙内流的药物为西洛他唑，是一种磷酸二酯酶抑制剂，其增加 I_{Ca} 电流后，可使患者抬高的 ST 段恢复正常。

第五节 ● 早复极综合征

一、概述

早复极（early repolarization pattern，ERP）综合征是一种特发性心电图改变，以 QRS 波群的终端部的粗钝、挫折或切迹（称为"J 波"），相邻两个导联 J 点抬高≥0.1mV，伴或不伴 ST 段弓背向下抬高为特征。临床无其他心脏疾病证据，传统认为属于良性的先天性心脏传导异常或生理性变异，无需特别关注与处理。然而，多项研究已将早复极作为可能导致致命心脏疾病的恶性心律失常的预测因子。早复极波属于心电图诊断，而早复极综合征（early repolarization syndrome，ERS）属于临床诊断，两者不能混淆。

2013 年发表的遗传性心律失常国际专家共识中，早复极综合征被定义为：当患者存在早复极波的心电图改变，且临床存在恶性室性心律失常（包括不明原因的室颤或多形性室性心动过速）或猝死后尸检结果阴性而既往心电图存在早复极波时，可诊断为早复极综合征。

2016 年美国心脏学会（AHA）关于早期复极化的科学声明中进一步指出：早复极模式是指在无胸痛时出现的 ST 段抬高、QRS 波群终末顿挫或切迹的统称。ERS 则是指临床评估无其他明确原因解释的心电图呈早复极改变的特发性室颤的幸存者。

（一）早复极综合征发展历史

1920 年和 1922 年，德国的 Kraus 首次描述了 J 波。1936 年，Shipley 等描述了这类心电图图形特征，认为是正常变异。2 年后 Tomaszewski 在意外冰冻人体上发现低温导致 J 波，开创了低温心脏研究。1953 年，Osborn 在狗低温模型中观察到当体温中＜32℃时，心电图上会出现 J 波和抬高，他发现此种 J 波抬高常伴随室颤发生。1996 年 Yan 和 Antzelevitch 完美地证实心外膜动作电位和体表心电图 J 波挫折幅度之间相关性。心电图 J 波的机制是跨室壁动作电位瞬时外向电流分布不均匀所致。2008 年 Haissaguerre 等首次证明 ERS 和室性心律失常关联。他们在较大组的病例中发现特发性室颤（VF）患者中 ERS 比率很高。

（二）早复极综合征基因分型

ERP 具有家族遗传性。目前已知的与 ERP 和 ERS 都相关的基因变异包括 7 种：调控 I_K-ATP 通道成孔和 ATP 敏感亚基的 *KCNJ8* 和 *ABCC9*；L 型钙通道的 *CACNA1C*、*CACNB2b* 和 *CACNA2D1* 及其相关亚基；I_{Na} 通道的 *SCN5A* 和 *SCN10A*。

（三）早复极综合征诊断标准

2015 年 4 月，美国心律学会（HRS）、欧洲心律学会（EHRA）、亚太心律学会（APHRS）等协会的专家组主要成员在中国上海评估和总结了 J 波综合征的新概念和新证据以及诊断、鉴别诊断、预后、细胞和离子机制及治疗措施等（表 10-6）。

表 10-6　ERS 诊断国际专家上海共识

项目	证据	分值
Ⅰ. 临床病史		
A. 不明原因的心搏骤停、pVT/VF		3
B. 疑似心律失常性晕厥		2

项目	证据	分值
C. 机制或病因不明的晕厥		1
* 该分类中仅能获得一次最高分值		
Ⅱ. 12 导联心电图		
A. ≥2 个下壁和（或）侧壁导联 ER≥0.2mV，ST 段低平或降低		2
B. ≥2 个下壁和（或）侧壁导联 J 点抬高≥0.1mV，有动态改变		1.5
C. 至少 2 个下壁和（或）侧壁导联 J 点抬高≥0.1mV		1
* 该分类中仅能获得一次最高分值		
Ⅲ. 动态心电图监测		
A. 短联律间期的 PVCs，其 R 波位于 T 波升支或顶点		2
Ⅳ. 家族史		
A. 亲属确诊 ERS		2
B. ≥2 个一级亲属具有Ⅱ. A. 型心电图改变		2
C. 一级亲属具有Ⅱ. A. 型心电图改变		1
D. <45 岁的一级或二级亲属发生不明原因的 SCD		0.5
* 该分类中仅能获得一次最高分值		
Ⅴ. 基因检测		
A. ERS 的可能致病基因		0.5

注：包括至少一项心电图改变，≥5 分，很可能或确诊为 ERS；3~4.5 分，可能为 ERS；<3 分，无诊断意义。

二、心电图表现的发生机制

瞬时外向电流（I_{to}）是引起 1 期快速复极的主要跨膜电流。心室外膜 I_{to} 分布多于内膜，故心室外膜至内膜间存在跨壁压差，从而形成 J 波；早复极时，增强的复极离散度容易发生 2 相折返，引起室性期前收缩而诱发 VF。

三、心电图表现

心电图上早复极波三种常见的形态为：切迹、顿挫和 J 点抬高（图 10-9）。

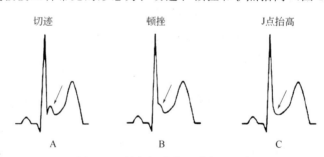

图 10-9　早复极波的三种常见形态

过去，对早复极波的描述常为抬高的 J 点或 J 波伴 ST 段的抬高，而后来的研究表明，早复极 J 波后的 ST 段共有 3 种形态，各自危险分层的意义明显不同（图 10-10）。J 波后 ST 段形态呈上升型的患者预后较好；J 波后 ST 段形态呈水平或下斜型，其发生心源性猝死的危险大。

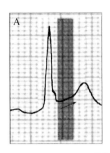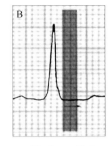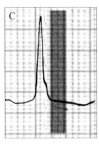

图 10-10　J 波后 ST 段的三种形态
A. 上升型；B. 水平型；C. 下斜型

四、早复极综合征的治疗

1. 药物治疗　在 ERS 患者中，相关研究表明奎尼丁可以抑制 VF 风暴。异丙肾上腺素有效抑制 ERS 患者的电风暴同时，也可使下壁导联出现 ERS 的患者 J 波正常化。

2. 非药物治疗　心搏骤停幸存的 ERS 患者，推荐植入 ICD（Ⅰ类）；ERS 患者的家族成员中，曾有晕厥史伴 12 导联心电图中至少 2 个下壁和（或）侧壁导联上 ST 段抬高＞1mm 的，推荐植入 ICD；有不明原因猝死家族史，伴或不伴致病基因突变的无症状青少年家庭成员，当有高危早复极心电图特征出现时，推荐植入 ICD（Ⅱb类）；仅有 ERP 心电图表现的无症状者不推荐植入 ICD（Ⅲ类）。

3. 射频消融　射频消融对于 ERS 伴恶性心律失常患者，可能是一种新型治疗手段，但由于缺乏大规模相关临床证据、随访调查等，其疗效有待进一步探讨。

第六节 ➡ 婴儿猝死综合征

婴儿猝死综合征（sudden infant death syndrome，SIDS）是婴儿死亡的重要原因。由于缺乏明确的病理生理学机制，死亡后才能明确诊断是 SIDS 的突出特点，其诊断依据建立在排除基础上。2013 年将不明原因的婴儿猝死纳入遗传性心律失常范围。

看似健康的婴儿在睡眠中（包括晚上、早晨或午睡后）突然意外死亡的现象称为 SIDS 或者 "婴儿猝死"。SIDS 的定义为年龄＜1 岁的婴儿在睡眠过程中突然意外死亡，经过深入调查仍然无法解释其原因，调查包括完整的尸检、死亡现场检查和临床病史回顾。此定义强调猝死发生于睡眠状态，并需要对死亡情况进行评估，是目前应用最广泛的定义。

（一）SIDS 流行病学特征及危险因素

1～2 岁幼儿发生 SIDS 的概率最高。不同国家、族群、性别以及一年中不同季节 SIDS 的患病率均有差异。在我国，SIDS 约占婴儿总死亡率的 11.9%，仅次于肺炎和先天畸形。婴儿出生后 1～2 周内 SIDS 较少见，90% 的 SIDS 发生于 3 周之后，第 3 周～4 个月为高峰，6 个月后罕见，平均死亡年龄（2.9±1.9）个月。

SIDS 相关的危险因素，一方面包括环境诱发，例如俯卧睡眠、睡眠环境、高温、季节以及尼古丁暴露；另一方面是尚不清晰的生物因素，可能涉及心脏功能、脑干传导功能、呼吸调节功能和免疫系统的基因。

（二）SIDS 遗传易感性

近年来，与 SIDS 相关的基因突变和多态性受到广泛关注，与 SIDS 相关的基因包括参与自主神经系统早期发育的基因（*PHOX2a*、*RET*、*ECE1*、*TLX3* 和 *EN1*）、尼古丁代谢酶、参与免疫系统、能量产生、血糖代谢、体温调节和线粒体活性的基因等。

青少年群体的猝死通常由原发性心律失常综合征引起，死亡原因为电节律紊乱而非机械泵衰竭。潜在的遗传基础是必要条件，包括结构性心脏病和遗传性心律失常。SIDS 为排除性诊断，需排除结构性心脏病，因此推测 SIDS 多由遗传性心律失常诱发电紊乱导致，BrS、CPVT 以及 SQTS 都被列为 SIDS 可能的致死原因。截至目前已发现数十个基因突变与上述离子通道病相关，其中 4 个最常见：*SCN5A*、*KCNQ1*、*KCNH2*、和 *RyR2*。

（三）SIDS 研究现状

迄今为止还缺乏 SIDS 有效筛查手段。心电图描记术简单、无创、廉价、易行，尤其对遗传性心律失常诱发的 SIDS 有重要的筛查、预警和诊断意义。然而，心电图检查并非新生儿常规检查项目；其次，缺乏基于心电学的 SIDS 高危人群的筛查预警指标。新生儿复杂多变的心电图现象中可能蕴含着 SIDS 有关的特征性改变，特别是与 SIDS 有重要相关性的遗传性心律失常性疾病的心电图学特征。通过流行病学研究，发现、提取、分析、总结这些心电图学特征，建立基于新生儿心电图的早期 SIDS 高危婴儿筛查指标体系对于早期预防、干预 SIDS 有科学和实践价值。

第七节 ➡ 特发性心室颤动

一、概述

特发性心室颤动（简称特发性室颤）是一种原因不明、少见的恶性室性心律失常，又是一种非器质性心脏病及非遗传性离子通道病伴发的多形性室性心动过速（简称多形性室速）及室颤，并能引起患者反复晕厥、心搏骤停及猝死。

（一）特发性室颤的发展史

早在 1929 年，Dock 就率先报告了首例特发性室颤，直到 1987 年，特发性室颤才重新受到重视。2003 年，Haissaguerre 证实，这种短联律间期并能触发室速、室颤的室性期前收缩实际起源于浦肯野纤维。

（二）特发性室颤的临床特征

1. 中年发病 特发性室颤多在成年的初期发病，首发晕厥或心搏骤停，首次发作的平均年龄为 35～45 岁（年龄范围 20～65 岁），据此容易和发病年龄较轻的 CPVT、LQTS 等鉴别。

2. 男性多见 特发性室颤多见于男性患者，约 2/3 的患者为男性。

3. 室速、室颤能自行终止 特发性室颤患者每次心脏事件的发作形式、心室率及心室波的形态变化均有相似之处，似乎是相同情况的重复发作。而且每次发作之初常为多形性室速。此外，相当比例的多形性室速能自行终止。

4. 白天发作 与 Brugada 综合征和 LQTS3 不同，特发性室颤患者的发作多在白天，很少在睡眠时发生。

5. 晕厥、猝死的比例高 与 LQTS 或 CPVT 等遗传性离子通道病相比，特发性室颤患者发生晕厥、心搏骤停更为多见、更为频繁，而且自发性室速、室颤持续者相对多见，使患者猝死与晕厥发作次数高于先兆晕厥。

6. 电风暴常见 在 24h 内反复自发室速、室颤时，称为交感电风暴或心律失常风暴。高达 25% 的特发性室颤患者发生过电风暴，不少病例与患者发热有关。

7. 家族史常为阴性 特发性室颤不属于遗传性离子通道病，临床中仅少数患者有猝死家族史。

（三）特发性室颤临床诊断

对于特发性室颤患者，虽然心律失常性晕厥的发生率高，但发作时的心律失常心电图很难捕捉到。这种情况时，需要按常规诊断程序，并在诊断过程中逐一排除所有可能混杂因素后做出诊断；有室速、室颤发作时的心电图对于有自发多形性室速、室颤发作心电图的特发性室颤患者，因发作时心电图特征性强，即短联律间期室性期前收缩触发多形性室速或室颤，因而临床诊断相对容易，但诊断中还要注意与心肌缺血，Brugada 综合征及 SQTS 等鉴别。

二、心电图表现的发生机制

目前已发现 3 处突变的位点，其分子机制是钠通道功能降低，动作电位 1 相末跨膜离子流失衡，I_{to} 电流相对占优势，并使心外膜动作电位出现切迹而引起 ST 段的上抬。进一步跨膜电流的平衡失调而引起心外膜下动作电位的时程明显缩短，2 相复极的不均衡易形成 2 相折返，导致室速、室颤的发生。

三、心电图表现

1. 窦性心律时心电图

（1）窦性心律心电图正常：多数特发性室颤患者静息 12 导联心电图无 QT 间期的延长或缩短，没有 Epsilon 波等异常改变。

（2）常伴早复极心电图改变。

（3）QT 间期相对短。

（4）Tp-Te 间期正常。

2. 发作时心电图的特征

（1）触发性室性期前收缩：联律间期短，形态一致，室性期前收缩的 QRS 波常较窄，一般情况下，特发性室颤患者动态心电图检查时全天室性期前收缩的数量较少；运动后（或平板运动试验）时室性期前收缩数量可能增多，但不会发生双向性室性期前收缩或室速等情况。

（2）多形性室速：因静息心电图不存在长 QT 间期，故诱发的多形性室速虽然形态存在尖端扭转，但依然称多形性室速。当多形性室速 QRS 波振幅较高时，自行终止的概率也高。

四、特发性室颤的治疗

特发性室颤一旦确诊，治疗措施包括：ICD 植入、奎尼丁等药物治疗、病灶位点的射频消融或以上治疗的联合应用。

1. ICD 治疗 ICD 是预防患者因多形性室速、室颤发作而猝死的最有效方法。

2. 药物治疗

（1）奎尼丁：服用奎尼丁可使特发性室颤不再被诱发，并有预防再次发作的明显作用。

（2）其他药物：多种抗心律失常药物可试用于特发性室颤的治疗，包括胺碘酮、β 受体阻滞剂、维拉帕米、利多卡因及美西律，应用后部分病例可预防再次复发或终止正在发作的电风暴。

3. 射频消融治疗　特发性室颤多数由短联律间期的室性期前收缩触发，起源部位相对固定而局限，这为射频消融的有效治疗提供了可能性。

特发性室颤患者的预后不容乐观，未得到有效诊疗时，恶性室性心律失常的复发率极高；一旦诊断明确需积极治疗。

第八节 ➲ 进行性心脏传导疾病

一、概述

进行性心脏传导疾病（progressive cardiac conduction disease，PCCD）是以心房和心室内传导系统统异常为特征的一种疾病，其特点主要为希浦系统等心脏内传导系统出现进行性传导异常，导致房室或室内传导阻滞。体表心电图上常可观察到左束支或右束支传导阻滞，以及 PR 间期延长及 QRS 波群增宽。PCCD 属于病因不明的异质性疾病，病情严重时有潜在的致命性，可导致晕厥或猝死。PCCD 根据首先报道者又称为 Lenegre-Lev 疾病，是一种心脏传导系统的退行性变，可以是功能性异常也可以是结构性异常，或两者同时存在。

（一）PCCD 的疾病特点

PCCD 患者的发病年龄、临床表现等尚缺乏系统的临床资料，由遗传介导的 PCCD 主要以常染色体显性遗传为主。是 *SCN5A* 钠通道基因相关性疾病。发病主要有 3 个危险阶段：新生儿期、青春期、中年期。发病越早的患者传导功能的障碍也出现得越早，新生儿就已发病者可引起新生儿猝死。本病患者男性多于女性。

（二）PCCD 的诊断

在＜50 岁的患者中存在不明原因的进行性心脏传导异常，而心脏结构正常且无骨骼肌疾病，可考虑诊断，尤其是有 PCCD 疾病家族史更支持诊断。本病诊断需从以下几方面考虑。

1. 发病特征　本病发病年龄偏低，常在 40 岁前就有右束支阻滞的心电图改变，甚至在新生儿和儿童时期发病，并随年龄增长心脏传导障碍进行性加重。患者可能有明显的家族史，有家族发病的聚集性倾向。

2. 心电图特征　最初心电图改变常为右束支传导阻滞，此后传导阻滞的进行性加重表现在两个方面：一是"纵向"的逐渐加重，即可能逐步进展为双束支阻滞和三度房室传导阻滞；二是"横向"的逐渐加重，即右束支阻滞的 QRS 波时限逐渐增宽。一旦发现这些特征时，应果断做出诊断。PR 间期进行性延长是心电图的另一特征。

3. 临床特征　本病在单束支及双束支阻滞阶段，多数无临床症状。当患者发生间歇性或慢性高度和三度房室传导阻滞时，可能突然出现脑缺血症状，发生黑矇、晕厥、阿斯综合征等。

4. 排除其他心血管疾病

5. 遗传学方面背景　常见的 PCCD 相关基因是 *SCN5A*、*TRPM4*（有心脏结构异常的患者）和 *LMNA*（有心力衰竭的患者）。

二、心电图表现的发生机制

PCCD 的 *SCN5A* 基因突变影响 Na^+ 的快速内流，从而改变动作电位 0 相，影响快反应细胞电活动的传导，包括浦肯野细胞、心房肌细胞、心室肌细胞。SCN5A 基因突变使钠离子通道的功能降低可能是 PCCD 的病因。

PCCD 是一种原发性心脏传导系统疾病，表现为心脏传导组织的纤维变性和硬化，胶原纤维逐渐取代正常的传导纤维，结果使单位区域中特殊传导纤维的数目减少，以传导系统的远端为显著。

三、心电图表现

PCCD 最早的病理损害常是右束支及左束支的中段和远端，心电图出现左束支或右束支传导阻滞。这种弥漫性病理改变多数只限定在特殊传导系统内，邻近的心肌组织仍然是正常的。病情进行性加重，当房室传导系统全部或绝大部分被纤维组织代替时，则会发生高度和三度房室传导阻滞。在不同患者传导系统病变的进展速度有明显不同，有些新生儿及儿童期发病的患者，到青春期就可能进展为三度房室传导阻滞，发生晕厥或猝死，这种病例近年有增多趋势。

四、PCCD 治疗

1. 本病的初期，患者可能仅有右束支阻滞或合并左前分支阻滞，不引起明显的血流动力学异常，不需进行治疗。

2. 药物治疗　当患者合并其他类型心律失常，需要应用抗心律失常药物时，宜从小剂量开始，必要时予起搏治疗进行保护。

3. 起搏器治疗

小结　▶▶

本章主要介绍了长 QT 综合征、短 QT 综合征、儿茶酚胺敏感性多形性室性心动过速、Brugada 综合征、早复极综合征、婴儿猝死综合征、特发性心室颤动以及进行性心脏传导疾病这八种离子通道病的发生机制、心电图特点和治疗等。重点内容是长 QT 综合征、短 QT 综合征、Brugada 综合征、早复极综合征和儿茶酚胺敏感性多形性室性心动过速的心电图特点；难点是如何在非离子通道病出现类似心电图特征时对其进行诊断及鉴别。同学们在学习时应抓住重点和难点，多看图，结合患者病史、诱发因素等相结合去分析，分组讨论练习，进行知识点的复习和巩固。

（郑小俊）

思考与练习　▶▶

1. Brugada 综合征的心电图特点是什么？
2. 长 QT 综合征中常见分型的心电图特点是什么？

参考文献

1. 郭继鸿主编. 心电图学，第 1 版. 北京：人民卫生出版社，2002.

2. 郑雅格，石少波，杨李文，等. Brugada 综合征的研究进展. 广西医学，2017，39(7)：1061-1067.

3. 吴林等. J 波综合征专家上海共识：概念与认知的更新. 临床心电学杂志，2016，25(3)：161-178.

4. 吴林，彭军，李槟汛. Brugada 综合征：传统认识与更新. 临床心电学杂志，2020，29(3)：161-170.

5. 曹克将，陈柯萍，陈明龙，等. 2020 室性心律失常中国专家共识(2016 共识升级版). 中国心脏起搏与心电生理杂志，2020，34：189-253.

6. 林明杰，彭军，吴林. 儿茶酚胺敏感性室速：从机制到治疗. 临床心电学杂志，2021，30(1)：66-70.

7. 李翠兰，刘文玲，高元丰. 先天性与获得性长 QT 综合征诊断治疗现状. 心血管病学进展，2021，42(5)：385-391.

8. 陈灏珠. 短 QT 综合征的热点问题. 临床心电学杂志，2014，23(3)：212-215.

9. 朱金秀，卢喜烈，谭学瑞，等. 婴儿猝死综合征研究现状. 实用心电学杂志，2018，27(1)：12-16.

10. 郭继鸿. 特发性室颤. 临床心电学杂志，2013，22(1)：63-72.

11. 贺鹏康，程冠良，吴林. 进行性心脏传导疾病. 心血管病学进展，2014，35(6)：645-647.

12. Brugada P，Brugada J. Right bundle branch block，persistent ST segment elevation and sudden cardiac death：a distinct clinical and electrocardiographic syndrome. A multicenter report. J Am CoII Cardiol. 1992，20：1391-1396.

13. de Oliveira Neto NR. de Oliveira WS，Mastrocola F，Sacilotto L. Brugada phenocopy：Mechanisms，diagnosis，and implications. J Electrocardiol，2019，55：45-50.

第十一章

儿童心电图

1. 掌握 儿童各年龄组心率及心电图各波段正常值，室性及室上性心律失常、ST 段异常和 QT 间期延长的心电图表现及鉴别。

2. 了解 儿童房室传导阻滞、预激综合征及心室肥厚的心电图特征。

3. 熟悉 先天性心脏的心电图表现。

4. 具备 判断正常儿童心电图及常见异常心电图的能力。

第一节 ▶ 儿童正常心电图

儿童心电图与成人心电图诊断标准不同，必须参考各年龄组的正常标准。

一、儿童心脏的解剖生理特点

出生后，随着年龄增长及身体发育，儿童心脏的大小、重量、容积，以及在胸腔中的位置和形态都会发生变化，因此心电图各年龄组的正常值有依赖年龄的变化而呈现差异化的特点。

（一）心脏的大小

新生儿心脏长径 3～4cm，横径 3～4cm，前后径 2～3cm。成年后心脏长径 12～14cm，横径 8～11cm，前后径 6～7cm。

（二）心脏的重量

新生儿心脏重量为 20～25 克，占体重的 0.8%，而成人心脏重量只占体重的 0.5%。1～2 岁儿童心脏重量达 60 克，相当于新生儿的 2 倍，5 岁时为 4 倍，9 岁时则为 6 倍，青春期增至新生儿时期的 12～14 倍，达到成人水平。除青春早期外，各年龄段男孩的心脏均比女孩重。

（三）房室增长速度

出生后第 1 年心房增长速度比心室快，第 2 年心房、心室增长速度相接近，之后心室的发育速度快于心房。10 岁后心室生长超过心房，左、右心室增长也不平衡。胎儿期右心室负荷大，左心室负荷小而右心占优势。新生儿期左、右心室壁厚度比为 1 : 1，约为 5mm；随着年龄的增长，体循环的量日趋扩大，左心室负荷明显增加，左心室壁厚度较右侧增长为快。6 岁时，左心室壁厚达 10mm，右心室壁则为 6mm，即 1.6 : 1（成人 2.6 : 1）。15 岁时左心室壁厚度增长到初生时 2.5 倍，但右心室仅增长原来厚度的 1/3，即随着年龄增加，左心室压力负荷的增加使左心室壁厚度增加较快。

（四）心腔容积

儿童心脏的容积较成人要小，新生儿 20～22mL，7 岁 100～120mL。青春期 140mL，18～20 岁达 240～250mL，达到成人水平，为出生时的 12 倍左右。

（五）心脏位置与形态

儿童心脏的位置随年龄增长而发生变化。新生儿心脏位置较高并呈横位，心尖搏动在左侧第 4 肋间锁骨中线外，心尖部分主要为右心室；2 岁以下幼儿心脏多呈横位；2 岁以后随着少儿的起立行走、肺及胸部的发育和横膈的下降等，心脏由横位逐渐转为斜位，心尖搏动下移至第 5 肋间隙，心尖部分主要为左心室。儿童心脏的形状在婴幼儿期为球形、圆锥形或椭圆形；6 岁后跟成人心脏的形状相接近，为长椭圆形。

（六）心率特点

儿童年龄越小，心率越快。由于儿童心脏的每搏输出量有限，但生长发育比较迅速，同时新陈代谢旺盛，故只有通过心率代偿性加快以增加心输出量；另外儿童迷走神经发育弱于交感神经，也是心率较快的原因。

二、儿童心电图特点

基于儿童心脏的生理发育特点，归纳儿童心电图有如下表现。

① 心率比成人快，心率与年龄呈反比，年龄愈小心率愈快，各年龄组有不同的心率正常值（表 11-1）。

② 各波段和间期随年龄增加而逐渐延长，如 PR 间期、QRS 波群时限等。

③ 胸导联幼稚性 T 波。足月新生儿 V_1 导联 T 波常直立，出生 7 天后变为倒置，一般持续到 7 岁，有些人 V_1 导联倒置的 T 波持续到成年之后，称为持续性幼稚性 T 波。

④ 新生儿心电图表现为右心室优势，电轴多显著右偏。QRS 波群的电轴右偏随年龄增加向左侧偏移（向成人电轴方向转变）。

⑤ 胸导联电压较成人振幅高。R/S 在胸导联随年龄增加而递减。

表 11-1　各年龄组心率正常值

年龄组	心率范围	年龄组	心率范围
0～12 月	110～150 次/分	5～10 岁	70～110 次/分
1～3 岁	90～130 次/分	10 岁以上	60～100 次/分
3～5 岁	80～120 次/分		

三、儿童心电图正常值

（一）P 波

1. 时限　婴儿<90ms，儿童<100ms。

2. 电压　新生儿<0.25mV，新生儿期之后<0.20mV。出生后心房的增大使 P 波时限延长，电压变化不明显，新生儿期右心房负荷重，故右心房电压较高。

（二）PR 间期

随年龄增长而延长，随心率增快而缩短。婴儿≤0.14s，学龄前期≤0.16s，学龄期≤0.18s。1～6 岁时，PR 间期与年龄、心率有非常显著关系；7～14 岁时，PR 间期与年龄、心率的关系已不显著（表 11-2）。

表 11-2　PR 间期与心率和年龄的变化

年龄	PR 间期（s）					
	心率 <70 次/分	心率 71～90 次/分	心率 91～110 次/分	心率 111～130 次/分	心率 131～150 次/分	心率 >150 次/分
出生～1 天		0.12	0.09～0.13	0.09～0.13	0.09～0.12	0.08～0.10
1～7 天			0.09～0.13	0.09～0.14	0.09～0.12	0.10～0.12
7 天～1 月			0.10	0.08～0.125	0.08～0.12	0.085～0.12
1～3 月				0.08～0.12	0.08～0.14	0.08～0.11
3～6 月			0.10～0.14	0.09～0.13	0.08～0.13	0.09～0.11
6～12 月			0.10～0.14	0.09～0.14	0.10～0.12	0.10
1～3 岁		0.11～0.13	0.10～0.14	0.10～0.14		0.11
3～5 岁		0.10～0.15	0.10～0.15	0.10～0.14		
5～8 岁	0.14	0.10～0.16	0.10～0.16	0.11～0.14		
8～12 岁	0.13～0.14	0.11～0.18	0.12～0.16	0.13～0.16		
12～16 岁	0.11～0.17	0.11～0.18	0.11～0.15	0.14		

（三）QRS 波群

QRS 波群时限依赖年龄变化，但比成人窄。新生儿约 0.06s，10 岁以内最大值 0.08s，10 岁以上 0.09s。

1. Q 波　3 岁以内婴幼儿期，Ⅱ、Ⅲ、aVF 导联 Q 波出现率高，但随年龄增长减少。婴儿 Q 波较成人深，Q 波振幅>同导联 1/4R 波不少见。最大可达 14mm。婴儿 Ⅰ、aVL、V_5、V_6 常不出现，随年龄增长 Q 波出现率显著增加。这个主要与儿童心脏在胸腔位置是横位或垂位有关，随着直立行走，心脏逐渐呈左斜位。正常 Q 波时限<30ms，振幅<同导联 1/4R 电压。

2. R 波和 S 波的电压及相互关系　在新生儿期 aVR 导联 R/Q≥1，以后随年龄增长而减少，在新生儿和 3 岁以下婴幼儿 V_1 导联 R/S>1，以后随年龄增长右心室优势逐渐过渡左心室优势，V_1 导联 R 波逐渐降低，S 波逐渐加深。V_5 R/S≤1，主要见于新生儿期，呈 rS 或者 RS（图 11-1），6 个月以后 V_5 导联呈 Rs 型（图 11-2）。

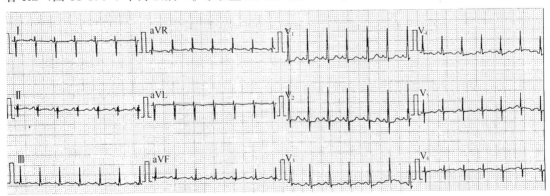

图 11-1　新生儿正常心电图

足月新生儿，1 天，窦性心律，心率 150 次/分，PR 间期 0.10s，
V_1 呈 Rs 型，T 波直立，V_5 呈 rS 型，右心室优势图形

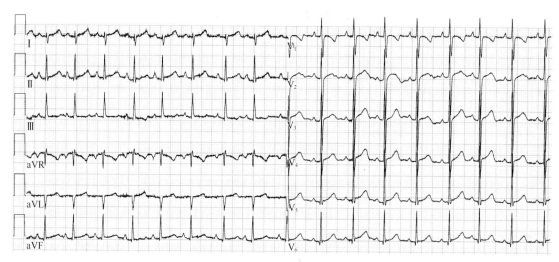

图 11-2　儿童正常心电图

7 岁儿童，窦性心律，心率 115 次/分，PR 间期 0.14s，V_1 呈 RS 型，V_5 呈 qRs 型

（四）心电轴

心电轴与心脏在胸腔中位置有关。垂直者电轴多右偏，横位者电轴多左偏。新生儿由于右心室优势，电轴多右偏。儿童心电轴正常值各年龄组有变异（见表 11-3）。心电轴左偏多见于左心室肥厚，左束支传导阻滞。心电轴右偏多见于右心室肥厚、右束支传导阻滞。

表 11-3　儿童各年龄组心电轴正常值

年龄	QRS 电轴正常值	QRS 电轴异常值	电轴偏移
新生儿	30°～190°	>190°～-90°	电轴极度右偏
		<30°～<-90°	电轴左偏
1 月～1 岁	10°～120°	>120°	电轴右偏
		<10°～-90°	电轴左偏
1～5 岁	5°～100°	>100°	电轴右偏
5～8 岁	0°～140°	>140°	电轴右偏
		<0°	电轴左偏
8～16 岁	0°～120°	>120°	电轴右偏

（五）T 波

肢体导联主波向上时 T 波直立，主波向下时 T 波倒置，胸导联 V_1 倒置，V_5、V_6 直立。

新生儿期时 T 波有随年龄增长的显著特征性变化。V_1、V_3R 导联 T 波在新生儿出生 0～5 天时直立，此后转为倒置或者双向；TV_3、TV_4 可双向或有切迹。部分儿童从婴儿期到青少年可保持 V_1～V_4 导联 T 波倒置，称为幼稚性 T 波，属于儿童心电图正常现象。

（六）QT 间期

QT 间期随年龄增长而逐渐延长。QT 间期与心率密切相关。心率愈快，QT 间期愈短。心率愈慢，QT 间期愈长（表 11-4）。

正常值 QTc≤0.45s。无男女性别差异。QT 间期延长常见于原发性长 QT 综合征，以及低钾血症、低钙血症、胺碘酮等影响所致的获得性长 QT 综合征。缩短见于短 QT 综合征、洋地黄中毒、高钙血症。

表 11-4 QT 间期随年龄和心率的变化（秒）

年龄	QT 间期（s）					
	心率 <70次/分	心率 71~90次/分	心率 91~110次/分	心率 111~130次/分	心率 131~150次/分	心率 >150次/分
出生~1 天		0.29	0.23~0.39	0.26~0.34	0.24~0.28	0.21~0.24
1~7 天			0.26~0.30	0.24~0.30	0.23~0.34	0.24~0.26
7 天~1 月			0.28	0.23~0.27	0.22~0.28	0.21~0.24
1~3 月				0.26~0.30	0.23~0.30	0.24~0.28
3~6 月			0.27~0.34	0.25~0.32	0.22~0.36	0.24~0.27
6~12 月			0.26~0.34	0.24~0.31	0.23~0.28	0.21
1~3 岁		0.28~0.33	0.26~0.32	0.24~0.30		0.22
3~5 岁		0.28~0.36	0.28~0.34	0.27~0.32		
5~8 岁	0.34	0.30~0.38	0.29~0.36	0.29~0.30		
8~12 岁	0.37~0.38	0.30~0.36	0.30~0.36	0.30~0.32		
12~16 岁	0.34~0.40	0.32~0.40	0.31~0.35	0.26		

第二节 ⊃ 儿童异常心电图

一、心房异常及心室肥厚

儿童心房异常和心室肥厚常见于先天性心脏病、房间隔缺损、室间隔缺损、肺动脉狭窄、肺动脉高压、法洛四联症，以及心肌病等疾病。心电图诊断不具有特异性，需要配合 X 线、心脏超声等影像学检查。

（一）心房异常

1. 右心房异常　常见右心房负荷过重、房间隔缺损、肺动脉狭窄及肺动脉高压、扩张型心肌病等（图 11-3）。

（1）新生儿期 P 波电压>0.25mV，新生儿后期>0.20mV。

（2）V$_1$ 导联 P 波双向，正向部分电压在新生儿>0.20mV，新生儿后期>0.15mV。

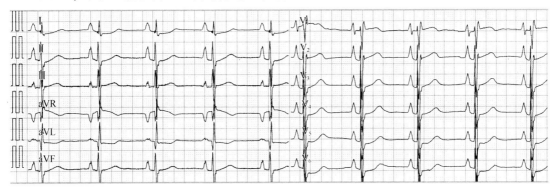

图 11-3 扩张型心肌病患儿右心房异常心电图

患儿 8 岁，心电图示 Ⅰ、Ⅱ、aVF 导联 P 波高尖，电压>0.20mV，V$_1$ 导联 P 波双向，正向部分>0.15mV，ST-T 改变

2. 左心房异常　常见动脉导管未闭、二尖瓣狭窄等。

（1）P 波时限在婴儿≥0.09s，儿童＞0.10s。

（2）如 P 波双峰，峰间距＞0.04s，婴儿＞0.03s。

3. 双心房异常　同时具有左右心房异常的特点。

（二）心室肥厚

1. 左心室肥厚

（1）胸导联电压：①RV$_5$ 在 3 岁以下＞3.0mV，3 岁以上＞3.5mV。②SV$_1$＞2.0mV。③RV$_5$＋SV$_1$ 在 3 岁以下＞4.5mV，3 岁以上＞5.0mV。④V$_5$、V$_6$ 可见深 Q 波。⑤V$_5$ 导联 ST 段压低，T 波倒置（图 11-4）。

（2）肢体导联电压：①R$_{II}$＋R$_{III}$＞4.5mV。②R$_1$＋S$_{III}$＞3.0mV。③R$_{aVL}$＞2.0mV。④R$_{aVF}$＞2.5mV。

（3）心电轴左偏＜－30°。

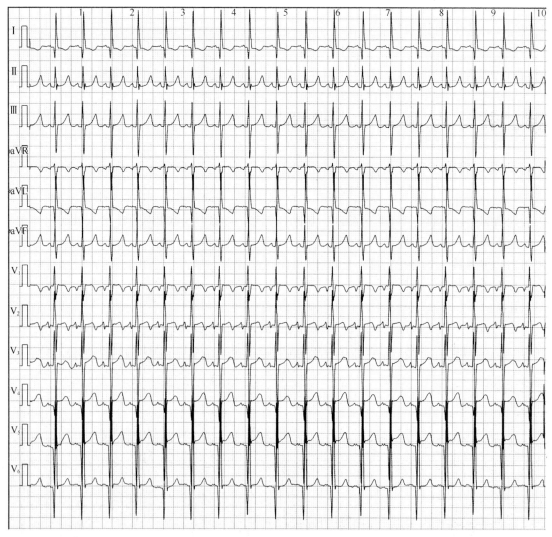

图 11-4　左心房、左心室肥厚心电图

患儿 7 个月大，先天性心脏病室间隔缺损，窦性心律，心率 110 次/分，电轴左偏－15°，V$_5$、V$_6$ 导联有深 Q 波，提示左心室肥厚，PtfV$_1$、PtfV$_2$ 异常，提示左心房肥大

2. 右心室肥厚　由于新生儿或婴儿期右心室优势，因此右心室肥厚不好判断。

（1）胸导联：①TV$_1$直立（出生5天～7岁）。②右胸前导联呈qR型。③V$_1$导联呈rsR′型，R′>1.5mV。④V$_1$～V$_6$导联均呈rS型。⑤3岁以内SV$_5$>1.5mV，3岁以后SV$_5$>0.9mV。3个月以后V$_5$导联的R/S<1。

（2）肢体导联：①晚期新生儿心电轴>+135°。②R$_{aVR}$>0.5mV。

3. 双心室肥厚　心电图可有三种表现，包括：①大致正常心电图。因两侧肥厚的心室电压互相抵消而表现出大致正常的心电图。②以一侧心室肥厚表现为主。③双侧心室肥厚。有10%～30%双侧心室肥厚的患者，心电图呈现的双侧心室肥厚图形，V$_3$导联呈RS型，R+S>6.0mV；右心室肥厚图形伴电轴左偏；左心室肥厚图形伴电轴右偏。

二、ST段异常改变

正常儿童ST段向上偏移<0.1mV，向下偏移<0.05mV。婴幼儿胸导联常向下偏移，右胸导联多于左胸导联，随年龄增长而减少。ST段向下偏移幅度多在0.05mV以上，婴幼儿甚至可达0.2mV。在年长儿童常见胸导联ST段抬高，随年龄增长而增加，向上偏移幅度多为0.1mV以内，少数在0.1～0.15mV。正常儿童心电图ST段压低都是J点下降，无水平型压低者。ST段水平或斜行压低均为异常，多见于心肌炎、心包炎、心肌供血不足、洋地黄效应等（图11-5）。

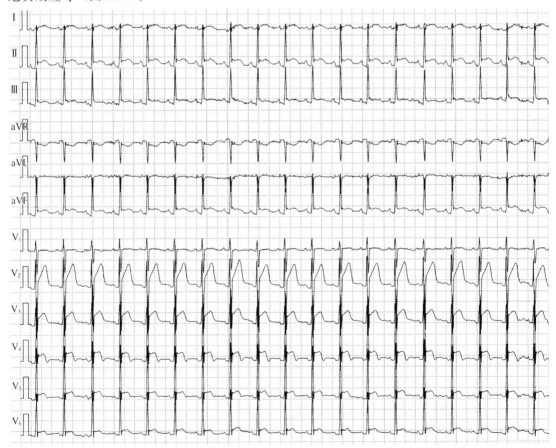

图11-5　暴发性心肌炎致心电图ST段抬高心电图

患儿13岁，窦性心律，除aVR、V$_1$导联外其余导联ST段均明显抬高

三、 QT 间期延长

儿童 QT 间期在新生儿时期有一过性缩短趋势，随年龄增大而逐渐延长。QTc>0.46s 为延长，QTc>0.50s 为高危，QTc>0.60s 为极高危，容易诱发尖端扭转型室性心动过速，发生晕厥及猝死。QT 间期延长分为继发性和原发性。继发性常见原因包括电解质紊乱如低钾血症、低钙血症以及胺碘酮、大环内酯类抗生素药物影响等（图 11-6）。心肌炎、颅内出血也可以见到一过性 QT 间期延长。原发性长 QT 综合征为遗传性离子通道病，具有心源性猝死高发风险（图 11-7）。

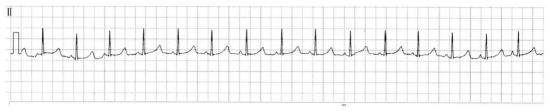

图 11-6　低钙血症致 QT 间期延长心电图

患儿 8 岁，甲状旁腺功能减退，血钙 1.31mmol/L。窦性心律，心率 92 次/分，QT 间期 0.402s，QTc 间期 0.501s

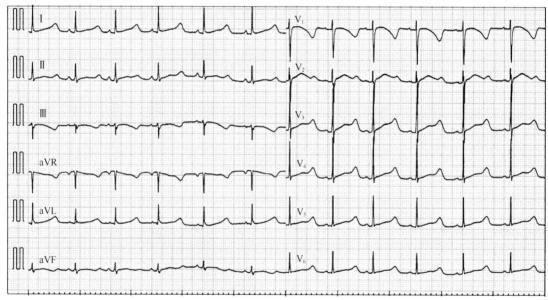

图 11-7　原发性长 QT 综合征心电图

10 岁患儿，反复晕厥，有猝死家族史，LQTS2 型（基因检测 *KCNH2* 突变）。

窦性心律，心率 68 次/分，QTc 间期 0.596s，T 波低平有切迹

第三节 ◦ 儿童心律失常

一、儿童期前收缩

（一）房性期前收缩

（1）提前出现的房性 P′波，形态不同于窦性 P 波，房性起源靠近窦房结附近时 P′形态

可以近似窦性 P 波而较难分辨。

（2）P′R 间期正常或者延长。

（3）P′波后可以有三种 QRS 波群形式：①与窦性 QRS 相同。②伴有室内差异性传导的宽 QRS 波群（图 11-8）。③房性期前收缩未能下传心室使 P′波后无 QRS 波群（图 11-9）。

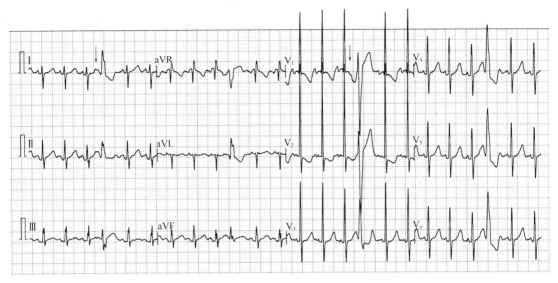

图 11-8　房性期前收缩伴室内差异性传导

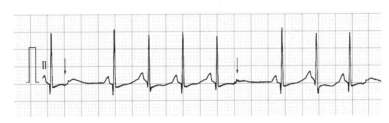

图 11-9　房性期前收缩未下传

（4）代偿间期多不完全。

（5）若同一导联提前出现的 P′波有三种及以上形态，联律间期及 P′R 间期不等，为多源性房性期前收缩。

（6）儿童房性期前收缩常出现提前的 P′波隐藏在前一个 T 波内，使 T 波形态略变形而不易发现（图 11-10），可以调整电压（20mV）或者纸速（50mm/s）辨认。

（二）交界性期前收缩

（1）提前出现的 QRS 波群与窦性形态相同，或有室内差异性传导而变异。P 波在其前面，PR 间期<正常下限（图 11-11）。

（2）交界性期前收缩与 P′波有三种关系排列

① P′波与 QRS 波群融合使其前后均无 P′波。

② 逆行 P′波位于 QRS 波群前，P′R 间期<正常范围。

③ 逆行 P′波在 QRS 波群之后，RP′<0.20s。

（3）代偿间期多见完全性。

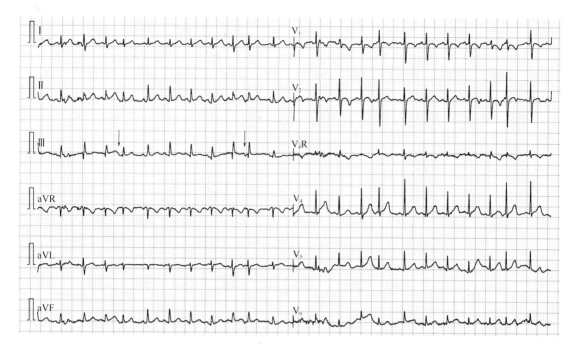

图 11-10　房性期前收缩的 P′ 使前一 T 波变形

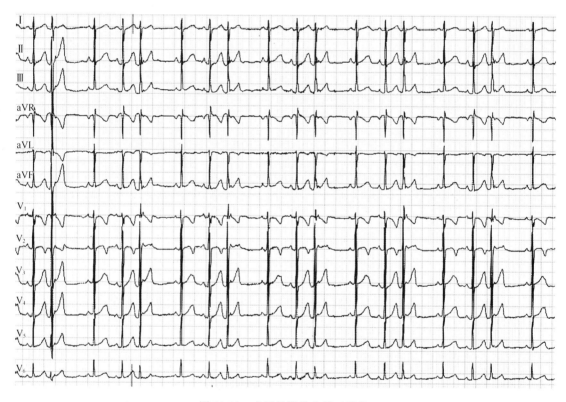

图 11-11　交界性期前收缩三联律

提前的 QRS 波群因伴有室内差异性传导而出现形态变异，其前无 P′ 波，其后见窦性 P 波，发作频繁呈三联律

（三）室性期前收缩

（1）宽大畸形的 QRS 波群提前出现，QRS 时限延长，10 岁以上＞0.10s，10 岁以下＞0.09s，新生儿＞0.80s。T 波与主波方向相反（图 11-12）。

（2）提前出现的宽 QRS 波群前无相关 P 波。

（3）代偿间期完全。

（4）儿童室性期前收缩往往比成人的室性期前收缩更窄，有时起源于高位的室性期前收缩与交界性期前收缩难以分辨，需要通过 12 导联同步记录心电图进行分析。

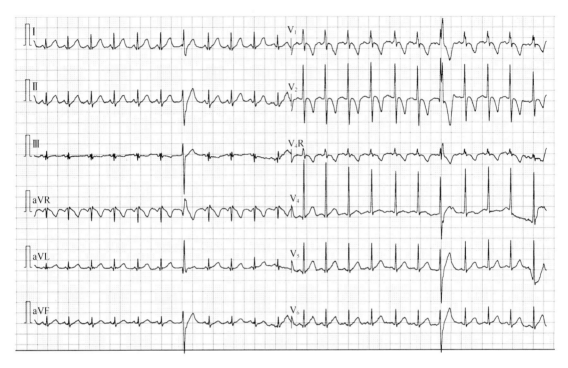

图 11-12　室性期前收缩

二、儿童心房扑动与心房颤动

儿童心房扑动与房性心动过速、心房颤动常并存或者互相转换。可发生在不同年龄组以及胎儿，胎儿心电图和多普勒超声心动图可以诊断胎儿心房扑动。部分心房扑动和心房颤动发生在新生儿和婴幼儿时可无器质性心脏病，有自愈可能。

（一）心房扑动

P 波消失，代之以连续、方向、大小一致的锯齿状 F（flutter）波，无等电位线。如果传导比例固定时 RR 间期规则，传导比例不固定则 RR 间期可以不规则。儿童频率较成人快，多在 300～400 次/分，少数超过 400 次/分（图 11-13）。

（二）心房颤动

P 波消失，代之以大小、方向、形态决然不同的 f（fibrillation）波，无等电位线，RR 绝对不齐，频率 400～700 次/分（图 11-14）。常呈短阵发作，且与房性心动过速并存。

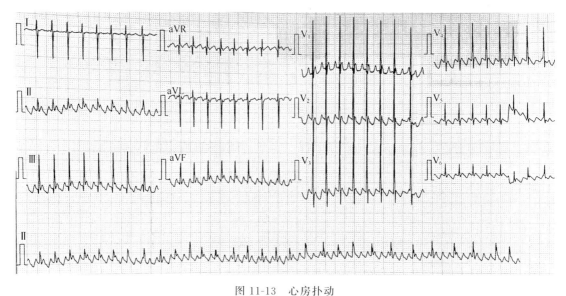

图 11-13 心房扑动

患儿出生 1 天记录心电图，示 P 波消失，被方向、大小一致的 F 波取代，房室传导比呈 2:1~3:1 传导

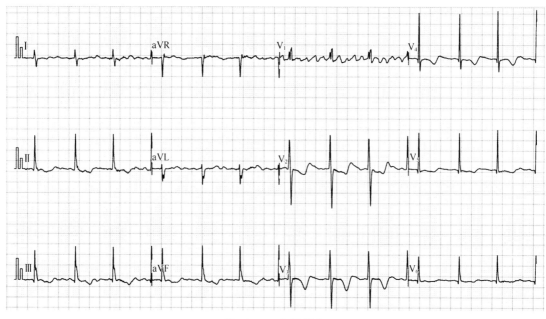

图 11-14 心房颤动

16 岁患儿，室间隔缺损，脑梗死后遗症，继发性肺动脉高压。心电图示 P 波消失，f 波大小、方向不同，
无等电位线，RR 间期不齐，平均心室率 79 次/分；V₁ 导联呈 R 型伴切迹，提示右心负荷过重；
Ⅱ、Ⅲ、aVF、V₂~V₆ 导联 T 波倒置或双向

三、儿童室上性心动过速

儿童室上性心动过速是儿童最常见的快速性心律失常，有广义和狭义之分。狭义的儿童室上性心动过速在临床多见房室折返性心动过速、房室结折返性心动过速。有报道房室折返性心动过速儿童发生率多于成人；而房室结折返性心动过速儿童发生率低于成人。首次发作在 1 岁以下的儿童约占 1/3，随年龄增加发病明显减少。可能与心脏传导系统发育逐渐成熟

及旁道退化吸收有关。广义的室上性心动过速包括房性心动过速、心房扑动、心房颤动等。

儿童室上性心动过速发生率较高的是房室折返性心动过速、房室结折返性心动过速、房性心动过速。体表心电图对室上性心动过速这类窄 QRS 波心动过速有时难以做出精确诊断，可以选择食道心电图或者腔内电生理做出诊断。

（一）房室折返性心动过速（atrioventricular reentrant tachycardia，AVRT）

1. 顺向型房室折返性心动过速 较多见，占 AVRT 的 90%。激动折返的途径是心房-房室交界区—希浦系—心室—旁道，是房室间大折返（图 11-15）。

（1）QRS 波群后有逆行 P′，RP′＜P′R，QRS 正常，RR 间期匀齐。

（2）心室率 160～260 次/分，最快可达 300 次/分以上。

（3）房室传导比为 1∶1。

（4）窦性心律时可有典型心室预激图形。

2. 逆向型房室折返性心动过速 少见。心室率快速匀齐，心电图 QRS 宽大畸形，起始粗钝，有预激波。

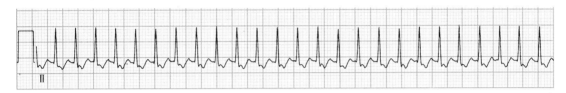

图 11-15 房室折返性心动过速

患儿 8 岁，心室率快速匀齐，频率 228 次/分，QRS 波群正常，ST 段中有逆行 P′波，RP′＜P′R

（二）房室结折返性心动过速（atrioventricular node reentrant tachycardia，AVNRT）

房室结具有双径路的儿童约 60% 可发生房室结折返性心动过速，确诊需要做电生理检查。最常见慢快型（图 11-16 和图 11-17）。

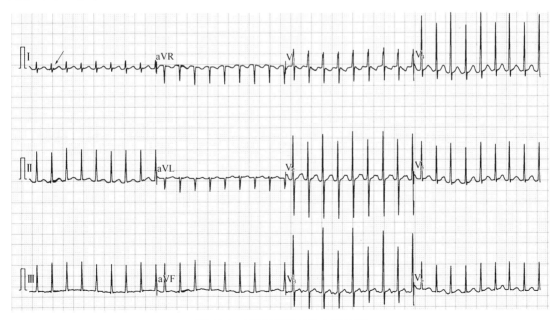

图 11-16 房室结折返性心动过速

10 岁患儿，心率 206 次/分，QRS 波群终末见假性 r′波（箭头所示），RR 间期匀齐，QRS 波群时限正常

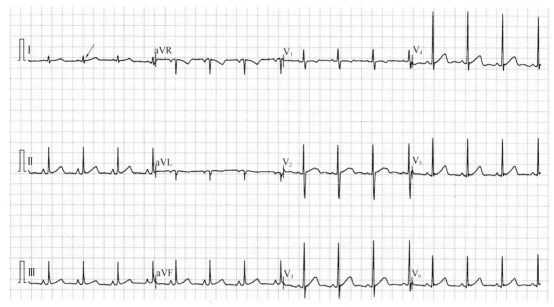

图 11-17　心动过速发作终止恢复窦性心律

窦性心律时 I 导联呈 rs 型，无 r′波，提示心动过速发作时 I 导联 QRS 波群终末的 r′波为逆行 P 波

（1）P′波多与 QRS 波群重叠无法辨认，RP′<70ms，RP′<P′R。

（2）QRS 波群正常，RR 间期匀齐，频率 150～250 次/分。

（3）V₁ 导联 QRS 波群后逆行 P′波形成假性 S 波或假性 r 波。

（三）房性心动过速（atrial tachycardia，AT）

房性心动过速可见于各年龄组儿童，尤其好发于婴幼儿，甚至有的在胎儿期发病。儿童房性心动过速的发病率明显高于成人，占儿童室上性心动过速的 14%～23%。无论器质性心脏病或心脏结构正常者均可发病，无明显家族史。临床症状不典型。多数患儿无症状或其中部分房性心动过速具有自限性，因此房性心动过速容易被漏诊，发病率可能被低估。还有部分房性心动过速起源的部位在窦房结附近，心电图 P 波形态不易与窦性 P 波相鉴别，也是房性心动过速容易漏诊误诊的主要原因。

婴儿时期发病的房性心动过速患儿自愈较多见，年龄大的患儿自愈者罕见。如果长期持续及无休止发作则继发心动过速性心肌病的概率会增高。儿童房性心动过速起源部位多集中于左心耳及右心耳、二尖瓣及三尖瓣环、房间隔、冠状窦口、心房壁、界脊等解剖位置，与成人有所不同。

房性心动过速的发生机制包括自律性增高机制、折返机制和触发机制。自律性增高机制的房性心动过速具有"温醒"和（或）"冷却"现象（图 11-18），可伴有房室传导阻滞及隐匿性传导；折返机制具有突发突止的特点，心率多波动在 130～250 次/分（图 11-19），也可低至 100 次/分或高至 300 次/分，婴幼儿可达 340 次/分。当 P′波形态有 2 种或 2 种以上时，提示有多个异位起源，即多源性房性心动过速（图 11-20）。

四、儿童室性心动过速

由连续 3 个或 3 个以上的室性期前收缩组成的心动过速，心率 140～180 次/分，儿童可超过 200 次/分。分型标准与成人相同，特发性室性心动过速是临床上未发现器质性心脏病

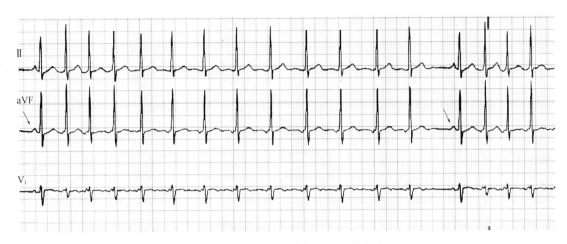

图 11-18 具有"温醒"和"冷却"现象的房性心动过速

3 岁患儿，箭头所示为窦性 P 波，其余 P 波在 aVF 导联倒置、在 V_1 导联负正双向，与窦性 P 波形态明显不同，为异位心房起源；P′波连续发生，有逐渐加快和逐渐减慢终止的过程，提示为自律性增高机制所致的房性心动过速

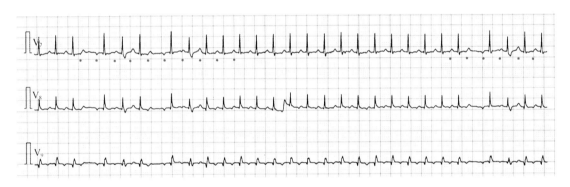

图 11-19 折返机制所致房性心动过速

9 岁患儿，异位起源的 P′波在 V_7～V_9 导联倒置，快速匀齐，个别 P′波后 QRS 波群脱漏亦不影响心房率（圆点所示），提示房性心动过速为折返机制；QRS 波群正常，个别增宽变形考虑为室内差异性传导，心率 188 次／分

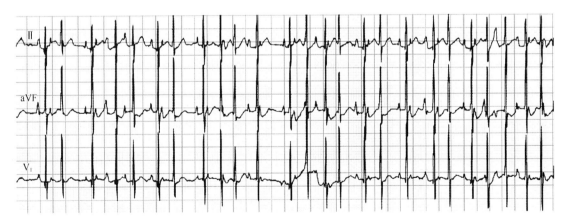

图 11-20 多源性房性心动过速

出生 1 个月患儿，同一导联三种以上 P/P′波形态，PR 间期不等，RR 绝对不齐

的一类室性心动过速，在儿童室性心动过速中约占 10%。常见左心室起源，由左后分支参与折返的室性心动过速，占左心室特发性室性心动过速的 80%～90%。心电图上表现为 V_1 导联呈右束支传导阻滞图形及电轴左偏（图 11-21 和图 11-22）。这类室性心动过速常被误诊为室上性心动过速伴心室内差异性传导或交界性心动过速伴束支传导阻滞（图 11-23），近年来电生理检查开展已经逐步被大家认识。当室性异位频率＜100 次/分（多在 70～130 次/分）时，称为加速性室性自主心律（图 11-24）。

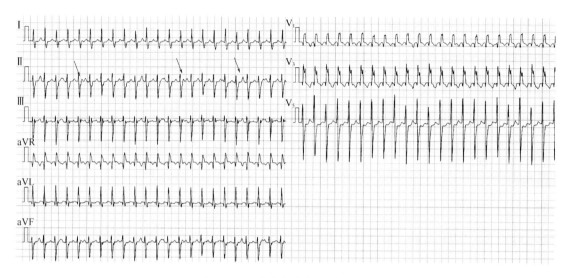

图 11-21　特发性室性心动过速

13 岁患儿，心率 188 次/分，箭头所示可见窦性 P 波，有房室分离，QRS 时限 0.12s，V_1 导联呈右束支传导阻滞图形，提示起源于左心室，电轴左偏，提示异位激动点由左后分支前传，经左前分支逆传折返

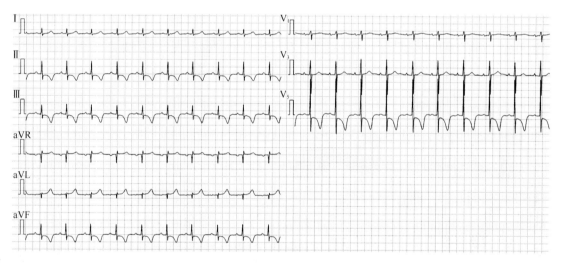

图 11-22　口服维拉帕米后转为窦性心律

窦性心律，频率 88 次/分，多个导联 ST 段压低伴 T 波倒置，提示电张性 T 波改变

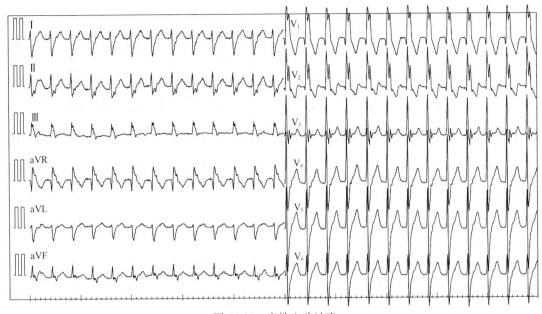

图 11-23　室性心动过速

13 岁患儿，心率 150 次/分，V_1 呈兔耳型，V_6 导联 R/S＜1，电轴显著右偏

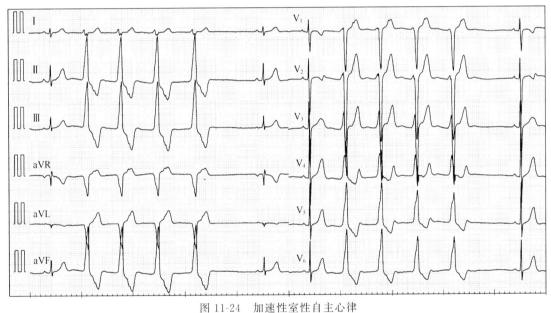

图 11-24　加速性室性自主心律

7 岁患儿，偶见窦性心搏，宽大的 QRS 波群提前发生，连续出现，室性异位频率 88 次/分

五、儿童房室传导阻滞

（一）PR 间期延长（一度房室传导阻滞）

房室结相对不应期延长，使房室间传导时间延长，即 PR 间期延长超过各年龄组心率范围内的 PR 间期正常值（图 11-25）。每一次心房激动均能下传到心室，也就是每个 P 波后面都会跟一个 QRS 波群（图 11-26）。儿科 PR 间期正常值与成人不同是随年龄心率而变化。PR 间期受心脏自主神经影响，心率快，PR 间期缩短，心率慢，PR 间期长。如果心率变快，PR 间期反向延长说明房室结有病理性改变。

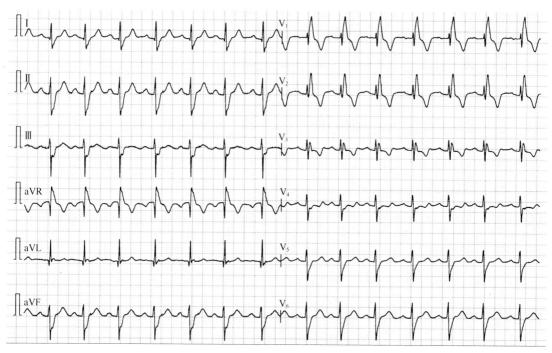

图 11-25　PR 间期延长合并右束支传导阻滞

　　12 岁患儿，心率 87 次/分，P 波时限 0.145s，提示左心房异常；PR 间期 0.219s，高于该年龄段心率范围上限值，提示一度房室传导阻滞；QRS 时限 0.164s，V$_1$ 呈 rsR′型，余导联终末传导明显迟缓，提示右束支传导阻滞

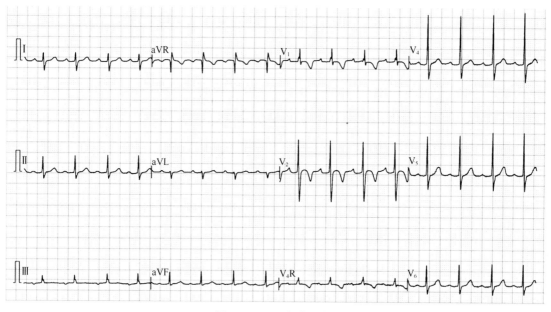

图 11-26　PR 间期延长

　　患儿 3 岁，先天性冠状动脉肺动脉瘘，心率 97 次/分，PR 间期 0.207s，QRS 时限 0.095s，V$_1$、V$_1$R 呈 Rs 型或 r 型

（二）二度房室传导阻滞

　　二度房室传导阻滞分为文氏型（Ⅰ型）和莫氏型（Ⅱ型）。儿童文氏型多见，常为生理性，发生在夜间深睡眠时；莫氏型较少见。

　　1. 二度Ⅰ型房室传导阻滞　PR 间期逐渐延长，至一个 P 波后 QRS 波群脱落（图 11-27）。

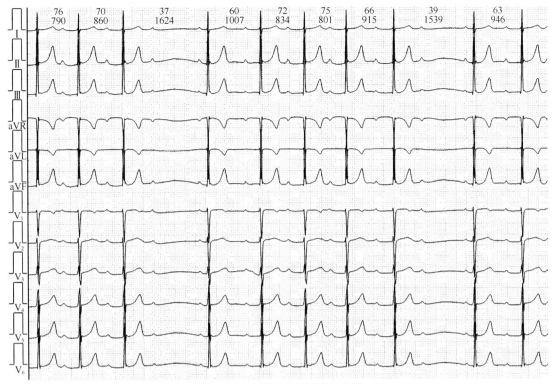

图 11-27　二度 Ⅰ 型房室传导阻滞

PR 间期逐渐延长，0.16～0.38s，直至 P 波后 QRS 波群脱落，脱漏后的长 RR 间期＜2 倍窦性 PP 间期

2. 二度 Ⅱ 型房室传导阻滞　PR 间期固定，P 波规律出现，部分 P 波后 QRS 波群脱落。儿童这型比较少见。

3. 2∶1 房室阻滞　儿童多见，如果未下传的 P 波与前面 T 波重叠时，容易误诊为窦性心动过缓（图 11-28），应注意与未下传房性期前收缩二联律鉴别，判断 P 波是否提前发生。

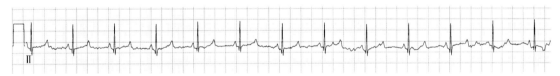

图 11-28　2∶1 房室阻滞

出生 1 天患儿，窦性心律，心房率 150 次/分，落在 T 波中的 P 波未下传心室，房室呈 2∶1 传导

（三）三度房室传导阻滞

PP 间期与 RR 间期按各自规律发生，P 波与 QRS 波群无关，心房率快于心室率，心室可以有交界性逸搏节律或室性逸搏节律两种形式，可以根据心率和 QRS 波群的形态区分是哪种类型（图 11-29）。

六、儿童预激综合征

可见于各年龄组健康儿童（图 11-30 和图 11-31），常合并室上性心动过速。射频消融可以根治，一般情况下预后良好。如无反复室上性心动过速发生，可以观察随访，部分患儿呈间歇发作特点（图 11-32）。近年来发现右侧旁路的预激有发生预激性心肌病的潜在风险。如发现预激综合征患儿出现心脏扩大、心功能下降者需要高度警惕预激性心肌病的发生，及时行射频消融术。

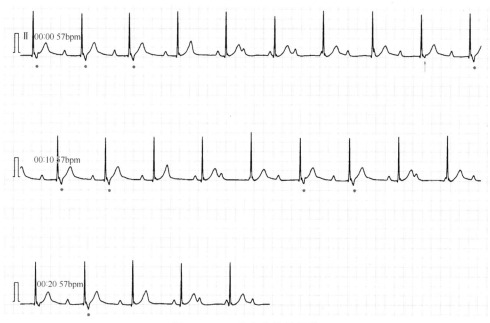

图 11-29 三度房室传导阻滞

窦性 P 波频率 102 次／分，QRS 形态正常，RR 匀齐，心室率 56 次／分，心房率＞心室率，
窦性 P 波与 QRS 波群无关，交界性逸搏心律。部分 QRS 波群后见室房逆传形成逆行 P 波（圆点所示），
个别窦性 P 波与逆行 P 波形成房性融合波（箭头所示）

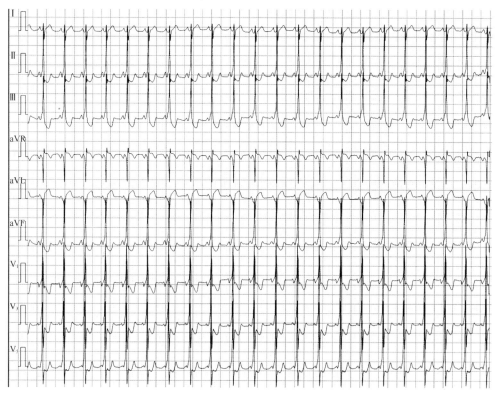

图 11-30 预激综合征（左侧旁道）

3 个月患儿，窦性心律，心率 130 次／分，PR 间期 0.076s（＜0.80s），QRS 波群增宽，时限＞0.90s，
起始部见 Δ 波，V_1 呈高 R 型，提示旁路位于左侧，有继发性 ST-T 改变

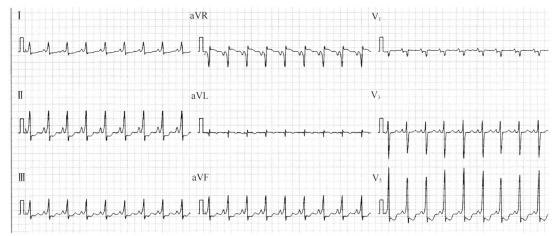

图 11-31　预激综合征（右侧旁道）

13 岁患儿，心率 110 次/分，QRS 时限 0.12s，起始粗钝，可见 △ 波，

V₁ 导联主波向下，I 导联主波向上，提示旁道位于右侧

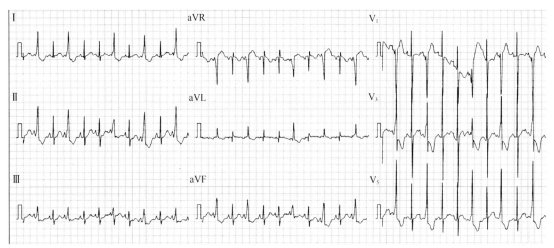

图 11-32　间歇性心室预激

2 岁患儿，心室预激形成宽 QRS 波群间歇发生类似室性期前收缩二联律，

鉴别要点在于心室预激时缩短的 PR 间期相对固定，而后者与 P 波关系不固定

第四节 ▷ 儿童先天性心脏病

心电图是临床协助检查诊断先天性心脏病最基本的检查手段，心电图的变化主要取决于结构性改变的程度。心电图在先天性心脏病诊断中不具有特异性，必须要配合心脏超声等检查，方能得出正确的临床诊断。

一、室间隔缺损

室间隔缺损在儿童先天性心脏病中最常见，发病率占先天性心脏病总数的 20%～30%，可独立存在，也可同时合并其他畸形。小的缺损两侧心室压力负荷无改变，心电图可以正常

（图 11-33）；中等缺损时，左向右分流加大，右心室负荷及肺动脉压力轻中度增高，左心室回心血量增加。心电图特点为左心室高电压（图 11-34）；缺损较大时，双心室负荷过重，肺动脉压力中高度升高，心电图表现双心室肥厚图形（图 11-35）。当肺动脉压力重度增高时，右心室压力大于左心室，出现右向左分流。心电图表现为重度右心室肥厚图形。

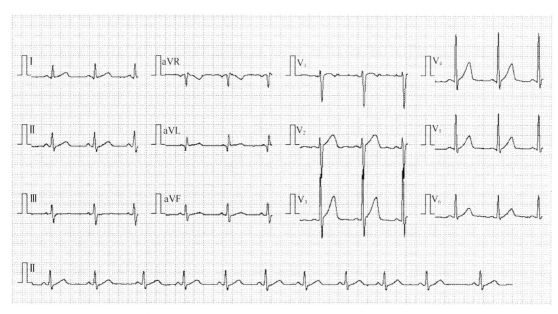

图 11-33　室间隔缺损的正常心电图

患儿 5 岁，先天性心脏病室间隔缺损（膜周型），心电图无异常

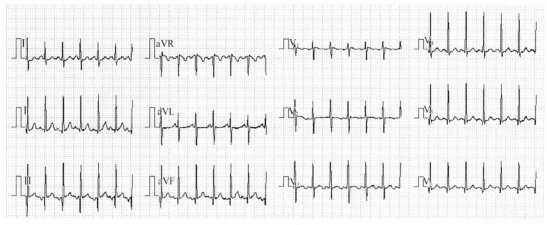

图 11-34　室间隔缺损左心室高电压

8 个月患儿，先天性心脏病室间隔缺损（干下型），心电图示 $RV_5 = 3.6mV$

二、房间隔缺损

房间隔缺损时由于左心房压力高，出现左向右分流，右心室负荷过重。分流量大小取决于缺损的大小和左右心室的压力差。

房间隔缺损心电图表现多见不完全性或完全性右束支传导阻滞、右心房异常（图 11-36）、右心室肥厚（图 11-37）等。

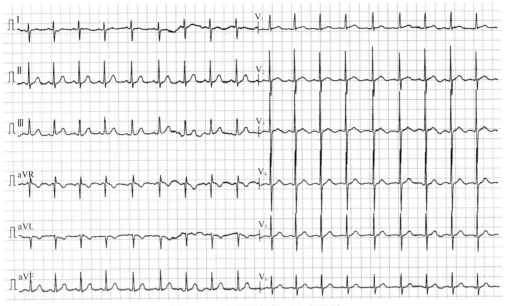

图 11-35 室间隔缺损双心室肥厚

3个月患儿，V_3、V_1 导联 R+S>6.0mV，提示双心室肥厚

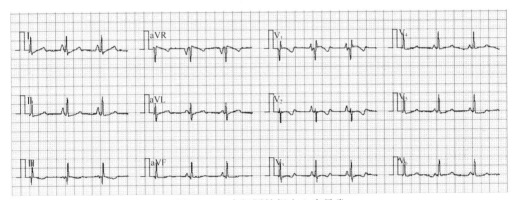

图 11-36 房间隔缺损右心房异常

3岁患儿，窦性心律，P_{II} 高尖，提示右心房异常；PV_1 正向部分高尖，

>0.03mV，V_1 导联呈 Qr 型，右胸导联的 Q 波多提示右心室肥厚

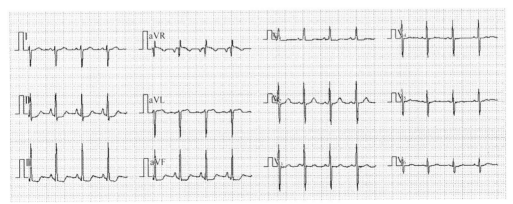

图 11-37 房间隔缺损右心室肥厚

12岁患儿，先天性心脏病房间隔缺损，重度肺动脉狭窄，有肺动脉高压，心电图表现为 II 导联 P 波振幅>0.25mV，

提示右心房异常；V_1 导联呈高 R 型，提示右心室肥厚

三、法洛四联症

发病率占先天性心脏病的10%左右，是最常见的发绀型先天性心脏病。法洛四联症的病理改变包括主动脉骑跨、肺动脉狭窄、室间隔缺损、右心室肥厚。血液右向左分流。心电图常出现右心室肥厚，电轴右偏（图11-38）。

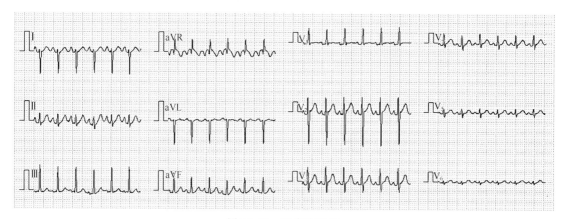

图11-38 法洛四联症

患儿3岁1个月，先天性心脏病法洛四联症，窦性心律，心率150次/分，电轴右偏143°，
aVR呈qR型，V_1呈Rs型，$RV_1=1.6mV$，提示右心室肥厚

小结

本章主要介绍了儿童心电图随年龄增长及心脏发育而变化的特点、常见的儿童心律失常和先天性心脏病等心电图表现。重点内容包括儿童各年龄组心率及心电图各波段正常值、室性及室上性心律失常等的心电图表现及鉴别；难点是ST段异常及QT间期延长的诊断、鉴别及临床意义。同学们在学习时应抓住重点和难点，结合临床资料分析心电图表现，进行知识点的复习和巩固。

（彭 军）

思考与练习

1.儿童各年龄组的心率正常值分别是多少？

2.儿童心电图有哪些特征？

3.婴幼儿的右心室优势及电轴右偏的机制是什么？

参考文献

1.袁越.实用小儿心电图学.第3版.北京：人民卫生出版社，2018.

2.苏拉维茨，尼兰斯.周氏实用心电图学.第5版.郭继鸿，洪江，译.北京：北京大学医学出版社，2004.

3.中国心电学会，中国心律学会.心电图标准化和解析的建议与临床应用国际指南.北京：中国环境科学出版社，2009.

第十二章

心律失常心电图

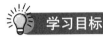

学习目标

1. **掌握** 各种心律失常的心电图诊断。
2. **熟悉** 各种心律失常发生机制与好发疾病。
4. **具备** 根据心电图改变提供病因诊断分析的能力。

导入情境

    一位老年男性患者，一过性黑矇，乏力，家属送来急诊。作为接诊护士，你需要考虑进行必要的检查来判断病情。

工作任务

    1.针对该患者症状是否应该进行心电图检查？

    2.心电图检查发现心房率 100 次/分，心室率 40 次/分，考虑什么诊断？

    正常情况下激动起源于窦房结，通过心房内的优势传导通路传至房室结、希氏束、左右束支及浦肯野纤维，最后抵达心室。如果心脏激动的起源和（或）传导发生异常，称为心律失常（arrhythmias）。心律失常可分为激动起源异常和激动传导异常。

第一节 ○ 窦性心律及窦性心律失常

    凡起源于窦房结的节律，称为窦性心律（sinus rhythm），是正常的心脏节律。一般的心电图机无法记录到窦房结的激动电位，都是以窦性激动发出后引起的心房激动波即 P 波的特点来推测窦房结的活动情况。窦房结位于右心房与上腔静脉交界处的心外膜下，因此，通常 P 波会在 I、II、aVF、$V_1 \sim V_6$ 导联直立，aVR 导联倒置。正常人的窦性节律频率具有生理性波动，静息状态下心率 60～100 次/分。当心率≥100 次/分时，称之为窦性心动过速（sinus tachycardia），常见于运动、精神紧张、发热、甲状腺功能亢进、贫血、心肌炎和拟肾上腺素类药物作用等状态下。当心率＜60 次/分时，称为窦性心动过缓（sinus bradycardia）。老年人和运动员心率可以相对较缓；另外，窦房结功能低下、甲状腺功能减退等也可以引起窦性心动过缓。当窦性节律不整齐，同一导联上的 PP 间期相差 0.16s，称之为窦性心律不齐（sinus arrhythmia）。窦性心律不齐常与窦性心动过缓同时存在时，多与呼吸周期有关，称为呼吸性窦性心律不齐，常见于青少年。窦性停搏（sinus arrest）是指在规律的窦性心律中，有时因迷走神经张力增大或窦房结功能障碍，在一段时间内窦房结停止发放激动，在心电图上表现为规律的 PP 间期突然中断，出现较长的 PP 间期（往往大于 2 倍基础 PP 间期），且长 PP 间期与基础 PP 间期不成倍数关系（图 12-1）。窦性停搏后常出现逸搏及逸搏心律。

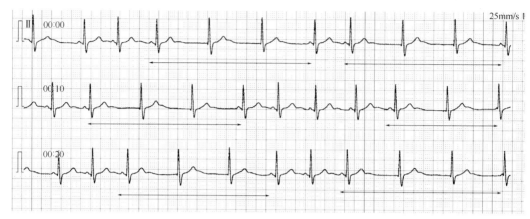

图 12-1　窦性停搏
Ⅱ导联连续记录，见突然出现长 PP 间期（双向箭头所示），长间期与基础 PP 间期无倍数关系

第二节 ⊃ 期前收缩

期前收缩（即早搏）是指在窦性节律或异位节律的基础上，心脏某一起搏点及基础节律提前发出激动，提前引起了心脏某一部分或全部发生除极，是临床上最常见的心律失常。期前收缩的产生机制主要包括：①自律性增高；②触发活动；③折返激动。根据异位起源的部位，又分为房性期前收缩（atrial premature complex）、交界性期前收缩（junctional premature complex）和室性期前收缩（ventricular premature complex），其中以房性期前收缩最常见，室性期前收缩次之，交界性期前收缩最少见。

诊断期前收缩时常要用到以下概念。

联律间期（coupling interval）：指异位搏动与前次基础节律搏动之间的距离，激动的传导速度和发生频率均会影响联律间期的长短。

代偿间歇（compensatory pause）：指提前出现的异位搏动代替了一次窦性节律的搏动，其后出现一个较基础窦性节律心动周期长的间歇。那是因为提前的搏动干扰了窦性节律的下传所致。一般来说，房性期前收缩常可逆传窦房结，使其节律重整，因此，房性期前收缩的代偿间歇往往小于 2 倍的基础节律间期，称为不完全代偿间歇。而交界性和室性期前收缩，往往不易逆传侵入窦房结，无法重整窦房结节律，窦房结仍按照自身的节律发放两次激动，因此，交界性期前收缩和室性期前收缩的代偿间期往往等于 2 倍基础节律间期，称为完全性代偿间歇。

插入性期前收缩：指夹在两个相邻的正常窦性搏动之间的期前收缩，其后无代偿间歇。

多源性期前收缩：在同一个导联中出现 2 种或 2 种以上形态及联律间期互不相同的异位搏动。

（一）房性期前收缩

心电图表现为：①提前出现的异位 P′波，其形态与窦性 P 波不同；②P′R 间期＞0.12s；③大多数为不完全代偿间歇。有时 P′波下传，恰遇前次心搏激动后的心室相对不应期，导致下传的 QRS 波增宽变形，多呈类右束支传导阻滞形态，称为房性期前收缩伴差异性传导

（图 12-2）。若 P'波恰好落于前次激动后交界区或心室的绝对不应期，则 P'波后无下传的
QRS 波，称之为房性期前收缩未下传（图 12-3）。

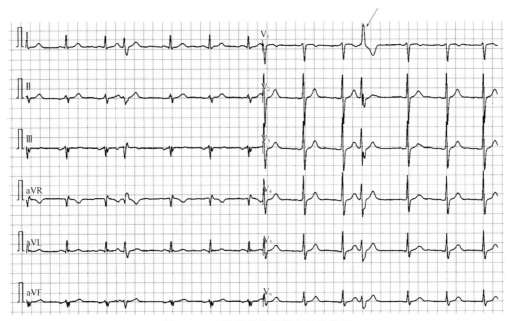

图 12-2　房性期前收缩伴差异性传导
提前的 P'波形态与窦性 P 波不同，P'R 间期>0.12s，QRS 波群增宽变形，
类右束支传导阻滞图形（箭头所示），代偿间歇不完全

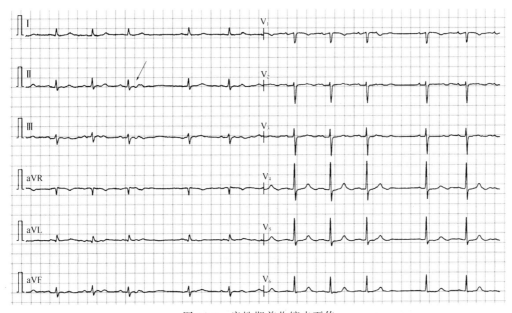

图 12-3　房性期前收缩未下传
窦性 P 波顺序发生，可见提前的异位 P'-QRS-T 序列，亦见提前的 P'波落于
前一次心搏的 T 波中（箭头所示），P'波后未见下传的 QRS 波群

（二）交界性期前收缩

心电图表现：①提前出现的 QRS-T 波，其前无相关 P 波，QRS 波形态与窦律下传者相
同；②其后可见逆行 P 波（在Ⅱ、Ⅲ、aVF 导联倒置，aVR 导联直立），可发生于 QRS 波

群之前（P′R 间期＜0.12s）或在 QRS 波群之后（RP′间期＜0.20s），或与 QRS 波群重叠；③大多为完全性代偿间歇（图 12-4）。

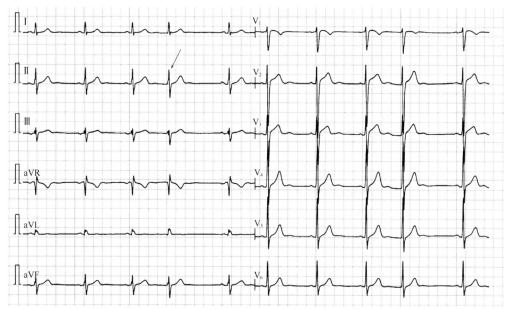

图 12-4　交界性期前收缩

Ⅱ导联连续记录，见窦性 P 波顺序发生，提前的室上性 QRS 波群（箭头所指），
联律间期相近，可见与之无关的窦性 P 波与 QRS 波群起始融合，代偿完全

（三）室性期前收缩

心电图表现为：①提前出现的宽大畸形 QRS 波群，其前无相关 P 波；②QRS 波群时限＞0.12s；③多为完全性代偿间歇（图 12-5）。

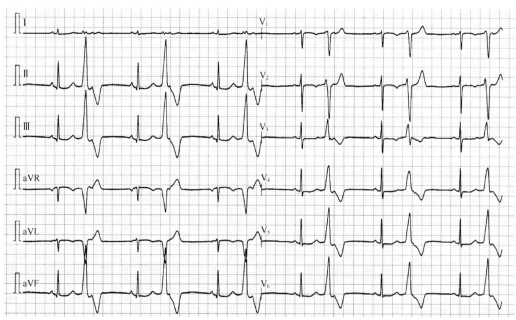

图 12-5　室性期前收缩二联律

窦性 P 波顺序发生，可见提前的宽大畸形的 QRS 波群，时限＞0.12s，
其后见代偿，异位心搏与窦性心律交替发生形成二联律

第三节 ◎ 逸搏及逸搏心律

当窦房结或其他高位起搏点的自律性降低或丧失（如窦性停搏或窦性心动过缓）、传导障碍而不能下传（窦房传导阻滞或房室传导阻滞）或其他原因造成长间歇时（如期前收缩后的代偿间歇等），潜在的起搏点则由于高位起搏点频率抑制的解除而得以发放，并按其固有频率发出有效激动，仅发生 1～2 个心搏称为逸搏，连续 3 个或以上则形成逸搏心律（escape rhythm）。按发生部位分为房性逸搏、交界性逸搏和室性逸搏。其 QRS 波群的形态与相应起源的期前收缩形态相似，二者的差别在于期前收缩为提前发生的主动节律，而逸搏是延迟出现的被动节律，以保护机体不受心搏停止过久所造成的危害，有生理性保护作用。临床上以交界性逸搏最常见，室性逸搏次之，房性逸搏较少见。

（一）房性逸搏及逸搏心律

心房内分布着很多潜在的节律点，频率多为 50～60 次/分，略低于窦房结，仅发生 1～2 次者为房性逸搏。当停搏时间较长，房性逸搏连续出现 3 次及以上者，称为房性逸搏心律。

（二）交界性逸搏及逸搏心律

交界性逸搏是最常见的逸搏，多见于窦性停搏以及三度房室传导阻滞等情况，其 QRS 波群呈交界性起源的特征，其前无相关 P 波或可见逆行 P 波（P^-），频率一般为 40～60 次/分，慢而规则，连续发生 3 次或 3 次以上者，称为交界性逸搏心律（图 12-6）。

（三）室性逸搏及逸搏心律

多见于双结病变或发生于束支水平的三度房室传导阻滞。其 QRS 波群宽大畸形，频率一般为 20～40 次/分，缓慢而规则。

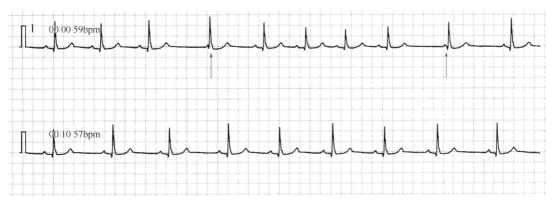

图 12-6　交界性逸搏

PP 间期明显不齐，提示窦性心律不齐；延迟出现的室上性 QRS 波前见无关的窦性 P 波（箭头所示），为交界性逸搏

第四节 ◎ 异位心动过速

异位心动过速是指异位节律点兴奋性增高或折返激动引起的快速异位心律（期前收缩连续出现 3 次或 3 次以上）。根据异位节律点发生的部位，可分为室上性及室性心动过速。

一、室上性心动过速

（一）异位房性心动过速

房性心动过速（ectopic atrial tachycardia），简称房速，约占室上性心动过速病例的10%。成人中折返性房速较自律性房速更为常见。在儿童，折返性房速和自律性房速的发生比例几乎相等。房速发生时心房率通常在100～180次/分（图12-7）。一般来说，速率越快，发作持续时间越长；年龄越小，发作速率越快；折返性房速的速率一般比自律性房速要快。折返性房速多突发突止，节律匀齐，P'P'间期规则。自律性房速在发作初始有一段逐渐加快的"温醒"过程，稳定后节律规则，终止时速率也常逐渐减慢至终止。多源性房速P'波形态至少有三种，节律不规则。

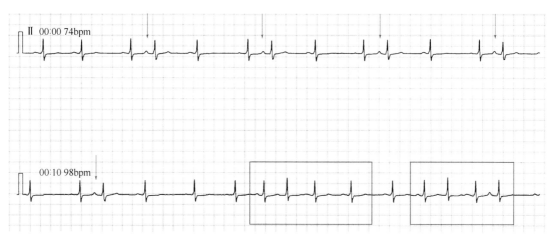

图 12-7　异位房性心动过速

窦性P波顺序发生，可见提前的单个房性期前收缩（箭头所示）以及连续发生的P'，
持续3或4次心搏（方框所示），为异位房性心动过速

（二）心房扑动和心房颤动

心房扑动（atrial flutter，AFL）简称房扑，心房颤动（atrial fibrillation，AF）简称房颤，是两种常见的心律失常，后者更为常见。

1. 心房扑动　是一种较常见的房性心律失常，发生率大约是房颤的1/10，多见于有器质性心脏病患者。房扑发作时心房肌连续不断地进行快速的规律性的除极和复极，心电图上没有P波，心房激动波表现为形态、方向、幅度完全相同的，近似锯齿状或波浪样的扑动波，称为F波，F波之间间距匀齐，频率一般在220～350次/分（图12-8）。房扑的形成与右心房和左心房内的解剖障碍相关，解剖障碍分为生理性和病理性的，如二尖瓣和三尖瓣环、心房肌纤维的退行性变以及心脏手术后的切口瘢痕等，这些都是形成房扑房内折返的解剖基础，这种折返环比较大，有相对恒定的折返路径，心动过速的频率取决于折返环的周长及冲动的传导速度。

2. 心房颤动　是最常见的心律失常之一，成人发生率0.3%～0.4%，随年龄增加，发生率成倍增长，超过75岁者发生率近10%。房颤亦好发于器质性心脏病患者。心电图表现为P波消失，代之以形态、振幅、时限、方向各异的颤动波（f波），等电位线消失；在房室传导功能正常的情况下心室律绝对不齐（图12-9）。目前认为心房内多发小波折返是房颤得以维持的主要机制，明确机制还有待进一步研究。房颤时，心室率不规则以及快室率会导

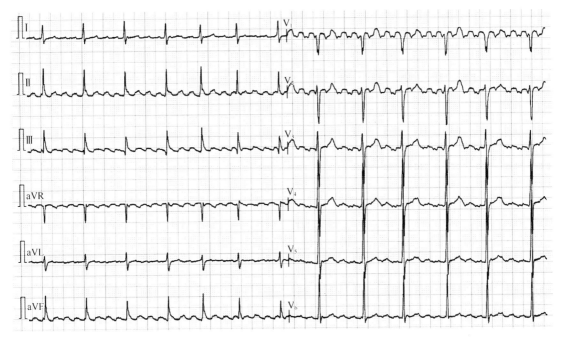

图 12-8　心房扑动

窦性 P 波消失，由锯齿状 F 波取代，心房率 300 次/分，房室传导比为 3∶1～4∶1，QRS 呈室上性，心室率 75 次/分

致血流动力学不稳定，血栓栓塞概率增加，以及导致心房肌的电重构。

根据持续的时间房颤分为 3 类，分别为：①阵发性房颤：指发作能够自行终止的房颤，持续数秒或数天。②持续性房颤：是指发作后不能自行终止，但经过药物或电转复治疗能够恢复窦性心律，一般持续发作 1 周以上。③永久性房颤：是指用各种手段均不能终止的房颤。

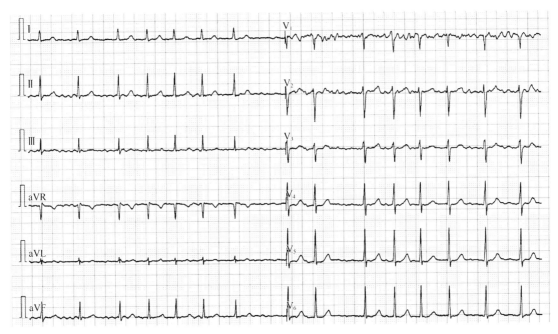

图 12-9　心房颤动

窦性 P 波消失，由大小、形态、振幅不一致的 f 波取代，心房率>350 次/分，
RR 间期绝对不齐，QRS 呈室上性，平均心室率 90 次/分

（三）交界性异位心动过速

交界区细胞具有自律功能，是窦房结以下的次级节律点，它本身的节律应在 40～60 次/分之间，超过了这个频率就称之为交界性心动过速（junctional tachycardia，JT），心率多在 100 次/分。

（四）阵发性室上性心动过速

阵发性室上性心动过速（paroxysmal supraventricular tachycardia，PSVT）是起源于希氏束或希氏束以上的突发突止的心动过速，是快速心律失常的主要类型。在不伴有束支传导阻滞及旁路前传的情况下，均为窄 QRS 波心动过速，频率多在 160～250 次/分，节律快而规则。根据室上性心动过速的起源位置，分为房室结折返性心动过速、房室折返性心动过速、交界性心动过速、异位房性心动过速等。

1. 房室结折返性心动过速（atrioventricular nodal reentrant tachycardia，AVNRT） 是 PSVT 常见的一种形式，约占 50%，心率范围在 100～280 次/分，平均 170 次/分。典型的 AVNRT 几乎都是由房性期前收缩诱发，房性期前收缩引起一个长 PR 间期，并诱发心动过速，提示房室结双径路。P 波与 QRS 波群常呈以下三种位置关系：①P 波有时出现较早，致下壁导联呈现假性 Q 波表现。②心房激动波恰好融合在 QRS 波内，心电图上不能识别。③P 波出现较晚，心电图表现为 QRS 波群终末轻度扭曲，或出现假 r′ 波或假 s 波（图 12-10）。

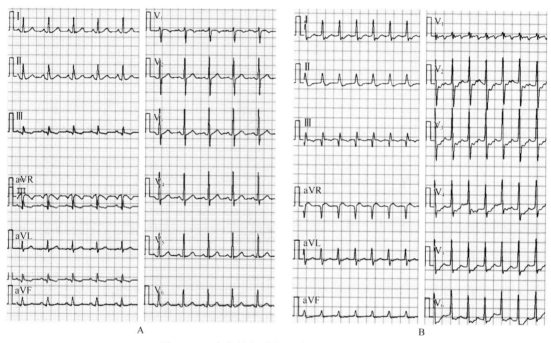

图 12-10　房室结折返性心动过速（AVNRT）

A 为静息心电图，B 为患者心悸时记录心电图，未见窦性 P 波，可见室上性 QRS 波快速匀齐发生，频率约 160 次/分，P′ 在 V₁ 及 V₆ 导联分别形成假性 r′ 波或假性 s 波，Ⅰ、Ⅱ、V₂～V₆ 导联 ST 段水平型压低 0.05～0.20mV，Ⅰ、Ⅱ、aVL、V₂～V₆ 导联 T 波双向

2. 房室折返性心动过速（atrioventricular reentrant tachycardia，AVRT） 是由旁路前传或者逆传，并且心房、心室及正常房室传导系统均参与形成的一种 PSVT。大多数 AVRT 也是由一次房性期前收缩诱发，但与 AVNRT 不同，AVRT 发作时（图 12-11），P 波与 QRS 波群的关系固定，旁路逆传引起的心房激动必须在心室激动后，故 P 波跟在 QRS 波群后面，RP 间期通常短于 PR 间期，即 RP/PR＜1。同时，RP 间期始终固定不变。因此，RP

的数值，及其与前 QRS 波群的固定关系，有助于临床诊断。

房室旁路可分为显性房室旁路、隐性房室旁路、隐匿性房室旁路。显性房室旁路具有前传功能，在心电图上表现出典型心室预激图形。隐性房室旁路具有前传功能，但由于房室结传导加速和旁路传导减慢，常规心电图不能显示旁路的存在。隐匿性房室旁路，没有前传功能，只有逆传功能。

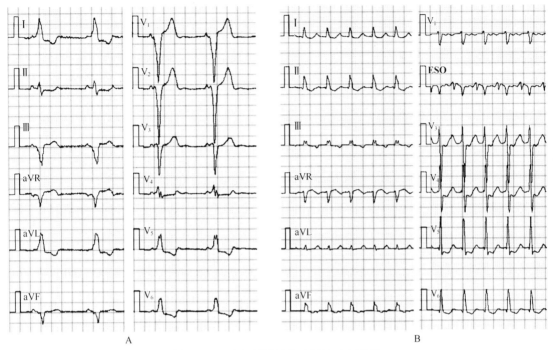

图 12-11　房室折返性心动过速（AVRT）

女性患者，60 岁。A 为正常窦性心律下显性心室预激图形，B 为 AVRT 发作时心电图波形，见室上性 QRS 波快速匀齐，频率约 138 次/分，食管导联（ESO）见明确 P⁻波，RP⁻间期约 0.24s，ST$_{V_3\sim V_6}$ 水平或下斜型压低 0.10 ～ 0.15mV，TV_6 双向

二、室性心动过速

室性心动过速（ventricular tachycardia）属于宽 QRS 波心动过速类型，心电图表现为：①频率多在 140～200 次/分，节律可稍不齐。②QRS 波宽大畸形，时限通常 ＞0.12s。③如能发现 P 波，并且 P 波频率慢于 QRS 波频率，PR 无固定关系（房室分离），则可明确诊断。④偶尔可见室上性激动夺获心室或发生室性融合波，也支持室性心动过速诊断（图 12-13）。

除了室性心动过速以外，还有一些其他的情况也会发生宽 QRS 波心动过速，如室上性心动过速伴心室内差异性传导、室上性心动过速伴束支传导阻滞、心房颤动伴心室预激等，应注意与室性心动过速鉴别。

1.双向性室性心动过速（bidicractional ventricular tachycardia，BVT）　是一种比较少见的室性心动过速的特殊类型。心电图特征为：宽 QRS 波心动过速，QRS 波群的主波方向出现上、下交替改变，额面电轴交替左偏或者右偏，胸前导联常呈左右束支传导阻滞图形交替变化，或电压交替改变，心室率多为 140～180 次/分。此类型心动过速除常见于洋地黄中毒之外，还可见于儿茶酚胺敏感性多形性室性心动过速等患者。需指出的是，诊断双向性室性心动过速一定要阅读 12 导联心电图全貌，至少要记录一条以上的肢体导联（图 12-13）。

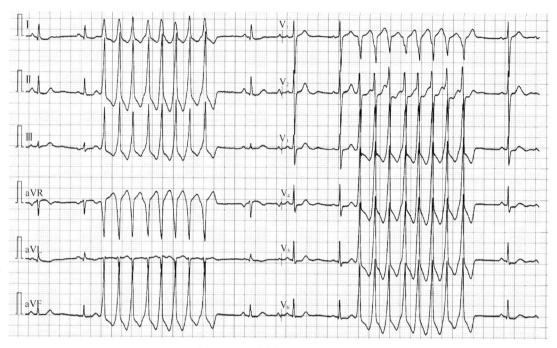

图 12-12 阵发性室性心动过速

窦性 P 波顺序发生，PP 间距匀齐，可见提前的宽 QRS 连续发生 3 次以上，
即时心率约 210 次/分，R′R′间期略有不齐

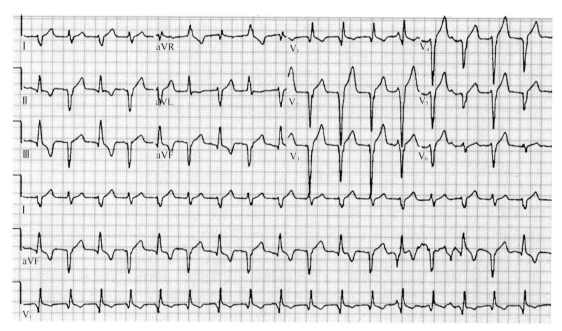

图 12-13 双向性室性心动过速

男性患者，54 岁。急性心力衰竭、洋地黄中毒，心电图显示规则的宽 QRS 波
心动过速呈 RBBB 型，心电轴交替左偏与右偏。可见房室分离

2. 尖端扭转型室性心动过速（torsade de pointes，TdP） 此类心动过速是一种严重的室性心律失常，是多形性室性心动过速的一种。发作时可见一系列增宽变形的 QRS 波群，以每 3～10 个心搏围绕基线不断扭转其主波的正负方向，常伴有 QT 间期延长（图 12-14）。每

次发作持续数秒到数十秒而自行终止，发作时血流动力学不稳定，常蜕变为心室颤动，引起晕厥，甚至猝死。发现后应紧急行电复律终止发作。

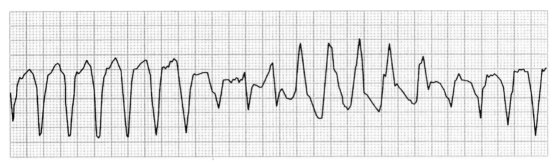

图 12-14　尖端扭转型室性心动过速

3. 心室扑动和心室颤动　心室扑动（ventricular flutter，VFL）简称室扑，心室颤动（ventricular fibrillation，VF）简称室颤，是最严重的心律失常，室扑发生后可很快转为室颤，室颤是心源性猝死的主要原因。

（1）心室扑动：是介于室性心动过速和室颤之间的心律失常。心电图表现为连续、匀齐的正弦样波动，频率常超过 200 次/分，其波形酷似心房扑动的 F 波，但振幅更高，无法分别 QRS 波群及 ST 段和 T 波（图 12-15）。其出现常为短暂的，或恢复窦性心律，或蜕变为室颤。

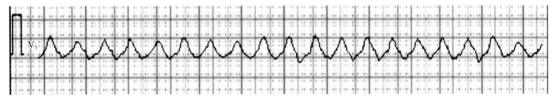

图 12-15　心室扑动

（2）心室颤动：为连续的、不规则但振幅较小的波动，频率为 250～500 次/分，QRS 波群和 T 波完全消失（图 12-16）。当颤动波振幅小于 0.5mV 时，称之为细颤，否则称为粗颤。室颤发作之初，颤动波振幅较大，以后振幅逐渐减小。粗颤时患者更容易除颤成功。一般室颤发作没有前驱症状，发作时心室不再有规律的收缩，如不能立即终止，患者很快会出现脑缺氧，意识丧失，呼吸停止至死亡。

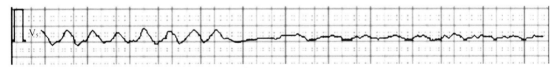

图 12-16　心室颤动

V5 导联导联连续记录见正弦样扑动波后出现连续的、不规则但振幅较小的波动，QRS 波群和 T 波完全消失

第五节 ⊃ 传导异常

心脏传导异常包括病理性传导阻滞、传导途径异常及生理性干扰与脱节。

一、病理性传导阻滞

病理性传导阻滞的病因可以是传导系统的器质性损害，也可以是迷走神经张力增高引起的功能性抑制或是药物作用及位相性影响。按其阻滞部位可分为：窦房传导阻滞、房内传导阻滞、房室传导阻滞和室内传导阻滞。按阻滞程度可分为一度（传导延缓）、二度（部分激动传导中断）、三度（传导完全中断）。

（一）窦房传导阻滞（sinoatrial block）

常规心电图机无法描记窦房结电位，故一度窦房传导阻滞无法观察到，三度窦房传导阻滞难以和窦性停搏相鉴别，因此只有二度窦房传导阻滞出现的心房波和心室波脱漏才能被诊断。当窦房传导时间逐渐延长，直至一次窦房结激动无法下传心房时，心电图表现为PP间期逐渐缩短，呈文氏现象。此后出现一次P波脱漏呈现PP间期明显延长，长PP小于2倍的基础PP间期（图12-17），称为二度Ⅰ型窦房传导阻滞，每次脱漏后的长PP间期相对固定，注意与窦性心律不齐相鉴别。当规律的PP间期中突然出现一个长PP间期，长PP间期等于基础PP间期的整倍数，称为二度Ⅱ型窦房传导阻滞（图12-18）。

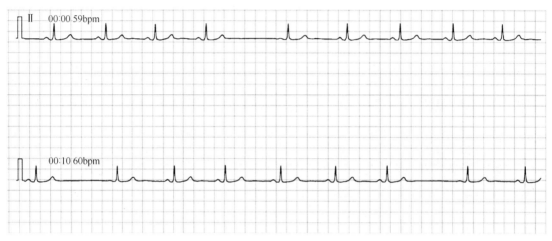

图 12-17　二度窦房传导阻滞（Ⅰ型）

Ⅱ导联连续记录见窦性PP间距逐渐缩短，直至出现一次长PP间距，呈"渐短—突长"的规律，
长PP间距小于任何PP间期的2倍，长间歇之前的PP间距最短

（二）房内传导阻滞（intra-atrial block）

心房的优势传导通路连接窦房结与房室结，同时又有房间束（Bachmann氏束）使激动从左心房传至右心房，当结间束和（或）房间束发生传导障碍时，称为房内传导阻滞。房内传导阻滞一般不产生心律不齐，并以不完全性房内传导阻滞多见，心电图表现为P波时限增宽≥0.12s，出现双峰，峰距≥0.04s，与左心房异常的表现相似。完全性房内阻滞较少见，其产生原因是局部心房肌周围形成传入、传出阻滞，引起心房分离，心脏移植术后患者中较多见（见第八章第二节图8-4）。

（三）房室传导阻滞（atrioventricular block，AVB）

房室传导阻滞是临床上常见的心脏传导阻滞类型。通常通过分析P波与QRS波群的关系，来判断阻滞程度。

1. 一度房室传导阻滞　心电图表现为PR间期延长。在成人，PR间期>0.20s，即可诊断。PR间期可随年龄、心率的变化而变化，故成人和儿童的诊断标准略有不同。2009年心电图诊断标准化国际指南将一度房室传导阻滞的诊断术语修改为PR间期延长，以避免发生在束支水平的一度房室传导阻滞的严重程度被低估。

2. 二度房室传导阻滞　心电图表现为部分P波后QRS脱漏，分为两型：①二度Ⅰ型房

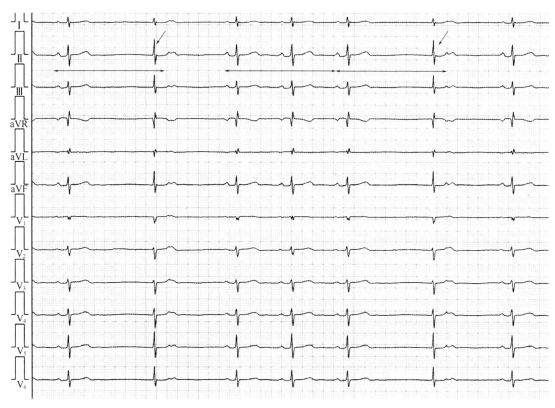

图 12-18　二度窦房传导阻滞（Ⅱ型）

图示突然延长的窦性 PP 间距，呈"等长—突长"的规律，长 PP 间距等于
短 PP 间距的 2 倍；长 RR 间期后有交界性逸搏（短箭头所示）

室传导阻滞，可见 PR 间期逐渐延长，直至一次 P 波后 QRS 波群脱漏，脱漏后的 PR 间期恢复正常，然后又逐渐延长直至 P 波后 QRS 脱漏，这种周而复始出现的逐渐延长的规律，被称为文氏现象（图 12-19）。②二度Ⅱ型房室传导阻滞，表现为 PR 间期恒定，部分 P 波后无 QRS 波群。二度Ⅰ型房室阻滞相对多见，多为功能性或病变位置在房室结或希氏束近端，预后较好；二度Ⅱ型房室传导阻滞多属于器质性损害的结果，病变多位于希氏束远端或者束支水平，易发展为三度房室传导阻滞，预后较差（图 12-20）。

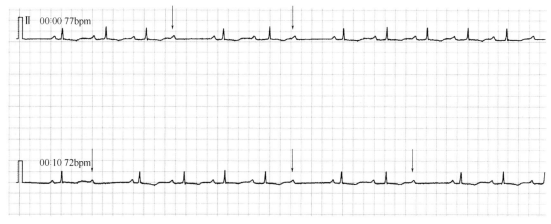

图 12-19　二度房室传导阻滞（Ⅰ型）

窦性 P 波匀齐，可见 PR 间期逐渐延长，并见 P 波后脱漏 1 次 QRS 波（箭头所示）

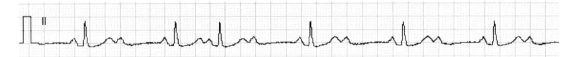

图 12-20　二度房室传导阻滞（Ⅱ型）

窦性 P 波顺序发生，PP 间距匀齐，PR 间期固定，并见 P 波后脱漏 QRS 波群，
QRS 呈室上性，长 RR 间期等于 2 倍短 PP 间距，房室间呈 2∶1 或 3∶2 传导

3. 2∶1 房室传导阻滞　室上性激动每间隔一次才能下传，即呈 2∶1 比例传导时，为 2∶1 房室传导阻滞（图 12-21）。这种比例的传导，既可以是Ⅰ型阻滞，也可以是Ⅱ型阻滞。有助于区别两种类型的鉴别要点是：①PR 间期延长和不伴有束支传导阻滞的是二度Ⅰ型房室传导阻滞。②而 PR 间期正常伴有束支传导阻滞则是二度Ⅱ型房室传导阻滞的特征。

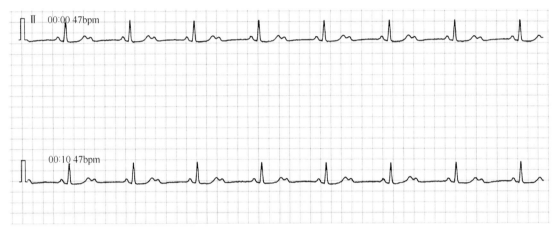

图 12-21　2∶1 房室传导阻滞

窦性 PP 间距匀齐，PR 间期固定，房室间呈 2∶1 或 3∶2 传导

4. 高度房室传导阻滞　是代表偶发的或交替脱落的心室激动和完全性阻滞一个中间阶段。在"合适"的心房率（一般≤135 次/分）时，有 2 次或 2 次以上的连续 P 波不能下传，并且是由阻滞引起而非干扰所致时，高度房室传导阻滞的诊断可以成立。高度房室传导阻滞既可以是Ⅰ型阻滞，也可以是Ⅱ型阻滞。

5. 三度房室传导阻滞　又称完全性房室传导阻滞，即来自交界区以上的冲动，无论落于何处，均不能下传心室。心电图表现为：心房 P 波按序发生，与其无关的 QRS 波群（窄 QRS 波或宽大畸形的 QRS 波）缓慢匀齐发生（图 12-22）。当发生三度房室传导阻滞时，心房和心室分别由两个不同的起搏点激动，保持各自的自身节律，心房率往往较快，心室率较慢，如果是交界性逸搏心律则 QRS 波群形态正常，频率一般为 40～60 次/分，如果是室性逸搏心律则 QRS 波群宽大畸形，频率一般为 20～40 次/分。一般以交界性逸搏心律较常见，如果出现室性逸搏心律，往往提示阻滞部位较低。

（四）室内传导阻滞（intraventricular block）

室内传导阻滞是指希氏束以下的室内传导系统或心室肌发生传导障碍，即在左、右束支分支，浦肯野纤维及心室肌，发生前向传导延缓或中断。

希氏束传导进入心室后，在室间隔上方分为右束支和左束支分别支配右心室和左心室。左束支又分为左前分支和左后分支，两分支可以分别发生传导障碍。束支和分支的末梢纤维组成浦肯野纤维网，浦肯野纤维网又和心室肌连接。

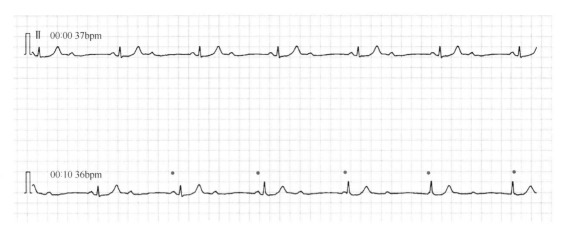

图 12-22　三度房室传导阻滞
窦性 P 波 P 波无论位于何时段均未能下传心室（圆点所示）；QRS 呈室上性，
缓慢匀齐，RR 间期 1400ms，频率 43 次/分，为交界性逸搏心律

1.右束支传导阻滞（right bundle branch block，RBBB）　右束支为希氏束的延续，主要由前降支供血，其不应期比左束支长，发生阻滞较多见。右束支传导阻滞时，心室除极仍始于间隔部，故 QRS 波群前半部接近正常，主要表现为后半部 QRS 波群时限增加，形态改变。完全性右束支发生传导阻滞时，心电图表现如下：①QRS 时限≥0.12s。②右胸导联 QRS 波群呈 rSr′、rsR′、rSR′型，R′或 r′通常高于 r 或 R 波。③Ⅰ、V₅、V₆ 导联 S 波增宽，时限≥0.04s。④V₅、V₆ 导联 R 波时限正常，V₁ 呈 R 型无挫折时，R 波时限>0.05s（图 12-23）。若 QRS 波群形态和完全性右束支传导阻滞相似，QRS 波群时限>0.11s 但<0.12s，诊断为不完全性右束支传导阻滞。

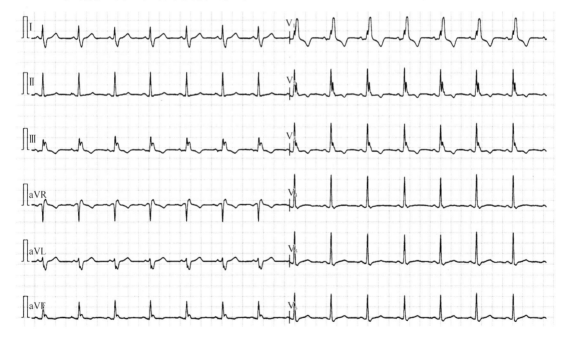

图 12-23　右束支传导阻滞

2. 左束支传导阻滞（left bundle branch block，LBBB） 左束支粗而短，不应期较右束支短，由双冠状动脉分支供血，不易发生传导阻滞。因此，左束支传导阻滞多由器质性病变所致。左束支传导阻滞时，QRS 波群起始就发生形态和时限的改变。完全性左束支传导阻滞的心电图表现如下（图 12-24）：①QRS 时限≥0.12s。②Ⅰ、aVL、V₅、V₆ 导联可记录到宽阔而有切迹或顿挫的 R 波，偶见 V₅、V₆ 呈 RS 型而取代了 QRS 波群移形。③Ⅰ、V₅、V₆ 导联起始无 q 波，V₅、V₆ 导联 R 波>0.06s。④ST 段与 T 波方向通常与 QRS 波群主波方向相反。若 QRS 波群时限>0.11s 但<0.12s 时，可诊断为不完全性左束支传导阻滞，但其图形与左心室肥厚的心电图表现相似，二者很难鉴别。

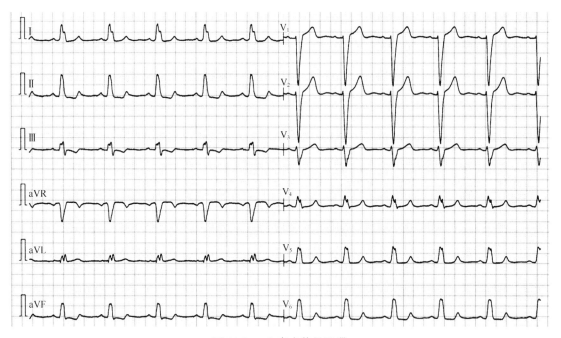

图 12-24　左束支传导阻滞

3. 左前分支传导阻滞（left anterior fascicular block，LAFB） 左前分支细长，主要由左前降支供血。心电图表现为：①QRS 波群电轴左偏−45°～−90°。②Ⅰ、aVL 导联可见起始 q 波。③aVL 导联 R 波时限≥0.045s。④QRS 时限延长，但<0.12s（图 12-25）。

4. 左后分支传导阻滞（left posterior fascicular block，LPFB） 左后分支较粗，向下向后散开，由于双重血液供应，因而不易阻滞。心电图表现为：①QRS 波群电轴+90°～+180°。②Ⅰ、aVL 导联 QRS 波呈 rS 型。③Ⅲ、aVF 导联呈 qR 型。④QRS 时限轻度延长，但<0.12s。

二、传导途径异常

传导途径异常是指在正常的传导途径之外，激动沿其他的异常途径（旁路）下传。心室预激就是心房激动沿房室环周围附加的房室传导束提前下传至心室，引起该部分心室提前激动。我们将这类房室间异常传导并与快速心律失常密切相关的综合征，统称为预激综合征（pre-excitation syndrome）。临床上广义的预激综合征包括心电图具有短 PR 间期、异常 QRS 波的经典型预激综合征（Wolff-Parkinson-White syndrome，WPW 综合征）；PR 间期缩短、QRS 波正常的短 PR 综合征（Lown-Ganong-Levine syndrome，LGL 综合征）；以及

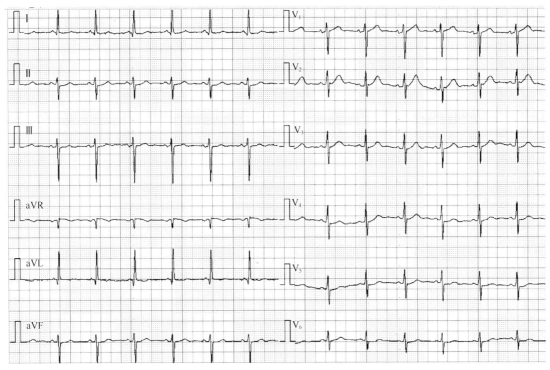

图 12-25 左前分支传导阻滞

QRS 波群时限＜0.12s，电轴左偏－60°，Ⅰ、aVL 导联可见起始 q 波

PR 间期正常、QRS 波异常的变异型预激综合征（也称为 Mahaim 型预激综合征）。

1. WPW 综合征 又称经典型预激综合征，属于显性房室旁路。其解剖学基础为房室环存在直接连接心房和心室的一束纤维（Kent 束）。心房激动可沿房室结和 Kent 束同时下传心室，一般来说旁路的传导速度会更快一些，因此 Kent 束连接的局部心室肌可被提前激动，形成了特殊的心电图表现：①PR 间期＜0.12s；②QRS 波群时限增宽，起始粗顿，可见 △ 波（图 12-26）。△ 波的大小及 PR 间期的缩短程度与预激成分的多少有关。

2. LGL 综合征 又称短 PR 综合征。心电图仅表现为 PR 间期＜0.12s，QRS 波群无异常。

3. Mahaim 型预激综合征 有研究表明该型心室预激形成的解剖学基础为右心房束束，即起源于三尖瓣环上方右心房侧壁，并与右束支末梢相连，该连接纤维具有递减传递的特点。此类旁路只有前传功能，没有逆传功能。心电图表现为：PR 间期正常或稍有延长，QRS 波群增宽，起始粗顿，可见 △ 波。Mahaim 型旁路可以引发宽 QRS 波心动过速并呈左束支传导阻滞图形。

三、干扰与脱节

心肌细胞在每次激动后都会有一段不应期，当下次激动刚好落在心肌细胞的不应期时，不能使心肌细胞再次除极，由这一细胞生理特性所导致的传导延迟或中断，称之为干扰（interference）。干扰现象可以发生在心脏的各个部位，最常见的部位是房室交界区。3 次及以上的干扰连续发生称之为脱节。发生在房室交界区的连续性干扰，称之为干扰性房室脱节（interference atrioventricular dissociation）。干扰所致的房室脱节须与病理性传导阻滞相鉴别。

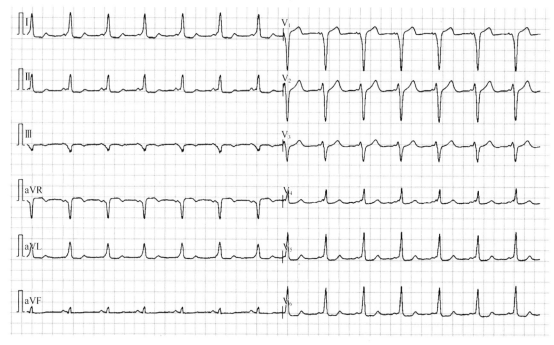

图 12-26　WPW 综合征的心电图表现
PR 间期小于 0.12s，QRS 时限增宽，起始粗顿，可见 Δ 波

小结

　　本章主要介绍了各种心律失常的心电图表现。重点内容包括各种起源的期前收缩及相应的心动过速、心房扑动和颤动、心室扑动和颤动、房室传导阻滞及逸搏和逸搏心律等心电图特征；难点是阵发性室上性心动过速及房室阻滞分度分型的心电图诊断及鉴别诊断。同学们在学习时应抓住重点和难点，采用多看图、多实践、分组讨论等学习方法，注意将临床资料与心电图表现相结合分析，进行知识点的复习和巩固。

（焦锦玉）

思考与练习

　　1. 心房扑动与心房颤动的心电图特征是什么？

　　2. 请写出二度房室传导阻滞各型的心电图表现。

　　3. 交界性逸搏和逸搏心律的心电图特征是什么？

参考文献

　　1. 万学红，卢雪峰. 诊断学，第 9 版. 北京：人民卫生出版社，2018.

　　2. 郭继鸿. 心电图学. 北京：人民卫生出版社，2002.

　　3. 何方田. 临床心电图详解与诊断. 杭州：浙江大学出版社，2017.

　　4. 吴书林. 心脏电生理解剖实用手册. 北京：北京大学医学出版社，2014.

5. 刘鸣，王曼萍. 武汉亚洲心脏病医院临床心电图谱. 天津：天津科学技术出版社，2017.

6. Douglas L. Mann. Braunwald's heart disease：a textbook of cardiovascular medicine. 10th edition. Amsterdam：Elsevier，2015.

7. PenttiRautaharju. Investigative Electrocardiography in Epidemiological Studies and Clinical Trials. Berlin：Springer，2006.

8. Ary L. Goldberger. Goldberger's Clinical Electrocardiography. 9th edition. Amsterdam：Elsevier，2018.

9. Kligfield P，Gettes L S，Bailey J J，et al. Recommendations for the Standardization and Interpretation of the Electrocardiogram. Journal of the American College of Cardiology，2007，49(10)：1109-1127.

10. Mason J W，Hancock E W，Gettes L S . Recommendations for the Standardization and Interpretation of the Electrocardiogram：Part Ⅱ：Intraventricular Conduction DisturbancesA Scientific Statement From the American Heart Association Electrocardiography and Arrhythmias Committee，Council on Clinical Cardiology；the American College of Cardiology Foundation；and the Heart Rhythm Society Endorsed by the International Society for Computerized Electrocardiology. Circulation，2007，49(10)：1128-1135.

11. Borys Surawicz，Rory Childers，Barbara J. Deal，Recommendations for the Standardization and Interpretation of the Electrocardiogram：Part Ⅲ：Electrocardiography Diagnostic Statement List A Scientific Statement From the American Heart Association Electrocardiography and Arrhythmias Committee，Council on Clinical Cardiology；the American College of Cardiology Foundation；and the Heart Rhythm Society Endorsed by the International Society for Computerized Electrocardiology. Journal of the American College of Cardiology. 2009，53：976-981.

12. Pentti M. Rautaharju，BorysSurawicz，and Leonard S. Gettes，Recommendations for the Standardization and Interpretation of the Electrocardiogram：Part Ⅳ：The ST Segment，T and U Waves，and the QT Interval A Scientific Statement From the American Heart Association Electrocardiography and Arrhythmias Committee，Council on Clinical Cardiology；the American College of Cardiology Foundation；and the Heart Rhythm Society Endorsed by the International Society for Computerized Electrocardiology. Journal of the American College of Cardiology. 2009，53：982-991.

13. E. William Hancock，Barbara J. Deal，Recommendations for the Standardization and Interpretation of the Electrocardiogram：Part Ⅴ：Electrocardiogram Changes Associated With Cardiac Chamber HypertrophyA Scientific Statement From the American Heart Association Electrocardiography and Arrhythmias Committee，Council on Clinical Cardiology；the American College of Cardiology Foundation；and the Heart Rhythm Society Endorsed by the International Society for Computerized Electrocardiology. Journal of the American College of Cardiology. 2009，53：992-1002.

14. Galen S. Wagner，Peter Macfarlane，Hein Wellens，Recommendations for the Standardization and Interpretation of the Electrocardiogram：Part Ⅵ：Acute Ischemia/InfarctionA Scientific Statement From the American Heart Association Electrocardiography

and Arrhythmias Committee, Council on Clinical Cardiology; the American College of Cardiology Foundation;and the Heart Rhythm Society Endorsed by the International Society for Computerized Electrocardiology. Journal of the American College of Cardiology. 2009, 53: 1003-1011.

15. Patton K K, Ellinor P T, Ezekowitz M, et al. Electrocardiographic Early Repolarization: A Scientific Statement From the American Heart Association. Circulation, 2016, 133(15): 1520-1529.

16. Liu T, Shehata M, Massumi R, et al. Bidirectional fascicular tachycardia with alternating axis deviation following acute myocardial infarction. International Journal of Cardiology, 2011, 148(3): 0-369.

第十三章

心脏起搏心电图

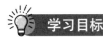

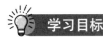
学习目标

1. **掌握** 起搏器相关概念、起搏器编码及起搏器常见工作模式。
2. **了解** 异常起搏心电图表现及起搏器介导性心律失常。
3. **具备** 常用起搏方式心电图的识别能力。

导入情境

　　患者，女，70 岁，起搏器植入术后 8 年，今来门诊复查，作为接诊护士，你需要给患者行心电图检查并初步判断起搏器工作是否正常。

工作任务

1. 针对患者情况，判断起搏器的工作模式。
2. 判断有无起搏或感知功能异常？

第一节 ⊙ 心脏起搏技术的发展和应用

　　1930 年美国的 Hyrnan 医生创制了世界首台由发条驱动、摩擦生电的脉冲发生器，重达72kg，有简单的频率调节，用针刺心房肌进行电刺激使心脏跳动，并以此命名为人工心脏起搏器（artificial pacemaker），这是现代起搏器的雏形。近百年来，随着人工心脏起搏系统（起搏器和电极导管）在设计、功能复杂多样化与制造工艺的不断进步和完善，心律失常发生机制和心脏起搏方式、适应证及随访诸方面均取得重大进展，目前的起搏器基本上实现了小、轻、薄、多功能、长寿限和高可靠性等要求，心脏起搏技术在心律失常治疗与诊断上，已成为应用最广泛和非常有效的检查、治疗手段。

一、起搏器植入适应证

　　在人工心脏起搏器问世前，完全性房室传导阻滞患者发病第一年的死亡率接近 50%，而心脏起搏器技术的临床应用使数以百万计濒于死亡的缓慢心律失常患者得以挽救，目前起搏器的适应证日渐广泛，主要应用于以下情况。

　　（1）缓慢性心律失常：病态窦房结综合征、双结病、心动过缓-过速综合征（慢-快综合征）、二度Ⅱ型-三度房室传导阻滞伴缓慢的心室率、阵发性三度房室传导阻滞伴心室停搏（＞3.0s）、心房颤动或扑动伴缓慢心室率或长 R-R 间歇（＞5.0s）等。

（2）双束支阻滞、三支阻滞（三分支阻滞）等。

（3）快速性心律失常：房间隔阻滞引起的阵发性心房颤动或扑动、反复发作的室性心动过速（植入 ICD）等。

（4）非心电疾病：神经介导性晕厥、肥厚型心肌病、扩张型心肌病及顽固性心力衰竭等。

（5）急性心肌梗死、重大手术前后需要保护性临时起搏。

（6）心电离子通道病伴复杂性室性心律失常或反复晕厥，适宜植入 ICD。

（7）各型心肌病伴复杂性室性心律失常，适宜植入 ICD 或联合 CRT。

二、起搏器构成及编码

心脏起搏系统由脉冲发生器、导线和电极、电极与组织接触的界面及程控器四个部分构成（图 13-1）。

1. 脉冲发生器　即通常所说的起搏器，是起搏系统的中心，包括电子元件、电池和导线连接部分，其外壳由钛合金制成，电池多采用锂-碘电池。

2. 导线和电极　包括电极、含有绝缘层的导线、接头和固定装置。导线和电极将脉冲发生器与心脏连接，是起搏系统中的关键元件，具有双向传导功能，一方面将起搏器发放的电脉冲传递给心脏用于起搏；另一方面也可接收心脏自身的心电信号传回起搏器以备感知。

3. 电极与心内膜或心肌组织接触的界面　电极导线植入到适当位置后，在其周围形成纤维包裹并令其非常稳固，使电极导线变成心脏的一部分，时间过长将导致拔除电极导线困难并发生一定的风险。

4. 程控器　用于与起搏器"对话"，查取起搏器储存的各项参数或向起搏器发放各项指令。

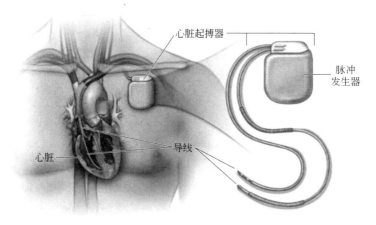

图 13-1　起搏器构成

为了统一对起搏器性能的识别，1987 年北美心脏起搏电生理学会（NASPE）和英国心脏起搏电生理组织（BPG）制订了 NBG 起搏器编码（表 13-1）。

表 13-1　起搏器编码

Ⅰ起搏心腔	Ⅱ感知心腔	Ⅲ感知后反应方式	Ⅳ频率应答	Ⅴ多部位起搏
A 心房起搏	A 心房感知	I 感知后抑制		A 心房
V 心室起搏	V 心室感知	T 感知后触发		V 心室
D 心房、心室顺序起搏	D 心房、心室双腔感知	D 触发＋抑制		D 心房、心室
O 不起搏	O 不感知	O 无	O 无	O 无
S 特定的心房或心室起搏	S 特定的心室或心室感知		R 有	

根据起搏器的编码，可以了解起搏器功能和类型，如 AAI 为心房起搏、心房感知、P 波抑制型；VVIR 为心室起搏、心室感知、R 波抑制型、频率应答；DDD 为心房与心室顺序起搏、心房与心室双腔感知、P 波与 R 波抑制或触发型。

三、起搏器类型

1. 单腔起搏器　AAI 起搏器，其起搏电极大多放置在右心耳；VVI 起搏器，其起搏电极大多放置在右心室心尖部。

2. 双腔起搏器　DDD 起搏器，其心房起搏电极大多放置在右心耳、心室起搏电极大多放置在右心室心尖部，进行房室顺序起搏。

3. 三腔起搏器　右心房＋右心室＋左心室的三腔起搏，又称为心脏再同步起搏（CRT），用于治疗顽固性心力衰竭、扩张型心肌病等。

4. 四腔起搏器　双心房＋双心室起搏，用于治疗心力衰竭伴阵发性心房颤动。

四、起搏器的起搏方式

1. 根据起搏电极安置于心壁的层次分类　分为心内膜起搏、心肌内起搏、心外膜起搏及冠状静脉的侧静脉或心后静脉起搏 4 种。其中心内膜起搏临床上最常用，用于永久性起搏；心外膜起搏大多用于心脏直视手术时或术后临时起搏；心肌内起搏用于少数患者因电极在心内膜不易固定或起搏效果不佳或急危症患者需要紧急临时起搏，或用于静脉细小的婴幼儿；冠状静脉的侧静脉或心后静脉起搏则常用于心脏同步化治疗（CRT）或单纯的左心室起搏。

2. 根据起搏电极所在的心腔位置分类　分为单腔起搏、双腔起搏、三腔起搏及四腔起搏 4 种，以双腔起搏最为常用。

3. 根据起搏电极顶端的电极组成分类　分为单极起搏和双极起搏 2 种，后者较前者更容易感知自身心电信号，且极少感知杂波、肌电位或其他干扰波。

4. 根据起搏时间的长、短分类　分为临时性起搏和永久性起搏 2 种，以后者最为常见。

5. 根据起搏模式对心脏生理功能的影响分类　分为非生理性起搏（如 VVI 起搏）、半仿生理性起搏（如 AAI 起搏）和仿生理性起搏（如 AAIR、DDD、DDDR 起搏）3 种。

6. 根据起搏器功能分类　分为抗心动过缓型起搏器、频率适应性起搏器、抗心动过速型起搏器及植入型心律转复除颤器（ICD）4 种。由于射频消融术的发展，单纯抗心动过速型起搏器现已很少单独使用。

第二节 ◆ 起搏心电基本概念和术语

一、起搏阈值

心脏每次搏动都是由电位变化引起，引起心脏恒定起搏的最小电流或电压，即为心脏的起搏阈值，它是心肌细胞膜电位第 4 相刺激心肌细胞使之发生完全除极的临界值，即阈电位。

二、刺激信号

刺激信号是人工起搏器发放的电刺激脉冲，也称起搏信号，它代表了起搏器所释放出的电能。一般采取脉宽为 0.5～0.6ms。具有感知功能的起搏器由一套感知电位控制，以电极导线为天线接收心电及（或）其信号，输至感知电路，调整脉冲的释放时机。

三、起搏电极

广泛应用临床的心内膜电极导线主要由电极、电极导线体、电极导线连接端三部分组成。电极导线分为心外膜与心内膜电极导线。前者只能外科开胸手术置入，后者经静脉植入。电极有单极与双极之分，单极指电极导线上仅有一个极，即头端（电极）的阴极。电流由阴极发出，刺激心脏，然后回到脉冲发生器上，构成完整的电极回路，而阳极为脉冲发生器。

四、起搏器计时周期

起搏器之所以能保持正常的工作方式，是因为其内部具有较复杂而完整的控时电路系统，控制着心房、心室脉冲的发放时机。

单腔起搏器的计时周期比较简单，而双腔起搏器的计时周期，既各自独立而又相互制约。计时周期参数包括下限频率间期、上限频率间期、AV 间期、非生理房室时间、心室空白期、心房不应期、心室不应期、心房逸搏间期等。

五、起搏器不应期

（一）心脏起搏器不应期概念

心脏起搏器不应期是指起搏脉冲发放后或感知自身心电信号后，起搏器中的感知放大器被关闭，对外来信号不感知的一段时间。目前所用的起搏器不应期分为绝对不应期（空白期）和相对不应期，以 ms 为单位表示。在空白期内所有信号都不能被起搏器感知，其中包括自身心电信号。在相对不应期内，起搏器可对噪声进行采样然后进行起搏方式转换。

（二）不应期设置

其目的主要为了避免感知下列信号：起搏脉冲发放后导线与心脏接触界面电化学作用产生的残余电压（起搏信号后电位）；高大深的 T 波；起搏的或自身的 QRS 波群。

（三）双腔起搏器的不应期

双腔起搏器实际由两部分电路组成，即心房电路和心室电路，二者各有自己的不应期。

1. 心房脉冲发放后同时出现心房不应期和心房后心室空白期

（1）心房不应期（ARP）：心房脉冲或感知 P 波后出现心房不应期，即为心房空白期和相对不应期，设置目的是避免感知心房脉冲后电位和其后 R 波、T 波。

（2）心房后心室空白期：心房脉冲发放后心室电路为避免出现交叉感知，出现一段空白期，即心房后心室空白期，设置目的是防止心室电路对心房脉冲产生交叉感知。

2. 心室脉冲发放后同时出现心室和心室后心房不应期

（1）心室不应期（VRP）：心室脉冲发放或感知 R 波后出现心室不应期，即心室空白期和相对不应期，设置的目的是避免感知自身脉冲发放后产生的后电位和其后 T 波。

（2）心室后心房不应期（PVARP）：心室脉冲发放后心房电路出现不应期，即为心室后心房不应期（空白期和相对不应期），设置的目的是避免心房电路对心室脉冲的交叉感知。

3. 总心房不应期（TARP） 总心房不应期＝AV 间期＋心室后心房不应期（PVARP）＝上限跟踪频率间期（UTRI），由此看来，总心房不应期决定了上限频率，如总心房不应期为 500ms，它的上限频率将不会超过 120bpm。

六、起搏脉冲及脉宽

起搏脉冲信号指电流短时间内作用于心肌的刺激电信号，也有人称为"脉冲信号"或"起搏信号"。电脉冲呈方形或矩形，为负脉冲，脉冲宽度多为 0.5ms，常规心电图机记录速度 25mm/s，所记录出的脉冲信号呈一条直线，类似"钉子形"。

脉宽指单个脉冲的电流持续时间，以 ms 为单位。按需起搏器的脉宽同样可以程控，释放到心脏的能量基本上与脉宽成正比，在能保证起搏的前提下程控较窄的脉宽将会延长起搏器的电源寿命。程控脉宽的目的是节省能源和避免肌肉刺激与膈肌抽搐，测定脉宽可以了解起搏器的电源耗竭情况，如脉宽延长提示起搏器电源已接近耗竭，应进行更换。

七、起搏阈值及阈值试验

能够使心脏产生或恢复有效收缩的最小能量称为起搏阈值。阈值试验是用来了解心脏应激所需的最小电能量，通过阈值试验可了解心室或心房最小的起搏阈值。在术中测定起搏阈值时可通过起搏分析仪测定，而在术后测定阈值，可打开程控仪中此项功能即可进行起搏阈值测试。

八、频率应答

频率应答，又称频率自适应，即安装频率应答起搏器的患者起搏频率随体力活动或代谢的变化而增加或减慢。频率应答起搏器是近年来广泛应用的一种生理起搏器。其特点如下。

（1）随人体活动或代谢需要而增减心率。

（2）房室顺序激动和收缩，如 DDD 起搏器。

（3）心室同步起搏，保持正常的 QRS 波群形态，如 AAI 起搏。

九、融合波

心室起搏频率与自身心率接近或相等时，自身下传冲动和起搏器的刺激同时或几乎同时激动心室，即心室一部分被自身冲动所激动，而另一部分则被心室刺激所激动（起搏器），两种冲动各激动心室一部分，即形成融合波。

真性融合波是起搏冲动和自身下传心律二者均激动心室，只是二者在激动心室的时间上有差异。根据两种激动（心脏自身冲动和起搏器脉冲）刺激心室除极所占的成分不同，在心电图上 QRS 波的形态可介于自身心律与起搏心律之间，如起搏激动略早于自身窦性心律下传的时间，融合波的形态更接近起搏的图形，否则接近自身心律的 QRS 波形态。

假性融合波是心脏接受自身冲动刺激后已除极完毕，但心肌除极的信号未能立即通过导线反馈于起搏器内而抑制脉冲输出，此时起搏器也发出了脉冲，这一脉冲落在心室不应期，无效的起搏脉冲在体表心电图上与 QRS 波群相重叠，但 QRS 波的形态并未改变，实际上心肌内只有一个窦性起搏点，因此这种融合又称为"纸上的融合"。

十、上限频率与下限频率

上限频率（upper rate limit，URL）指患者运动时起搏器应答后发放的最快频率。当达到 URL 后，即使再增加运动量，起搏频率也不会随运动量的增加而上升。URL 设定要与患者最大活动后生理需要量一致，一般为 120～130bpm。

下限频率（lower rate limit，LRL）为起搏器程控的基础频率，即患者在休息状态下，未感知任何信号时的起搏频率。

第三节 ⊃ 正常起搏器心电图

一、起搏器心电图基本分析方法

分析起搏器心电图除必须掌握普通心电图的知识外，还需要了解起搏器类型、起搏方式、计时周期、特殊设置等。

（1）分析心电图时首先找出脉冲信号，识别脉冲与 P 波或 R 波之间的关系，注意起搏和自身 P 波及 QRS 波群形态变化。

（2）根据脉冲与 P 波、QRS 波群的关系及各波形的变化，判断起搏心腔、感知心腔及感知后的反应方式。

（3）测量和分析 AV 及 VA 间期，判断起搏及感知功能状况如何，有无异常感知。

二、常用起搏方式的心电图特点

常用的单腔起搏器的起搏方式有 VVI/VVT、VOO、AAI/AAT、AOO；双腔起搏器的起搏方式有 VAT、VDD、DVI、DDI 和 DDD。

（一）AAI／AAT 起搏（心房按需起搏）

AAI/AAT 起搏是常用的一种简单有效的生理性起搏方式。心房起搏（AAI）心电图特征：心房起搏脉冲（AP）后跟随相应的 P′波，其极性与窦性 P 波一致，该 P′波下传的 QRS 波形正常（图 13-2）或呈束支阻滞图形。

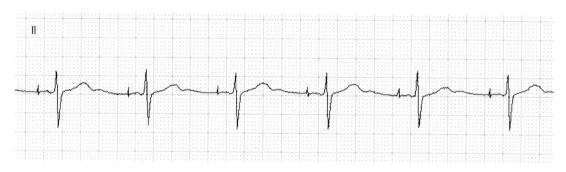

图 13-2 心房起搏心律（AAI 方式）

（二）VVI／VVT 起搏（心室按需起搏）

VVI/VVT 起搏是临床上应用最多且简单易行的一种常用起搏方式。由于心室起搏失去了房室顺序收缩的生理功能，因此是一种非生理性起搏方式。起搏电极植入在右心室尖部，起搏和感知均在心室。心室按需起搏器感知自身心搏后抑制其发放电脉冲，并重新安排下一次脉冲周期者，称抑制型（VVI）；而感知自身心搏的 QRS 电信号后立即发放电脉冲，并重新安排下一次脉冲周期者，称触发型（VVT），该刺激脉冲在自身 QRS 波群的绝对不应期，不引起心室激动，是一次无效的电刺激。

VVI 心电图特征：自身心搏慢时，心室起搏器脉冲（VP）按起搏间期规律地发放，VP 后伴应激的心室激动波 QRS 波群，由于心室激动顺序异常，右心室尖部起搏产生类似左束支阻滞的畸形 QRS 波（图 13-3）。

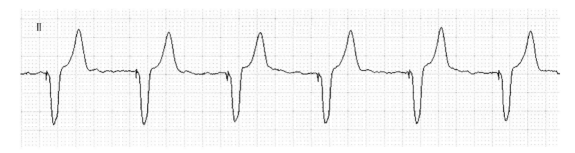

图 13-3　心室起搏心律（VVI 方式）

（三）　VAT 起搏（心房同步起搏）

VAT 起搏是最早应用的一种双腔生理性起搏器。心房电极只有感知而无起搏功能，心室电极只有起搏功能而无感知功能。VAT 工作原理是心房感知 P 波触发心室放电起搏。目前只在 DDD 起搏器程控时，有时用这种起搏方式。VAT 的心电图特点是感知 P 波后，经设定的房室延迟（AV 延迟）触发心室起搏（图 13-4）。

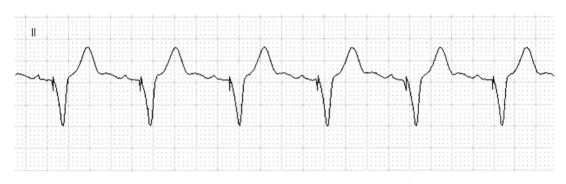

图 13-4　心房同步起搏（VAT 方式）

（四）　VDD 起搏（心房同步心室按需型起搏）

VDD 起搏是一种双腔生理性起搏方式。心房电极只有感知功能，心室电极有感知和起搏功能。心房电极感知自身 P 波后，若无自身心搏出现，则经过 AV 延迟起搏心室；若有自身心搏，则被心室电极感知，抑制起搏脉冲发放，因此 VDD 等于 VAT 加上 VVI，除具有心房感知、心室起搏的基本功能外，还具有感知心室 R 波的功能。

（五）　DVI / DDI 起搏（房室顺序生理性起搏）

心房心室都有起搏功能，DVI 只在心室感知，心房无感知功能，而 DDI 可在双腔感知。DDI 除保持 AV 顺序起搏、顺序收缩外，心房心室均有感知功能，感知后抑制其电脉冲，即心房感知后不释放心房电脉冲，但也不触发提前发放心室电脉冲。

（六）　DDD 起搏（全自动双腔起搏）

心房-心室起搏，心房心室感知后具有触发和抑制双反应，即心房感知后抑制心房电脉冲并按 AV 间期触发心室电脉冲起搏心室。心室感知后抑制心室放电并按 VA 间期触发心房电脉冲起搏心房，因此 DDD 起搏的频率是可变的，设有最低频率和最高频率 2 个参数，DDD 起搏心电图特点是集 AAI、VVI、VDD 及 VAT 和 DVI 起搏之功能于一体。

第四节 ○ 起搏器功能异常心电图

对于接受起搏治疗的患者，起搏系统故障可能会危及患者生命安全，准确识别并排除起搏器故障，可以保证患者的生活质量和生命安全。起搏器故障是指由于起搏系统的物理性损坏或机体内环境的变化所导致的起搏系统功能异常。心电图是诊断起搏器功能异常的主要手段，起搏器功能异常心电图表现包括起搏功能异常及感知功能异常。

一、起搏功能异常

起搏功能异常分为起搏系统的异常和功能性异常。其常见原因有以下几种。

1. 深呼吸、体位改变及心房收缩影响起搏功能 深呼吸、体位改变可使心内膜电极产生亚脱位或临时移位（图 13-5）。心房收缩可增加心室末期容积，使心室扩张，特别是原有心室扩大者，易使电极与心内膜接触不良，影响起搏和感知功能。

2. 心脏自身原因 心肌缺血、电极周围纤维化使心肌应激性降低或兴奋扩散性异常而出现起搏脉冲传出阻滞（指心室起搏脉冲与夺获 QRS 波之间的传导时间延长或出现二度、三度阻滞而发生起搏功能异常）、起搏阈值升高（提高输出电压可恢复起搏功能，这有助于与电极脱位相鉴别）。

3. 电极原因 电极断裂、电极脱位、电极导线插头松动。

4. 起搏器自身原因 起搏器电子元件损伤或失灵、电能耗竭。前者会出现频率奔放、无起搏脉冲发放、不感知。后者一般先影响起搏模式，如频率应答功能丧失、DDD 起搏自动转换为 VVI 起搏，之后出现起搏频率减慢、快慢交替出现或奔放现象，再影响感知功能，最后出现起搏和感知功能均丧失。

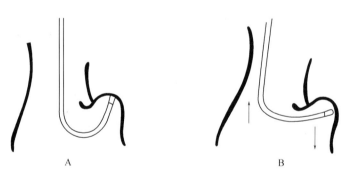

图 13-5　深呼吸使心内膜电极亚脱位
A. 平静时电极在心房位置；B. 为深呼吸时电极在心房亚脱位

（一）不起搏或间歇起搏

1. 不起搏（起搏失夺获） 仅有起搏脉冲信号，无后继的 P 波或 QRS 波群（图 13-6 和图 13-7）。在植入起搏器后的头几天，因起搏电极处心肌组织水肿、炎症等可使起搏阈值增高、电阻增大。经过药物治疗，炎症消退以后恢复正常起搏功能。

2. 间歇起搏 见于电极漂移，特别是心腔扩大的患者易发生间歇起搏。这种间歇起搏的周期较长而无逸搏发生时，患者可有头晕或眩晕等症状（图 13-8）。

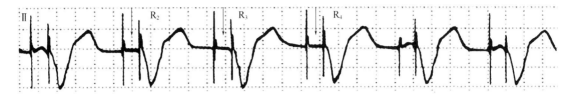

图 13-6　间歇性心房起搏功能不良

DDD 起搏方式，部分 AP 后未见心房波（箭头所示），提示心房起搏失夺获

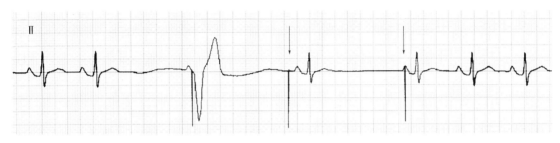

图 13-7　间歇性心室起搏功能不良

VVI 起搏模式，部分 VP 后无起搏 QRS 波出现（箭头所示），提示心室起搏失夺获

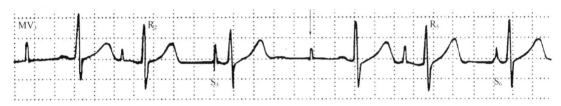

图 13-8　心房感知和起搏功能均异常

心房电极脱位导致 AP 后无起搏 P 波（箭头所示），部分 P 波未被有效感知（S_3、S_6）

（二）起搏脉冲未按时发放

起搏器感知自身 P 波及 QRS 波之外电信号，如较大的 T 波、脉冲后电位、骨骼肌电位、高频电磁波、电极互相碰撞或导线折断所产生的电信号时，自感知点开始建立逸搏间期，在心电图上表现为起搏器没有按照设置的间期发放起搏脉冲，即起搏脉冲意外脱漏，或起搏间期和（或）逸搏间期规则或不规则地明显延长，致起搏频率缓慢或节律不规则，甚至在较长的时间内无任何刺激脉冲，称为超感知（图 13-9）。

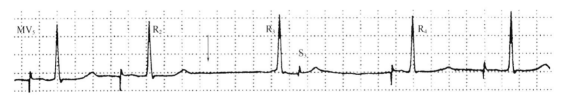

图 13-9　AAI 起搏方式未按时发放心房起搏脉冲（箭头处）

二、感知功能异常

正常起搏器工作需要脉冲发生器和心脏自身心率活动的密切结合，起搏器能够感知心肌自身的电活动，但起搏器的感知同时也受到多种因素影响，如电极与心内膜接触的可靠性、

心肌供血状况、电极导线的完整性、起搏器感知灵敏度等。起搏器感知故障包括感知不足和感知过度。

（一）感知不足

起搏器对心脏自身正常的 P 波和（或）QRS 波群不能感知，仍按自身的基础起搏周期发放起搏脉冲，称为感知不足（或感知低下）。

1. 感知不足的主要原因 包括心电信号变异（包括生理性和病理性）、导线异常、电路故障、电池耗竭和对磁铁的反应等。

2. 发生机制 心内电信号的振幅和斜率不够高，不能被心室或心房感知。

3. 感知不足的结果 可造成不适当的起搏，从而引起竞争性心律，甚至严重的快速心律失常，同时起搏器故障引起的感知不足常常合并起搏功能异常。

4. 感知不足的处理

（1）确定感知不足原因。

（2）通过程控测试 P 波或 QRS 波群的振幅，并与设置的感知敏感度比较。

（3）必要时调整感知灵敏度以纠正感知不足。

（4）如果感知不足的原因不能通过程控灵敏度解决，考虑手术调整电极位置。

（二）感知过度

起搏器对不应感知的信号发生感知，称为感知过度（或超感知）。感知过度是起搏器脉冲输出抑制的最常见原因。

1. 感知过度的主要原因 引起感知过度的干扰源分外源性因素和内源性因素。前者包括交流电、电磁信号和静电磁场等；后者包括肌电信号、T 波、电极后电位和交叉感知（图13-10～图 13-12）。

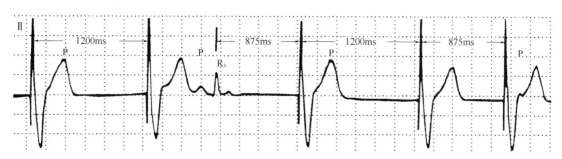

图 13-10　VVI 起搏方式

基础起搏间期为 875ms，间歇性感知前次 T 波导致起搏间期延长至 1200ms

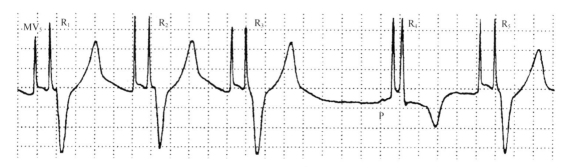

图 13-11　DDD 起搏方式

心室电极感知 R_3 后的 T 波导致起搏间期延长（R_3R_1 间期突然延长）

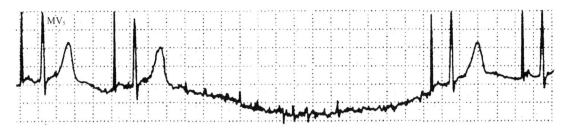

图 13-12　起搏器感知肌电波引起节律重整出现短暂停搏

2. 感知不足的结果　起搏间期被不适当感知的事件所重整，导致起搏器刺激或自身 QRS 波群与随后的起搏搏动之间的间期长于程控的起搏周长，VVI 或 AAI 起搏器发生感知过度，表现为起搏的停止或起搏间期不适当延长。对于 DDD 起搏器，当心房感知频率较高的其他信号后，可以出现心室起搏的快速跟踪，甚至发生自动模式转换。

3. 感知过度的处理　多数可通过程控调整起搏器极性（由单极改为双极）或灵敏度（降低灵敏度，即提高数值）进行纠正。

（三）交叉感知

交叉感知系一个心腔不适当地感知另一个心腔的电活动（图 13-13）。

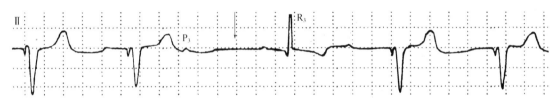

图 13-13　心室电极间歇性感知心房 P 波
心室电极交叉感知到 P_3，抑制 VP 发放（箭头处），导致起搏周期延长

1. 交叉感知的原因　心房输出过高或心室感知度太灵敏，或者心房和心室导线近端距离过近。在双极感知系统，由于感知场较局限，很少发生交叉感知。

2. 交叉感知的结果

（1）较常见的是心房起搏输出被心室导线感知，从而抑制心室输出（图 13-14）。

（2）当心室搏动（事件）被心房导线所感知，则发生时间周期重整，这种现象叫远场感知（far-field sensing）。

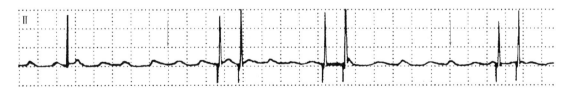

图 13-14　心室电极感知心房 FL 波
心室电极交叉感知到 FL 波，抑制 VP 发放（箭头处），导致起搏周期延长

3. 交叉感知的处理

（1）为防止发生交叉感知，应设置一个合适的空白期（blanking period）。

（2）心室安全起搏：从安全考虑，心室通道在空白期后感知信号，双腔起搏器会在很短的 AV 间期内（100～110ms）发放心室起搏刺激。

三、起搏器介导性心律失常

起搏器参与的心律失常统称起搏器介导性心律失常，包括起搏器介导性心动过速、DDD 起搏器心室快速跟踪起搏和竞争性心律等。起搏器介导性心律失常发生时，过快的心室率常能影响心脏的充盈和泵血量，进而影响患者的心功能，严重者影响生活质量，甚至危及生命。这类心律失常多数有效的治疗方式是调整起搏器工作模式及参数，而抗心律失常药物常常无效。

（一）起搏器介导性心动过速

起搏器介导性心动过速（pace mediated techycardia，PMT），广义上指多种由起搏器参与的心律失常，狭义指 DDD 起搏器的介导性心动过速。在 DDD 起搏器中，当发生房室分离时，心室激动波可通过房室结逆传到心房，触发心房激动。此时，心房波被起搏器感知触发心室起搏，如此往复形成环行运动，形成起搏器介导性心动过速。

1. PMT 常见诱因 室性期前收缩、房性期前收缩伴长 AV 间期、心房感知不足、阈下心房刺激和程控较长的 AV 间期。

2. PMT 的心电图特点（图 13-15）

（1）心室起搏突然增快，起搏频率低于或等于起搏器上限频率（心室最大跟踪频率）。

（2）RR 间期均齐。

（3）有时可见逆向 P 波，多融合在 ST-T 中不易辨认。

（4）常有诱发因素，如室性期前收缩、房性期前收缩、肌电干扰等。

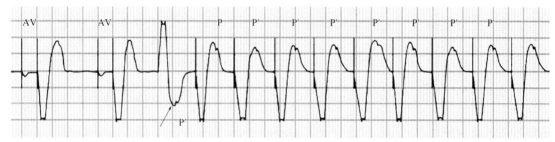

图 13-15 室性期前收缩诱发 PMT

室性期前收缩后逆行 P 波（箭头所示）被起搏器感知，从而诱发起搏器介导性心动过速

3. PMT 的处理方法

（1）放置磁铁在起搏器部位，使起搏器工作模式变为无感知模式时，PMT 可迅速终止。

（2）通过延长心房不应期，将 DDD 程控为 DOO、DDI、DVI、VVI 等非跟踪起搏方式，使其失去心房感知和触发功能可以解决。

（3）许多 DDD 起搏器具有处理 PMT 的功能，可在程控时将此项功能打开。

（二）心室不当快速跟踪起搏

植入 DDD 起搏器的患者，在快速房性心律失常发作或存在肌电干扰时，起搏器可以发生心室快速跟踪起搏，从而引起患者的不适。在具有自动模式转换功能的起搏器，这种快速跟踪的发生率明显降低。

这种心律失常的特点为：存在快速房性心律失常，或者明显的肌电干扰；心室起搏频率较快，但介于下限频率和上限频率之间；心室起搏可以规则也可不规则。

由于这种快速跟踪常呈发作性，而且肌电干扰可能与患者的活动有关，因此有时需要动态心电图监测方能记录下发作时的心电图。可通过程控降低起搏器感知灵敏度、将单极感知改为双极感知，同时也可加用抗心律失常药物及减少植入起搏器侧肢体的活动。

小结

　　本章主要介绍了心脏起搏器的基本概念及常见起搏器的工作模式。难点包括起搏器功能异常的心电图表现及与起搏器相关的心律失常。希望同学们在学习时掌握主要内容，理解难点知识，并运用到以后的临床工作中。

（吕　航）

思考与练习

　　1.单腔起搏器有哪几种工作模式？

　　2.双腔起搏器有哪些工作模式？

　　3.如何判断起搏器起搏功能异常？

参考文献

　　1.郭继鸿. 心电图学. 北京：人民卫生出版社，2002.

　　2.何方田. 临床心电图详解与诊断. 杭州：浙江大学出版社，2017.

　　3.陈清启，辛辉，刘松. 简明起搏心电图学及图谱. 北京：人民军医出版社，2010.

第十四章

常用心电学检查

⚡ 学习目标

1. 了解 动态心电图、平板运动试验、经食管心房调搏的适应证及临床应用价值。

2. 熟悉 动态心电图检查、平板运动试验及经食管心房调搏检查的操作方法及注意事项。

👆 导入情境　▶▶

一位 50 岁男性，近期偶有夜间胸闷、胸痛，白天就诊时无阳性检查结果，你作为接诊护士，考虑需要进一步必要的检查来帮助发现病因。

⚙ 工作任务　▶▶

1. 针对该患者进行 24h 动态心电图检查是否合适？

2. 如果发现夜间患者有胸痛时动态心电图出现一过性 ST 段抬高，应考虑什么诊断？

第一节 ➡ 动态心电图

一、概述

动态心电图（ambulatory electrocardiography，AECG）能够在患者自然生活状态下连续 24h 或更长时间记录 2 导联或多导联心电信号，借助计算机进行分析处理，发现各类心律失常事件及 ST 段异常改变，获取重要的诊断评价依据。该技术自 20 世纪 60 年代以来已得到广泛应用并不断发展。动态心电图的主要价值，是用以发现并记录在短暂心电图检查时不易发现的及日常活动时发生的心电图改变，为临床诊断和治疗提供重要依据。

二、检查方法

（一）仪器设备

动态心电图仪由记录系统、回放分析系统和打印机组成，其基本技术性能要求如下。

1. 记录系统 体外 AECG 将标准的静息床旁十二导联心电图扩展至检测、记录和描述日常活动中异常的心电信息。随着微型电子电路以及无线网络技术的发展，仪器逐渐趋于小型化。同时，一些 AECG 设备还具有多种生物信号传感器，可以同时记录心电图和呼吸频率、外周氧饱和度、物理活动、皮肤温度、动脉压等参数，为复杂疾病如心力衰竭或睡眠呼吸暂停综合征的患者提供综合评价依据（表 14-1）。目前常用以下设备。

（1）连续式单导和多导有线传输的体外记录仪（AECG）。

（2）连续式单导和多导无线传输的体外记录仪（贴片心电图）。

（3）间歇式体外患者或事件触发的记录仪（外部循环记录仪）。

（4）间歇式体外患者或自动触发的后事件记录仪（体外事件记录仪）。

（5）体外实时心脏遥测系统：移动式心脏遥测和体外设备及非循环事件记录仪。

表 14-1 不同的 AECG 仪器预计可达到的诊断结果

记录时间	记录仪类型	心悸（%）	晕厥（%）	隐源性卒中（隐性心房颤动）（%）
＜60s	事件记录仪	50～60	无数据	无数据
24～48h	标准 AECG	10～15	1～5	1～5
3～7 天	Patch/Vest/Belt/MCT/ELR	50～70	50～10	5～10
1～4 周	ELR/Parch/Vest/Belt/MCT	70～85	15～25	10～15
≤36 个月	ILR	80～90	30～50	15～20

注：Patch=贴片式；Vest=背心式；Belt=腰带式；MCT=移动心脏遥测仪；ELR=体外循环记录仪；ILR=植入式循环记录仪。

2. 回放分析系统 主机采用性能良好的计算机或心电工作站，其硬件设施能支持动态心电图分析软件的运行。以 14～19 英寸高分辨率彩色显示器显示心电信号及有关分析、数据、图表；采用鼠标或键盘输入参数和指令，进行动态心电图分析和编辑。体外记录仪经专用的 USB 接口或无线传输技术输入心电信号。信号传输的保真度、回放系统及主机的技术性能、噪声控制、安全性均应符合国家及国际标准。软件系统对心电信号的分析处理功能须具有可靠性，同时应具有优良的操作、编辑、图表、报告、显示等性能，能进行以下分析处理并经人机对话修改编辑后打印出书面报告。

（1）检测不同时间、不同状态下的心率变化，做出最大、最小、平均心率及 24h 心率变化趋势的数字及图表分析。

（2）能正确识别室上性、室性期前收缩并进行期前收缩的分类统计、变化趋势的数字及图表分析。

（3）能正确检查出室上性及室性心动过速、心房颤动、心室颤动等心律失常，并对其发生阵次、持续时间、频率变化等做出数字及图表分析。

（4）可根据预先设置的心脏停搏间期（如＞2s）检出心脏停搏阵次并检测停搏间期及发生时间。

（5）能准确、可靠地检测 ST 段改变，做出 ST 段异常改变阵次、持续时间、发生变化的数字及图表分析。

（6）能准确、可靠地检测 QT 间期并对 QT 间期的变化做出数字及图表分析。

（7）可进行心率变异性的时域和频域分析。

（8）能正确识别和显示起搏信号，统计起搏心搏占心搏总数的百分比，为起搏器功能分析提供重要信息。

以上 1～5 项一般的动态心电图分析软件均应具备，部分动态心电图分析软件系统已具备 1～8 项分析功能，各项检测分析通过人机对话确认、修改、编辑等处理，方可做出报告。

3. 打印机 采用激光打印机，快速、清晰地打印出编辑好的动态心电图文字、数据、图表报告及附图。

（二）人员资质

1. 技师

（1）具有医学相关专业执业资格。

（2）具备心血管系统解剖、生理、心血管疾病及心电图知识。

（3）具备一定急救知识，能配合医生进行急救处置。

2. 医师

（1）具有临床执业医师资格。

（2）具备心血管内科及心电图专业知识和工作经验，必须熟悉各种心律失常与心血管疾病及其治疗、预后的关系。

（3）掌握急救设备使用，具备急救处置能力。

（三）操作方法

1. 临床资料的了解和记录

（1）记录患者的基本信息。

（2）了解患者的病史、症状及此次检查的目的。

（3）如植入心脏起搏器，应了解植入时间、类型及设定的有关参数。

2. 导联选择 根据原有心电图记录及检查目的，选择合适的导联。

（1）单导联：通常采用 V_1 导联或 Ⅱ 导联作为采集导联。采用 V_1 导联体系时，将正极接在胸骨柄下端，负极接在胸骨柄上端，无关电极接在右锁骨下窝外 1/3 处，或右胸第 5 肋间腋前线或胸骨下段中部。采用 Ⅱ 导联体系时，将正极接在左胸肋骨下缘，负极接在右锁骨中线与第 2 肋间的交点，无关电极接在右胸第 5 肋间腋前线或胸骨下段中部。现代最新的贴片式心电记录仪，主要通过两个专用的电极，从人体左侧胸部皮肤上的两点采集心电信号，可实时采集并通过手机或专门系统等接收、记录监测数据。

（2）3 导联：一般选择 CM_1 ＋ CM_5 ＋ MaVF 导联。模拟 V_1（CM_1）导联正极接在胸骨右缘第 4 肋间；模拟 V_5（CM_5）导联正极位于左腋前线第 5 肋间；模拟 aVF（MaVF）导联正极接在左腋前线肋缘，负极接在左锁骨下窝内 1/3 处；无关电极接在右锁骨下窝外 1/3 处。

（3）12 导联：采用 Mason-Lika 改良导联体系，即动态心电图记录时将 4 个肢体导联电极分别移至躯干部两侧锁骨下窝、两侧肋缘与两侧锁骨中线的交点处。

3. 皮肤处理及电极安置

（1）电极安置部位局部砂纸米字型打磨，95％的酒精脱脂。胸毛多者应剃除局部胸毛。

（2）选用优质专用电极片牢固粘贴，正确连接导联线，观察 1～2min 心电记录有无基线飘移和伪差，确认记录器运转无异常。

4. 记录时间 一般须连续记录 24h，包括日常活动及睡眠状态的心电变化，根据病情需要可延长至 48～72h 或复查，以增加心律失常的检出率。剔除伪差和干扰的 24h 心电连续记录的有效记录一般不应少于 22h，对起搏器功能评价，有效记录应达到 100％。

5. 患者记录单 应向患者介绍记录过程中的注意事项，取得患者的合作。记录日常活动情况（工作、休息、活动、进餐、服药、激动事件、睡眠等）及时间。出现症状时应详细记录症状起始、结束时间及感受。

6. 注意事项

（1）检查时穿宽松、舒适的衣服。

（2）患者佩戴动态心电图检查前，先记录一份常规 12 导联心电图，供分析动态心电图参考。

（3）在检查期间不要做 X 线、CT、核磁共振、B 超、脑电图、肌电图等影响动态心电图监测结果的各项检查；应远离强力电源和磁场，以免干扰心电信号。

（4）仪器防水，严防磕、碰等损害记录仪；不能自行打开记录盒或随意移动电极及导联线。

（5）检查期间日常起居应与平时一样，不必刻意休息少动，也不要贸然加大运动量。

（四）诊断报告

1.分析报告 动态心电图分析报告应以中文说明为主，诊断报告应以文字及图表显示和打印。重要、典型的心电变化应附上心电图，并说明心电变化与症状的关系，为临床医师提供全面的动态心电图信息。

（1）心率及其变化的定量分析。

（2）心律失常的定性、定量分析。若进行 12 导动态心电图检查，可提供心肌梗死的定性及定位信息。

（3）ST 段及 QT 间期异常变化的诊断及定量分析。

（4）必要时可进行心率变异性的时域和（或）频域分析。

（5）心脏起搏器功能评价分析。

2.诊断标准 动态心电图对于心律失常、ST 段改变的诊断一般应根据普通静息心电图的诊断方法及标准进行。由于动态心电图记录期间患者处于日常活动状态，体位、情绪等变化都会影响心电波形，可参照以下标准作出诊断和评价。

（1）心律失常诊断评价标准

① 正常人室性期前收缩≤100 次/24 小时，或 5 次/小时，超过此数只能说明有心脏电活动异常，是否属病理性应综合临床资料判断。

② 冠心病患者的室性期前收缩以 Lown 法分级，3 级及 3 级以上，即成对室性期前收缩、多形性室性期前收缩、短阵室性心动过速、多形性室性心动过速、持续性室性心动过速（持续时间≥30s）均有病理意义。

③ 室性心律失常药物疗效评价，可采用 ESVEN 标准，即患者治疗前后自身对照，达到以下标准才能判定治疗有效，包括：a.室性期前收缩减少≥70％。b.成对室性期前收缩减少≥80％。c.短阵室性心动过速消失≥90％，15 次以上室性心动过速及运动时≥5 次的室性心动过速完全消失。抗心律失常药物治疗经动态心电图复查，若室性期前收缩增加数倍以上或出现新的快速心律失常抑或由非持续性室性心动过速转变为持续性室性心动过速，出现明显的房室阻滞及 QT 间期延长等，应注意药物的致心律失常作用。

④ 窦房结功能不全的诊断标准包括：a.窦性心动过缓≤40 次/分持续 1min。b.二度Ⅱ型窦房传导阻滞。c.窦性停搏>3.0s。d.窦性心动过缓伴阵发性心房颤动、心房扑动或室上性心动过速，发作停止时窦性搏动恢复时间大于 2s。要注意药物引起的一过性窦房结功能异常。

（2）心肌缺血诊断及评价标准（应密切结合临床资料）：AECG 监测可用于诊断胸痛的病因（冠状动脉粥样硬化性疾病和变异型心绞痛），确定无明显的体表心电图表现的非典型性胸痛的发作和评估"缺血性负荷"程度，缺血持续的结果和 ST 段压低程度。对于缺血的诊断，ST 段压低至少为 0.5～1.0mV（0.5～1.0mm）、持续至少 1min。据报道，在血管造影诊断的胸痛和已知冠状动脉疾病的患者中，连续心电图显示的 ST 段压低敏感度（62％）

和特异度（61％）与使用相同导联的运动平板试验相似（分别为67％和65％）。

（3）心率变异性分析

① 时域分析指标：a.24h RR 间期标准差（SDNN）<50ms、三角指数<15 提示心率变异性明显降低。b.SDNN<100ms、三角指数<20 提示心率变异性轻度降低。

② 频域分析提示心率变异性降低的指标包括：a. 所有频带均有功率下降。b. 站立时无低频率成分增加，提示交感神经反应性减弱或压力感受器敏感性降低。c. 频谱总功率下降，低频/高频比值可不变；但低频下降时，此比值可减小，高频下降时，比值可增大。d. 低频中心频率左移。

心率变异性降低提示心肌梗死患者发生心脏事件的危险性较大，糖尿病患者合并有糖尿病性自主神经病变且预后不良。

三、临床应用

（一）与心律失常有关症状的评价

心律失常可产生心悸、眩晕、气促、胸痛、晕厥、抽搐等症状。实际上只有约50％患者在检测时可再现相关症状，没有症状的患者也可能记录到显著的心律失常。动态心电图对于常规心电图正常但有心脏症状，或者心律变化与症状并不相符时，可作为首选的无创检查方法，以获得有意义的诊断资料。

（二）心肌缺血的诊断和评价

动态心电图不能作为诊断心肌缺血的首选方法。对于不能做运动试验者，在休息或情绪激动时有心脏症状者以及怀疑有心绞痛者，动态心电图是最简便的无创诊断方法。动态心电图是发现无痛性心肌缺血的最重要手段，但无痛性心肌缺血的诊断，须在确诊为冠心病的前提下，动态心电图记录到 ST 段异常改变而无胸痛症状时才能成立。

（三）心脏病患者预后的评价

（1）心脏病患者的室性期前收缩，尤其是复杂的室性心律失常，是发生心源性猝死的独立预测指标。

（2）一些高危的室性心律失常可见于冠心病、二尖瓣脱垂、先天性心脏病术后、心力衰竭及长 QT 综合征等，对这类患者进行动态心电图检查，可对病情和预后作出有价值的估计。

（3）心率变异性降低是预测心肌梗死患者发生心脏事件危险及评价糖尿病患者自主神经病变的重要指标。

（4）缓慢心律失常，如病态窦房结综合征、传导障碍等，对心脏病患者预后的影响和治疗方案的确定具有重要意义，动态心电图对这类心律失常的诊断和评价具有重要价值。

（5）冠心病患者可发生无症状性心肌缺血，它与有症状心肌缺血一样，是决定预后及指导治疗的重要指标。尚未确诊为冠心病的患者，动态心电图发现其有无症状的 ST 段改变，解释为心肌缺血应当慎重，一些非缺血因素也能引起 ST 段改变。

上述心肌缺血及各类心律失常经过治疗后消失或改善，可能但不一定会改善患者的预后。即使动态心电图检查表明心肌缺血及心律失常已得到控制，但对于某些高危患者，动态心电图不是判断预后的唯一方法，必要时可进一步做心电生理检查。

（四）评定心脏病患者日常生活能力

日常活动、劳累、健身活动、情绪激动等，对一些心脏病患者可能会诱发心肌缺血和

（或）心律失常，动态心电图可对其进行检测和评价，以使医师对患者的日常活动、运动方式及运动量和情绪活动作做出正确指导，或给予适当的预防性治疗。

（五）心肌缺血及心律失常的药物疗效评价

以消除心肌缺血（包括无症状和有症状的）为目的的药物治疗，可以动态心电图检测的 ST 段改变定量分析进行疗效评价。心律失常具有一定的自发变异性，药物疗效及药物的致心律失常作用的判定，均应按照已有的严格规定进行，最好能结合血液药物浓度测定。

（六）起搏器功能评定

动态心电图检测能在患者自然生活状况下，连续记录患者自身及起搏的心电信号，获得起搏器工作状况、故障情况及引起心律失常的详细信息，为起搏器功能评定、故障发现及处理提供重要依据。

（七）流行病学调查

动态心电图可作为一种简单可靠的方法用于研究某些药物对心电图的影响。动态心电图不宜用于对无任何心脏病征象的正常人去发现心律失常或无症状性心肌缺血的常规检查方法，亦不宜用作人群中某些疾病的初次筛选以及了解某些疾病发病率为目的的大面积人群普查。

第二节 ⊙ 运动心电图

一、概述

20 世纪 20 年代末，Master 首先发表了运动中脉搏和血压改变用于评定心脏功能的论文，由此开创了运动负荷试验（也称为运动试验）检查。运动试验检查是指通过运动增加心脏负荷，使心肌耗氧量增加，用于冠心病及其他疾病的诊断、鉴别诊断及预后评价的一种检查方法。常用平板运动试验（treadmill electrocardiogram test，TET）、踏车运动试验。20 世纪 30 年代，Master 将心电图记录作为运动试验的重要观察指标，用于评定心肌缺血。此后，心电学指标成为运动试验主要的参数，称为运动心电图（exercise electrocardiogram，EECG）。在运动心电图中，可观察的参数包括心率、QRS 波、ST 段、T 波和心律失常。其中，运动中的 ST 段改变具有诊断心肌缺血的价值，目前它是运动试验中最重要和最常用的参数。

二、检查方法

（一）设备仪器

1. 运动测试系统 主要包括跑台/功率车、控制台及运动血压测量仪，能够保证在热身、运动及运动恢复期间采集、处理、记录、存档、分析和输出心电数据（12 导联或 15 导联）及血压测值并实时记录打印心电图。

2. 硬件要求 能达到国际标准的采样精度，具备减小运动伪差的技术，如抗肌电干扰-肌电伪差数字滤波技术、基线漂移抑制技术及自适应工频噪声滤波技术等。

3. 运动血压测量仪 具备较强抗运动干扰性能，测量结果稳定、可靠、准确。

（二）人员资质

（1）具有临床执业医师资格，具备心血管内科及心电图专业知识和工作经验，必须熟悉各种心律失常与心血管疾病及其治疗、预后的关系。

（2）至少参与或在监督下完成 200 例 TET，以确保其对 TET 的熟知度。并且以后每年至少做 50 例以维持这种熟知度。

（3）掌握急救设备使用，具备急救处置能力。

（三）操作方法

1. 试验前准备

（1）了解受检者病史，确认适应证，排除禁忌证，并记录药物使用情况。

（2）签订知情同意书。

（3）检查急救设备与药物处于备用状态。

2. 选择运动方案　常采用 Bruce 方案（表 14-2），即从较低的速度、较低的运动负荷量开始，逐渐加量，以保证安全。

表 14-2　运动试验 Bruce 方案

分级	速度（mp/h）	速度（km/h）	坡度（%）	代谢当量	时间（min）
1	1.7	2.7	10	4	3
2	2.5	4.0	12	7	6
3	3.4	5.4	14	9	9
4	4.2	6.8	16	13	12
5	5.0	8.0	18	16	15
6	5.5	8.8	20	19	18
7	6.0	9.6	22	22	21

3. 检查过程

（1）运动前分别描记卧位和立位 12 导联心电图并测量血压，进行初步的试验风险评估。

（2）连续监测心电图，在运动中每 3min 记录 1 次心电图并测量血压；达到运动峰值（运动终点）时记录即刻心电图和血压；运动后每 2min 记录 1 次心电图并测量血压，至少观察 6min，如果心电图有缺血改变，则应观察至心电图恢复至运动前状态，最多不超过 15min。

（3）高危患者进行运动试验时必须有训练有素的临床医师在场监督。高危受试患者定义为：冠状动脉疾病不稳定性风险增加的患者；中度至重度的瓣膜狭窄患者；曾有恶性室性心律失常病史的患者；重度肺动脉高压/继发性肺动脉高压患者；疑有心脏传导性疾病的患者；中度至重度肥厚型心肌病患者。

4. 运动终点

（1）绝对终止指征

① 试验中运动负荷增加，但收缩压较基础血压水平下降超过 10mmHg，并伴随其他心肌缺血的征象。

② 中、重度心绞痛。

③ 增多的神经系统症状（例如共济失调、眩晕、近似晕厥状态）。

④ 低灌注表现（发绀或苍白）。

⑤ 由于技术上的困难无法监测心电图或收缩压。

⑥ 受试者要求终止。

⑦ 持续性室性心动过速。

⑧ 在无诊断意义 Q 波的导联上出现 ST 段抬高（≥1.0mm）（非 V_1 或 aVR）。

（2）相对终止指征

① 试验中运动负荷增加，收缩压比原基础血压下降≥10mmHg，不伴有其他心肌缺血的征象。

② ST 段或 QRS 波改变，例如 ST 段过度压低（水平型或下垂型 ST 段压低＞2mm）或显著的电轴偏移。

③ 除持续性室性心动过速之外的心律失常，包括多源性室性期前收缩、室性期前收缩三联律、室上性心动过速、传导阻滞或心动过缓。

④ 劳累、气促、哮喘、下肢痉挛、跛行。

⑤ 束支传导阻滞或心室内传导阻滞与室性心动过速无法鉴别。

⑥ 胸痛增加。

⑦ 高血压反应缺少明确的依据，建议 SBP＞250mmHg 和（或）DBP＞115mmHg。

（四）诊断报告

1. 运动试验阳性的心电图标准

（1）运动中出现典型心绞痛。

（2）运动中或后即刻心电图出现 ST 段水平型或下斜型下降≥0.1mV（图 14-1），或原有 ST 段下降者，运动后在原有基础上再下降 0.1mV，并持续 2min 以上逐步恢复正常。

（3）运动中血压下降。

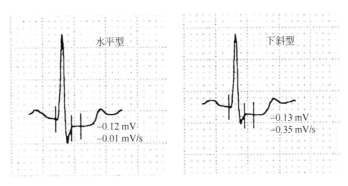

图 14-1　ST 段压低的形态

2. 运动试验可疑阳性的心电图标准

（1）运动中或运动后 ST 段在原基础上水平型或下斜型压低≥0.05mV，但＜0.1mV。

（2）运动中或运动后出现 U 波倒置。

3. 其他因素对 ST 段改变的影响

（1）地高辛：地高辛可引起运动时的异常 ST 段反应。这种异常的 ST 段压低在所研究的健康人群的发生率为 25%～40%，并与年龄呈直接相关。减轻它对复极模式的影响，需要 2 周时间。

（2）左心室肥厚并左束支传导阻滞的异常复极：这种心电图异常使运动试验特异性下降，而敏感性不受影响。但在左束支传导阻滞的患者还没有确定具有诊断意义的 ST 段压低水平。

（3）右束支传导阻滞：右束支传导阻滞患者常常在前胸导联（V_1～V_3）出现运动诱发

的 ST 段压低，与缺血无关。然而，左胸导联（V₅、V₆）试验特征与正常静息心电图性质相似。右束支传导阻滞并不降低负荷心电图诊断心肌缺血的敏感性、特异性或预测价值。

（4）服用 β 受体阻滞剂：因为不充分的心率反应，运动试验对接受 β 受体阻滞剂患者的诊断或预后价值有所下降。但是否服用 β 受体阻滞剂不影响试验结果，内科医生无需冒风险让患者停用 β 受体阻滞剂。然而，必须依据个体差异来决定是否需要为做运动试验而停止 β 受体阻滞剂治疗，并且在停药时应十分谨慎以避免潜在的血流动力学反弹现象，因其可引起心绞痛或高血压恶化。

（5）其他药物：很多药物，包括抗高血压药物、血管扩张剂都可以通过改变血压的血流动力反应影响试验结果。紧急应用硝酸酯类可以减轻心肌缺血所致的心绞痛和 ST 段压低。氟卡尼与运动试验诱发的室性心动过速相关。

（6）心房复极：心房复极波在方向上与 P 波相反，并且可以延伸到 ST 段和 T 波。运动试验中扩大的心房复极波可以引起非缺血性、下斜型的 ST 段压低。

（五）应急流程

TET 检查中诱发紧急事件的诊室处理如下。

1. 心绞痛的处理　立即终止运动，平卧，测量血压，舌下含服硝酸甘油 0.5mg（在无低血压的情况下），吸氧，严密观察心电图、血压变化，安慰患者解除紧张情绪，必要时呼叫上级医师处理。

2. 急性心肌梗死处理　立即终止运动，舌下含服硝酸甘油 0.5mg，吸氧，严密观察心电图、血压变化，解除疼痛，安慰患者解除紧张情绪，呼叫上级医师处理，注意心律失常，尽早转诊进行再灌注治疗。

3. 室性心动过速的处理　不伴血液动力学障碍的患者及时转诊治疗处理。伴血液动力学障碍的患者，改善低血压、休克、脑血流灌注不足等症状，呼叫上级医师，同时准备实施直流电复律。

4. 心室扑动、心室颤动　立即进行人工心肺复苏：胸外按压，电除颤（尤其是对于心律失常引起的心搏骤停应该在胸外按压后第一时间除颤），人工呼吸。及时呼叫上级医师和其他医护人员处理。

三、临床应用

运动试验用于诊断心肌缺血，已经有 60 多年的历史。在过去的几十年中，运动试验的重点在于评估心血管疾病的危险性，而不是简单地发现冠脉狭窄，最终改善预后成为运动试验的主要目的。这是运动试验临床应用的重大变迁。

（一）适应证

（1）诊断冠心病。

（2）已确诊冠心病患者的危险性及预后评定。

（3）心肌梗死后危险性及预后评定和心脏康复治疗。

（4）对特殊人群，如女性、无症状者、血管再通术前后、心脏瓣膜病患者和检出心律失常者。

（5）儿童运动试验。

（6）评定运动能力和耐量。

（7）评定运动相关的症状。

（8）评估心率变时性功能、心律失常和对植入性器械治疗的反应。

（9）评估对医学介入治疗的反应。

（二）禁忌证

1. 绝对禁忌证

（1）急性心肌梗死（2天内）。

（2）高危的不稳定型心绞痛。

（3）未控制的、伴有症状或血流动力学障碍的心律失常。

（4）有症状的严重主动脉狭窄。

（5）未控制的有症状心力衰竭。

（6）急性肺栓塞或肺梗死。

（7）急性心肌炎或心包炎。

（8）急性主动脉夹层分离。

2. 相对禁忌证

（1）左冠状动脉主干狭窄。

（2）中度狭窄的瓣膜性心脏病。

（3）电解质异常。

（4）严重的高血压。

（5）快速性或缓慢性心律失常。

（6）肥厚型心肌病和其他形式的流出道梗阻。

（7）精神或身体异常不能运动。

（8）高度房室传导阻滞。

（三）运动试验危险度

1. 危险度 早期阳性运动试验结果（在 Bruce 方案的前两个阶段中出现 ST 段压低大于或等于 1mm）提示高危险度。而可以进入第四阶段的患者，无论 ST 段反应如何，危险度均较低。

2. 危险人群 以运动诱发的 ST 段压低≥0.1mV 以及不能完成 Bruce 方案的第一阶段为基础，为高危险度人群。这些患者平均年死亡率为 59%。那些至少可以运动至 Bruce 方案第三阶段，而无 ST 段改变的患者构成了低危险度患者（评估的年死亡率<1%）。

3. Duke 评分 计算方法为：运动时间−5×[ST 段偏移水平（mm）]−4×运动心绞痛指数（无运动诱发心绞痛计分为 0，出现运动诱发心绞痛计分为 1，因运动诱发心绞痛且终止运动计分为 2。注意 ST 段偏移水平可以在 J 点之后 60～80ms 测得，如运动诱发的 ST 段压低少于 1mm，则计算中 ST 偏移水平计分为 0，运动时间以标准 Bruce 方案为准）。这一评分系统定义的高危险度患者（得分少于或等于−11，占 13%），年平均心血管死亡率大于或等于 5%。低危险度患者得分高于或等于+5（占 34%），年平均心血管死亡率为 0.5%。

4. 对老年患者预后评估的价值 以代谢当量来表示的运动负荷是唯一与全因死亡率相关的平板运动试验变量（以临床预后变量作校正）。

5. 预后评分系统 这个评分系统包括两个和 DuKe 计分相同的变量[运动时间或代谢当量等效变量和 ST 段变化（mm）]以及两个不同的变量（运动时收缩压下降低于静息水平、充血性心力衰竭病史以及服用地高辛）。评分的计算方法为：5×[充血性心力衰竭/地高辛（是为 1，否为 0）]＋运动诱发的 ST 段压低（mm）＋收缩压变化值−代谢当量。收缩压变化值指收缩压升高超过 40mmHg 为 0，升高 31～40mmHg 为 1，升高 21～30mmHg 为 2，升高 0～11mmHg 为 4，低于试验前站立时收缩压为 5。应用该评分系统，77% 的 Long Beach 退伍军人医院的患者被评定为低危险度（年平均死亡率<2%），18% 的患者被评定为中危险度（年均死亡率为 7%），6% 的患者为高危险度（年均死亡率为 15%）。

（四）心肌梗死后的运动试验

1. 心肌梗死后的运动试验意义

（1）危险分层和预后评估。

（2）出院后运动量的心功能储备，包括家务及工作量评估，以及作为综合的减少心脏危险度及心脏康复期的运动锻炼的评估。

（3）评估药物治疗是否充分，以及是否需要应用其他的诊断或治疗措施。

2. 运动方案　可选用次极量运动试验或症状限制性运动试验。次极量运动试验有预定的终点，常定义为 120 次/分的峰值心率或 70% 的预测最大心率或峰代谢当量为 5。症状限制性运动试验是患者持续进行运动，直至出现必须终止运动的症状或体征（例如心绞痛、疲劳、ST 段压低≥2mm、室性心律失常、收缩压比静息时低 10mmHg 或更多等）。

3. 安全性　心肌梗死后进行运动试验在一定程度上是安全的。致死性心脏事件的发生率（包括致死性心肌梗死和心脏破裂）为 0.03%，非致死性心梗以及成功抢救的心搏骤停发生率为 0.09%，复杂心律失常（包括室性心动过速）发生率为 1.4%。症状限制性运动试验事件发生率为次极量运动试验的 1.9 倍。

（五）危险分层与预后

1. 运动不能　大规模的溶栓试验数据证实，不能进行运动试验的患者不良心脏事件的发生率最高。

2. 运动诱发的缺血　研究证实心肌梗死后运动诱发的缺血型 ST 段压低是心脏死亡的一个很重要的预测指标。出现症状性（而非无症状性）、缺血型 ST 段压低≥1mm，是心脏死亡率的独立预测指标。但根据以前的标准，这些患者的绝对死亡率还是很低（1.7%）。其他一些研究显示，只有 ST 段压低>2mm，较低的运动水平出现 ST 段压低，或已得到控制的心力衰竭患者出现 ST 段压低才是死亡或非致死性心肌梗死的独立预测指标。

3. 运动能力　运动试验中所能达到的代谢当量水平，或运动持续时间，是心肌梗死后发生不良心脏事件的一个很重要的预测指标。平板运动试验中未能达到 5 个代谢当量的运动量提示预后不良。

4. 血压　运动试验中，收缩压未能升高 10～30mmHg，被认为是心肌梗死后发生不良心脏结局的独立预测指标。在有 Q 波的心肌梗死患者，收缩压未能超过 110mmHg 提示预后不良，而在无 Q 波的心肌梗死患者中则否。研究报告，在接受溶栓治疗的患者中，运动试验中峰值心率（次/分）与血压（mmHg）的乘积少于 21700，是心肌梗死后 6 个月内死亡率的独立预测指标（相对危险系数为 1.71）。

5. 其他的变量　一些研究显示，运动诱发的缺血在有 Q 波的心肌梗死患者和非 Q 波心肌梗死患者中的发生率相近。研究表明，运动诱发的 ST 段压低在非 Q 波心肌梗死患者中比在 Q 波心肌梗死患者中提示更高的心脏死亡率。

（六）运动心电图的诊断价值

运动心电图诊断检出冠心病的平均敏感性为 68%（23%～100%），平均特异性为 77%（17%～100%）。对于评定冠状动脉的解剖学改变和功能而言，运动诱发的 ST 段压低并不能提示特定的冠状动脉病变。运动诱发的非 Q 波导联 ST 段抬高，则提示全层心肌缺血，能定位冠状动脉病变。V_2～V_4 导联提示左前降支病变；侧壁导联提示左回旋支病变；Ⅱ、Ⅲ 和 aVF 导联提示右冠状动脉病变。对于判断冠心病预后，单独用 ST 段分析，不足以判断预后，必须结合非 ST 段的指标。

第三节 ➡ 食管心电图和经食管心房调搏

一、概述

1906 年，Gremer 首先记录到食管心电图（esophageal electrocardiogram，ESO）。1952 年，Zoll 应用脉冲刺激仪经食管对心脏进行电刺激，首创经食管起搏心脏。1973 年，Monotoyo 应用经食管心房调搏（transesophagealatrialpacing，TEAP）进行了较全面的心脏电生理检查。1978 年，蒋文平教授率先在国内开展经食管心房调搏术，随后这项技术在我国迅速展开，临床应用范围不断扩大。

经食管心脏调搏是一种无创性的临床电生理诊断和治疗技术。食管和心脏解剖关系密切，都位于纵隔内，心脏在前，食管在后，食管的前壁与左心房后壁紧贴在一起。利用这种解剖关系，应用食管调搏仪，经放置在食管的电板导管，间接刺激心房，同时记录体表心电图，这样便可以对人体心脏各个部位的电生理参数进行测量，揭示心律失常的发生机理，诱发某些不易观察到的心律失常，为体表心电图某些图形的分析、诊断提供确切的依据，并可终止某些类型的快速心律失常。

二、检查方法

（一）设备要求

1. 心脏刺激仪 国内生产的经食管心房调搏仪可用于心内或经食管心脏刺激，只是刺激参数不同，经食管刺激的脉宽 10ms，而心内刺激的脉宽 1～2ms。

2. 食管电极导管 双极、4 极、6 极，常用 7F 4 极电极导管。

3. 记录仪 单通道、多通道有示波的心电图机或多导生理记录仪，推荐使用刺激仪与记录仪合为一体的新型食管心脏电生理检查仪，能在发放电刺激时同步记录 12 导联与食管导联心电图。

4. 提倡一次性使用食管电极导管 如必须重复使用，推荐应用环氧乙烷灭菌，或 2％戊二醛浸泡 10min 以上消毒。

（二）人员资质

1. 技师

（1）具有医学相关专业执业资格。

（2）具备一定的心脏电生理诊疗知识和操作技术，了解体表心电图和食管心电图的意义。

（3）具备一定急救知识，能配合医生进行急救处置。

2. 医师

（1）具有临床执业医师资格。

（2）具备心血管内科及心电图专业知识和工作经验，熟悉心脏电生理学基本诊疗原则和各种抗心律失常药物的使用，熟悉各种心律失常与心血管疾病及其治疗、预后的关系。

（3）掌握急救设备使用，具备急救处置能力。

（三）操作方法

1. 放置食管电极

（1）插管前准备：检查前患者先平卧记录 12 导联心电图以作对照。准备好除颤器和急救药品及相关检查用药，以防意外。

（2）插管方法：用纱布将电极导管顶端涂上适量液体石蜡，顶端略做弯曲后从患者一侧鼻腔缓缓插入，如遇到鼻中隔偏曲造成插入困难时，可改用另一侧鼻腔或经口腔送入。到达咽部有阻力时，嘱患者做吞咽动作，随之将导管送入食管。对咽部刺激敏感者，可向咽部喷少量 1% 丁卡因液或嘱患者喝水，减轻插管反应。

（3）电极导管定位：电极导管从鼻腔插入食管，深度为男性 36～40cm、女性 34～38cm，或按计算公式：（受检者身高＋200）÷10＝插管深度（cm）。当电极导管插入至上述深度时，当食管导联心电图提示记录电极位置相当于左心房水平时（表 14-3），为最佳起搏部位。电极到达最佳位置后，用胶布在鼻腔外固定导管，用连接线将导管尾端一对电极与刺激仪输出端连接后即可测试起搏阈值。

表 14-3　食管电极不同位置记录的心电图特点

电极顶端位置	距鼻前孔深度（cm）	P 波形态	QRS 波群形态
心房上部	25～30	负向为主	Qr 型
心房中部	30～35	正负双向，振幅大	Qr 或 QR 型
心房下部	35～40	正负双向或直立	Qr 或 QR 型
心室上部	40～50	直立，振幅低	qR、RS 或 QR 型

2. 测定起搏阈值

以快于自身心率 10～20 次/分的频率刺激，逐步将起搏电压从低调高，直至心房被稳定起搏后的最低电压即为起搏阈值。进行电生理检查时刺激电压应高于起搏阈值 2～5V，以保证全部有效起搏心房。不同患者心房肌应激性不同，电极在食管内位置不同及接触是否紧密等因素影响下，起搏阈值不尽相同，一般在 15～25V 之间。

3. 刺激方式与基本刺激程序

心脏刺激仪能发放非程序刺激和各种程序性刺激脉冲，完成经食管心脏电生理各种检查需求。

（1）非程序性刺激：亦称 S_1S_1 刺激法。按发放的刺激频率分为起搏、超速、亚速、猝发等刺激；按发放方式可分为定时、定数和任意发放等。①分级递增刺激法：定数或定时发放电脉冲，刺激频率每级每分钟递增 10 次。②连续递增刺激法：高于自主心率开始刺激，刺激频率连续递增。③超速刺激法：以高于自身心率 30～50 次/分的频率连续发放数秒或数个快速刺激。④猝发刺激法：发放比自身心率快 20～30 次/分的 4～8 个刺激脉冲。⑤亚速刺激法：以低于心动过速的固定频率进行 S_1S_1 刺激。

（2）程序性刺激：在基础刺激或自身心律的基础上发放 1 次或多次期前刺激，亦称期前收缩刺激法。①S_1S_2 刺激法：在 8～10 个 S_1S_1 刺激的基础上加发 S_2 期前刺激，S_1S_2 联律间期以步长 −10ms 负扫描或以步长 10ms 正扫描。②S_2S_3 或 $S_2S_3S_1$ 刺激法：在 S_1S_1 刺激基础上加发 S_2S_3 或 $S_2S_3S_1$ 期前刺激，分别设定各个期前刺激的联律间期后，以设定的步长进行扫描。③PS_2 或 RS_2 刺激法：采用自身 P 波或 R 波触发 S_2 期前刺激，进行扫描。因电生理特性与心动周期长短相关，各种期前刺激时基础刺激必须有效起搏。基础心率稳定时才能得到准确的电生理数据。

（四）诊断报告

食管电生理检查后，需仔细整理和详细分析记录结果并做出食管心脏电生理检查的诊断。

1. 必须报告的内容

（1）一般情况：患者姓名、性别、年龄，就诊病史及联系方式等。

（2）心脏电生理检查前的基础心电图，如心律、心率、房室传导等状况。

（3）若使用对心脏电生理检查有影响的药物如激发药物、抗心律失常药等，须说明其使用时间、用法、用量。

（4）报告人的签名。

2. 心脏各部位功能

（1）窦房结功能：窦房结恢复时间，窦房传导时间。

（2）房室交界区功能：房室交界区不应期，房室交界区文氏阻滞点，房室交界区 2∶1 阻滞点。

（3）束支传导功能。

（4）房室结双径路功能。

（5）房室旁路功能。

（6）心脏不应期：检查中各部位出现的电生理与心电图变化均与不应期有关，具有临床意义的是有效不应期和相对不应期，常与诱发各种快速性心律失常密切相关。因不应期与前心动周期密切相关，在出具报告时还应注明测量不应期的刺激方式及基础刺激周长。

3. 有心律失常或心动过速患者的报告内容

（1）V_1 导联与食管导联同步记录时可了解到心房激动顺序及房室传导关系。

① 房内传导阻滞。

② 房性异位激动及心动过速的初步定位。

③ 房室折返性心动过速与房室结折返性心动过速的鉴别。

④ 旁路的初步定位。

⑤ 宽 QRS 波心动过速的鉴别诊断。

（2）心动过速的类型及诱发与终止窗口：详细描述心动过速的心脏电生理与心电图特征并诊断心动过速的类型。

① 窦房折返性心动过速。

② 房内折返性心动过速。

③ 心房扑动或心房颤动。

④ 房室结折返性心动过速：慢快型、快慢型、慢慢型。

⑤ 房室折返性心动过速：顺向型、逆向型；根据顺向 AVRT 时食管导联与 V_1 导联的 RP 间期及体表导联 P 波的形态初步给隐匿性房室旁路定位。

⑥ 束支或分支折返性心动过速。

⑦ 描述诱发与终止心动过速的方式以及窗口，并注明刺激方式与基础刺激周长。

根据上述内容详细描述发生的电生理特征，在电生理诊断中各部位功能应从窦房结开始自上而下顺序排列，应注明诱发出的心动过速类型、诱发与终止窗口及刺激方式。

（五）应急流程

（1）对器质性心脏病患者，由于心脏起搏增快心率，会诱发心绞痛或心肌缺血性心电图改变，应及时终止检查，舌下含服硝酸甘油片 0.5mg 缓解症状。

（2）病态窦房结综合征患者在快速心房刺激停止后如出现极度延长的窦房结恢复时间，会造成患者晕厥、黑朦，应及时起搏治疗。

（3）快速的心房刺激，可能会诱发心房颤动或心房扑动等房性心律失常，一般在短时间内自行复律。但对于预激综合征患者，尤其是旁道前向不应期较短者会伴发极快心室率，情况危急时需紧急电复律。

（4）已有个案报道经食管心房调搏时诱发室性心动过速，应立即行同步或非同步电除颤；如发生完全性房室传导阻滞，即行起搏治疗。

三、临床应用

（一）适应证

（1）严重的窦性心动过缓，原因不明的黑朦、昏厥患者，进行窦房结功能和房室结功能的评估。

（2）阵发性心悸，呈突发突止，未能记录到发作时心电图的患者。

（3）心电图记录到阵发性室上性心动过速，进行食管心脏电生理检查明确心动过速的类型和机制。

（4）对显性预激综合征患者，了解旁路的电生理特性和诱发心动过速。

（5）终止室上性心动过速、典型心房扑动及部分室性心动过速。

（6）复制某些心电现象，研究其形成机制。

（7）对复杂心律失常进行鉴别诊断。

（8）射频消融术前筛选及术后判断疗效等。

（二）禁忌证

（1）食管疾病如食管癌、严重食管静脉曲张等。

（2）持续性心房颤动。

（3）有严重心脏扩大、重度心功能不全。

（4）心电图有心肌缺血改变、近期未控制的不稳定型心绞痛或心肌梗死。

（5）急性心肌炎、心内膜炎、心包炎以及肥厚型心肌病伴流出道梗阻征等。

（6）严重电解质紊乱、心电图 QT 间期明显延长、高度房室传导阻滞、频发多源性室性期前收缩、尖端扭转型室性心动过速。

（7）严重高血压患者等。

除食管疾病如食管癌、严重食管静脉曲张、持续性心房颤动外，因紧急治疗需要终止心动过速或需鉴别心动过速类型时上述范围不在此限，应根据条件权衡。

（三）食管导联心电图

经食管电极导管记录的心电波形具有 P 波高大清晰、容易辨认的特点，在心律失常诊断和鉴别诊断方面具有明显优势。

1. 单极食管导联　将食管电极导管尾部的环电极与心电图机与某一胸导联（常用 V_1 导联）连接后描记。根据 P 波形态适当调整电极导管在食管内位置。

2. 标准双极食管导联　将心电图某标准导联的正极和负极分别与食管电极的远端和近端连接后描记。

3. 滤波双极食管导联　使用新型食管心脏电生理检查仪，直接将双极食管导联连接在食管导管一对电极即可。记录到的 P 波形态呈正-负-正三相波或正-负双相波，各波起止明确，P 波振幅明显高于 QRS 波，在心律失常的鉴别诊断中优于单极或标准双极食管导联 P 波。

4. 复杂心律失常的鉴别诊断

（1）窦性心律失常：窦性停搏、窦房传导阻滞、窦性心动过缓、窦性心动过速等。

（2）窄 QRS 波心律失常：伴房内传导阻滞、各类房室传导阻滞、房性期前收缩、房性心动过速、心房扑动、心房颤动、房室结折返性心动过速、顺向型房室折返性心动过速等（图 14-2）。

（3）宽 QRS 波心律失常：伴室内传导阻滞、室性期前收缩、室性心动过速、室上性心动过速伴室内差异性传导或束支传导阻滞、逆向型房室折返性心动过速、旁路前向传导的心房扑动或心房颤动、起搏心电图等。

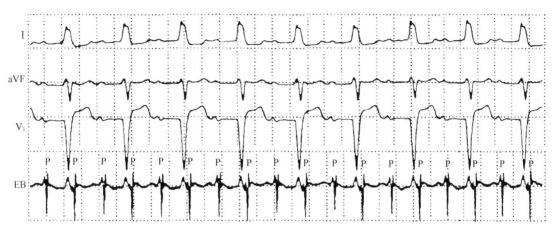

图 14-2 房性心动过速合并 2:1 房室传导及完全性左束支传导阻滞

体表心电图 P 波在 I、aVF、V_1 导联正负双相，PP 间期 0.66s，规则出现。PR 间期 0.26s，QRS 波群呈完全性左束支传导阻滞。但同步记录的双极食管导联心电图却显示出隐藏在 QRS 波群中尖锐高大的 P 波，PP 间距 0.33s，频率 182 次/分，房室呈 2:1 传导，从而诊断为房性心动过速合并 2:1 房室传导阻滞伴完全性左束支传导阻滞

（四）心脏不应期测定

1. 不应期的分类

（1）相对不应期（RRP）：心肌组织在一次激动后的一定时间内，虽然能够再次激动，但引发激动反应的刺激强度高，并兴奋反应缓慢。电生理检查时则以该组织传导速度缓慢为标志，常以发生传导缓慢时的最长期前刺激联律间期表示。

（2）有效不应期（ERP）：心肌组织在应激后的一段时间内不能再次应激的时期，以该组织发生传导阻滞时的最长期前刺激联律间期表示，电生理检查中有效不应期的临床意义较大。

（3）功能不应期（FRP）：激动能连续两次有效通过心脏某组织的最短时间间期，以能引起该组织连续两次应激时的最短期前刺激联律间期表示。

2. 有效不应期测定方法 常采用 S_1S_2 或 RS_2 刺激法进行负扫描，需检测部位的心肌不应期需长于前传部位心肌的不应期，否则测试将失败。

（1）房室结有效不应期：R_2 波消失时最长的 S_1S_2 或 RS_2 联律间期。

（2）房室结快径路有效不应期：P_2R 间期突然跳跃延长时的最长 S_1S_2 或 RS_2 联律间期。

（3）房室结慢径路不应期：为该患者的房室结有效不应期。

3. 窦房结与房室结功能检测

（1）窦房结恢复时间（SNRT）

① 刺激频率略高于基础心率 10 次的 S_1S_1 分级递增刺激，每次刺激时间持续 30s 至 1min，最适起搏频率在 90～150 次/分。

② 起搏停止后，测量起搏刺激最后一个脉冲至窦性 P 波出现的间期为 SNRT，多次测

量后取其中最大值为最终结果（SNRT$_{max}$）：正常值≤1500ms，SNRT≥2000ms时，具有诊断意义（图14-3）。

③ 校正的窦房结恢复时间（CSNRT）：CSNRT＝SNRT$_{max}$－SCL。其中SCL：窦性周期长度，CSNRT＞550ms为异常。

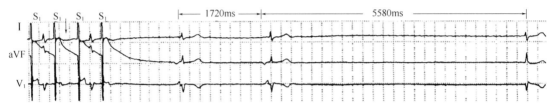

图14-3　窦房结、房室交界区恢复时间异常

给予频率130次/分持续刺激30s的心房S$_1$S$_1$刺激时，房室呈2：1传导（箭头所示），提示房室传导能力下降。刺激结束后自主P波形态异常，在aVF导联倒置，V$_1$导联直立，P′P′间期1720ms，提示为房性逸搏心搏。随后在长达5580ms后才出现的QRS波群前无P波，为房室交界区逸搏

（2）房室传导功能：测定房室传导阻滞点。

① 出现P$_1$R$_1$＞200ms时的最低刺激频率即为一度房室阻滞点，正常值≥100次/分。

② 出现文氏型房室阻滞时的最低刺激频率即为文氏阻滞点，正常值≥150次/分。

③ 出现2：1房室阻滞时的最低刺激频率即为2：1阻滞点，正常值≥180次/分。

④ 如在分级递增刺激＞200次/分时房室仍持1：1传导，并且PR间期比窦性心律下增加≤100ms，则提示存在房室结加速传导。

4. 房室结双径路的诊断　近年来经心脏电生理标测及射频消融术已证实，房室结双径路具有一定的解剖区域和电生理基础，并非局限在房室结内。

（1）心房S$_1$S$_1$刺激诊断房室结双径路。

（2）心房S$_1$S$_2$刺激诊断房室结双径路（图14-4）。

① S$_1$S$_2$刺激出现房室传导跳跃现象。

② 跳跃现象的定义：在心房基础刺激周长稳定时，S$_1$S$_2$联律间期缩短10ms，S$_2$R间期延长的增量超过60ms，则发生了房室传导的跳跃现象，是房室结双径路诊断的标准之一。

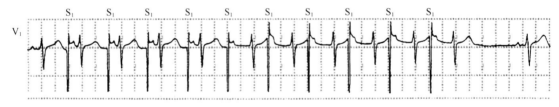

图14-4　食道心房调搏显示房室结双径路特征

窦性节律时心电图无异常，给予频率100次/分的心房刺激S$_1$S$_1$刺激时，前4次SR间期正常，第5次SR间期突然成倍延长至0.32s，随后长SR间期持续至刺激结束，显示出房室结双径路传导伴慢快径路蝉联现象

5. 检测房室旁路的电生理特性

（1）提高显性预激旁路诊断的准确性，确诊可疑心室预激（图14-5）。

（2）诊断隐匿性房室旁路：隐匿性房室旁路无前传功能，心房起搏不会显示心室预激，但通过诱发顺向型AVRT能证实旁路的存在。

6. 证实心脏电生理现象

（1）裂隙现象：采用心房S$_1$S$_2$期前刺激法，根据不同部位传导阻滞区和传导延缓区的

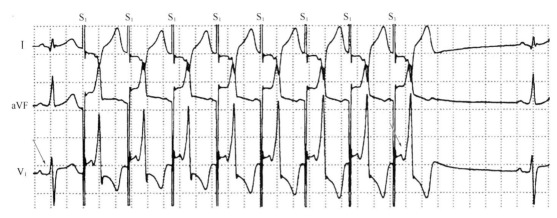

图 14-5　心室预激

窦性节律时 PR 间期 0.16s，QRS 波群无明显 δ 波（细箭头），心电图诊断为可疑心室预激。给予频率为 110 次/分的 8 次刺激均稳定起搏心房，每次 P 波后紧跟宽大畸形 QRS 波群，其前可见 δ 波（粗箭头）

组合，可诱发出不同部位的裂隙现象。在 S_2 恢复传导时必须出现前传部位的传导延缓才能诊断裂隙现象。

（2）蝉联现象：房室结双径路的蝉联现象则出现在快径路能传导的相同刺激频率下，一旦快径路阻滞，激动持续沿慢径路传导。

（3）1：2 房室传导（图 14-6）。

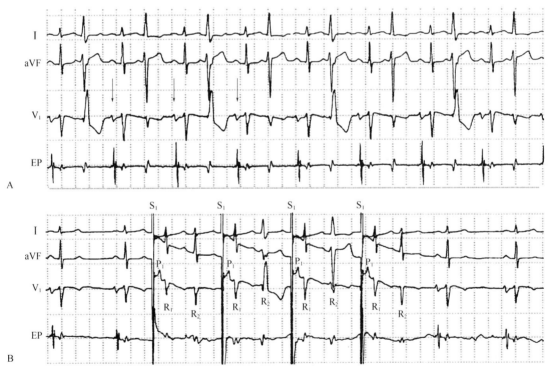

图 14-6　房室结双径路同步不等速传导形成 1：2 房室传导

A. 每个窦性 P 波（箭头所示）后均出现 2 次 QRS 波群，每次 P 波与其后的两次 QRS 波群均有固定 PR 间期，PR_1 间期 0.16s，PR_2 间期 0.50s，高度提示两次 QRS 波群均为窦性激动顺向传导至心室引起，造成心室率成倍加快。B. 在窦性周期基本不变的情况下给予频率为 60 次/分的 4 次 S_1S_1 刺激，每次 P_1 波后又出现 2 次 PR 间期固定不变的 QRS 波，以上电生理特征表明这种心电图改变由房室结双径路同步传导引起，即 1 次心房激动沿房室结双径路同步不等速传导至心室，产生 2 次心室激动，形成非折返机制的心动过速，并且分别发生束支阻滞型和分支阻滞型的心室内差异性传导

7. 终止室上性心动过速与心房扑动 心房超速刺激与短阵猝发刺激可终止折返机制引起的心动过速。

8. 食管心室起搏的应用 由于食管与心室间存在心后间隙，在解剖学有一定的间距，经食管起搏心室的刺激需较高的电压才可能起搏成功。多年来，许多学者在电极导管研制及起搏方法的改进等方面进行了有益的尝试，但成功率仍然不高，无法与经食管起搏心房相比。普通导管电极能够起搏心室大多与心室肥大、右侧卧位、长间歇后心室过度充盈等因素造成心后间隙缩小有关。也可能与起搏电极位于食管内相当于房室沟部位，在心室与食管间距相对较小的情况下容易起搏心室，但容易造成同时起搏心房。球囊导管电极充气后使食管贴近心室，可提高经食管起搏心室的成功率，在无心腔内起搏条件时，适用于紧急情况下抢救心脏停搏，并为植入心脏起搏器争取时间；因为较难稳定起搏心室或者起搏心室的同时起搏了心房，难以达到心室电生理检测房室结逆向传导功能、旁路逆向不应期及隐匿性旁路定位等目的。由于经食管心室起搏阈值高，稳定性差，有致室性心律失常风险，不建议临床常规应用。

小结

　　本章主要介绍了衍生心电学检查中常用的动态心电图、运动心电图及食管心电图和经食管心房调搏。动态心电图检查是疑难复杂心律失常无可替代的诊断工具，已扩展成为急性心肌梗死和心源性猝死的危险分层评估手段。运动心电图不仅能辅助诊断冠心病心肌缺血，进行心肌梗死后的危险性及预后评估和心脏康复治疗建议，还能评估心率变时性功能、检出心律失常及评定运动能力和运动耐量。经食管心房调搏主要以测定心脏窦房结及窦房传导功能、房室传导功能，明确心律失常的发生机制及诊断，以指导进一步治疗。本章重点在于掌握各种检查的适应证及禁忌证，了解操作方法及报告诊断和评价标准。同学们在学习本章内容时，要重视实践操作，深化理论知识，不断复习巩固，方能精通掌握。

（向黎明）

思考与练习

1. 动态心电图检查操作时的注意事项是什么？
2. 平板运动试验的适应证与禁忌证有哪些？
3. 在经食管心房调搏检查中，程序性刺激是指什么？

参考文献

1. 李忠杰，屈百鸣. 实用食管法心脏电生理学，第1版. 江苏:科学技术出版社，2003.
2. 李春雨，方丕华. 运动试验检查——ACC/AHA运动试验最新指南. 中国医疗器械信息，2011. 2:1-9.
3. 中国心律学会，中国心电学会. 食管心脏电生理中国专家共识. 临床心电学杂志，2011. 20(5)：321-332.
4. 中华医学会心电生理和起搏分会心电图学学组. 动态心电图工作指南(1999年版). 临

床心电学杂志，1999(2)：65-69.

5.浙江省医学会心电生理与起搏分会无创心电学组.浙江省心电图平板运动试验操作与诊断规范(试用版).心电与循环，2015，34(3)：149-151.

6.Gibbons RJ，Balady GJ，Bricker JT，et al. ACC/AHA 2002 guideline update for exercise testing：summary article：a report of the American College of Cardiology/American Heart Association Task Force on Practice Guidelines（Committee to Update the 1997 Exercise Testing Guidelines）. Circulation，2002，106(14)：1883-1892.

第十五章

心电图检查的诊断性试验

导入情境 ▶▶

年轻女性，平素体健，体检心电图示窦性心律，多导联 T 波双向。为求进一步诊治，现来我院就诊，作为接诊护士，你需要考虑进行必要的检查来判断病情。

工作任务 ▶▶

针对该患者症状是否应该进行心电图诊断性实验，进行何种诊断性实验，结果如何判定？

第一节 ➲ 药物试验

一、阿托品试验

窦房结和房室结均有丰富的迷走神经支配。若迷走神经张力增高会引起窦房结自律性降低及房室结传导阻滞，心电图表现为窦性心动过缓及房室传导阻滞。

（一）试验原理

阿托品是一种抗胆碱药物，对迷走神经有抑制作用，用药后可使窦性节律频率增加、房室结传导速度加快。在传导系统中，希氏束平面以下由于迷走神经不丰富，对阿托品反应灵敏。此外，对房室结双径路，阿托品能加快慢径前传及快径逆传，缩短室上性心动过速的周期，具有维持室上性心动过速的潜在能力。

（二）试验方法

阿托品 0.04mg/kg（老年人 0.03mg/kg），最大剂量 2mg，以生理盐水稀释或不加稀释，1min 内静脉注射（iv），并于注射前及注射后 1min、2min、3min、5min、10min、15min、20min 时分别描记心电图，观察心率最大值及心律失常变化，如果心率已≥90 次/分或心率增快后复又减慢，可即时结束观察。

（三）结果判定

1. 心率　心率虽有增加但<90 次/分或低于原有心率的 20%～50%，或反而减慢，为阳性；若≥90 次/分则为阴性。

2. 心律　如出现交界性心律、房颤或出现窦性停搏及窦房传导阻滞，无论心率是否<90 次/分皆诊断为阳性，且后两者还提示有严重窦房结功能障碍。

3. 心率>90 次/分伴有晕厥，提示迷走神经张力增高，可能存在结外型病态窦房结综合征。

（四）临床应用

1. 窦房结功能测定，诊断病态窦房结综合征及其分型　有助于显著窦性心动过缓与 2∶1 窦房传导阻滞的鉴别，前者阿托品试验为阳性，后者为阴性。

2. 隐性房室传导阻滞与迷走神经张力增高的鉴别　电生理检查时房室传导阻滞点提前，阿托品静脉注射后房室传导阻滞点恢复正常，多为迷走神经张力增高，反之则为隐性房室传导阻滞。

3. 有助于房室传导阻滞的定位诊断　阿托品静脉注射后，使传导阻滞消除或减轻提示为结上阻滞，否则为结下阻滞。

4. 有助于 B 型预激综合征与前间壁心肌梗死的鉴别　阿托品可加快房室结正向传导，消除预激波形。

（五）注意事项

阿托品试验存在着假阳性和假阴性，必须密切结合临床资料及进一步电生理检查判定；青光眼患者禁做此试验，前列腺肥大者亦慎用，高温季节避免使用；还需警惕阿托品致心律失常作用。

二、普萘洛尔试验

盐酸普萘洛尔（心得安），是最早的一代非选择性 β 受体阻滞剂，对 β_1、β_2 受体均有阻滞作用。对窦房结、心房肌、房室结、浦肯野纤维等均有减慢其去极化速度、抑制自律性和心肌收缩、降低心肌耗氧量等作用。在临床上被广泛用于心律失常和冠心病的治疗，也被用于自主神经功能紊乱导致的心电图非特异性 ST-T 改变的鉴别诊断。

（一）试验原理

普萘洛尔对儿茶酚胺有阻断作用，同时通过增加 K^+ 外流，抑制 Na^+ 内流而发挥膜稳定作用，从而使心肌不应期缩短、膜电位降低、QT 间期缩短、心率减慢。另外普萘洛尔还能上调 β 受体，通过竞争性抑制作用，阻断交感神经递质对 β 受体的兴奋作用，从而使由交感神经亢进所导致的非特异性 ST-T 改变恢复正常，而对缺血性 ST-T 改变无影响。因此，普萘洛尔试验可作为功能性和器质性所导致心电图 ST-T 改变的可靠鉴别手段。

（二）试验方法

分为口服法或静脉注射法两种，但最常用为前者。试验前 3 天停用影响自主神经的药物。

① 服药前记录常规 12 导联心电图，不少于 5～7 个心动周期。

② 口服普萘洛尔 20mg，分别记录服药后 30min、60min、120min 的常规 12 导联心电图，并与服药前的常规 12 导联心电图进行对比分析；或在心电监测下，以普萘洛尔 5mg 稀释至 20mL 静脉缓慢注射后 5min、10min、25min 对照记录常规 12 导联心电图。

（三）结果判定

1. 阳性 心率减慢、ST-T 改变全部恢复正常。多提示为 β 受体过敏综合征或心脏神经紧张症，但不能除外合并冠心病。

2. 改善 至少有 1 个 R 波占优势的导联 ST-T 改变恢复正常，或 T 波升高≥50％者。

3. 阴性 心率及 ST-T 未见明显改变。多提示为病理性 ST-T 改变，需进一步检测及结合临床综合判定，不能据此诊断冠心病。

（四）注意事项

普萘洛尔具有明显的负性频率、负性传导及负性肌力作用，因此在患者具有以下几种基础疾病的情况下，不适合进行该试验。

① 重症器质性心脏病合并心力衰竭者。

② 严重低血压

③ 显著性窦性心动过缓。

④ 房室传导阻滞。

⑤ 慢性肺部疾病，如支气管哮喘、慢性支气管炎、肺气肿、肺源性心脏病、肺动脉高压等。

⑥ 糖尿病

⑦ 妊娠。

⑧ 肝肾功能不全。

三、利多卡因试验

利多卡因试验是一种分析心律失常的辅助试验，常用于帮助鉴别室性期前收缩与室上性激动伴室内差异传导。由于利多卡因可加速浦肯野纤维与心肌交接处的传导，抑制心室异位节律，能消除室性心律失常，而对室上性激动的形成和传导无影响。当给以利多卡因静脉注射 50～100mg 后，若为室性期前收缩则大多消失，若为室上性激动伴室内差异传导则无影响，从而有助于两者的鉴别，尤其对房颤患者应用洋地黄类药物出现宽 QRS 波群的鉴别，具有较重要的临床应用价值，但仍应结合临床资料综合判定。

四、双嘧达莫试验

双嘧达莫试验又称"潘生丁试验"。

（一）试验原理

利用双嘧达莫（潘生丁）对正常冠状动脉有较强的冠状动脉扩张作用，血流量迅速增加 3～4 倍，产生"冠状动脉盗血"而使狭窄病变血管支配的心肌血流量进一步减少，使病变血管支配的心肌血流量进一步减少，引发心绞痛时及缺血型 ST-T 改变，有助于隐性冠心病的诊断。

（二）试验方法

① 试验前停用双嘧达莫、氨茶碱等药物 2～3 天，记录常规心电图。

② 以 0.75mg/kg 的双嘧达莫加入生理盐水 10mL 缓慢静脉注射，前 3min 注入 1/2 量，后 7min 注入余下 1/2 量，10min 内注完。

③ 注射完毕，记录即刻、2min、4min、6min、8min、10min、15min 常规十二导联心电图。

（三）结果判定

1. 参见第十四章第二节"运动心电图"。

2. 阳性结果者 上述阳性改变经氨茶碱 0.25g 静脉注射后 3min 可恢复，心绞痛亦缓解。

3. 阴性结果者 可立即作双嘧达莫复合试验（即 TEAP 负荷试验），以提高阳性符合率。

（四）注意事项

该试验应在心电监护下进行；并备齐包括氨茶碱在内的抢救药物和设施。

五、腺苷试验

腺苷试验是利用腺苷能迅速而较强地扩张冠状动脉，具有类似双嘧达莫的"盗血"作用，使狭窄的冠状动脉远端血流减少，引发心绞痛时及缺血型 ST-T 改变，有助于隐匿性冠心病的诊断。腺苷 0.14mg/kg·min 静脉注射，6min 内注射完毕，在连续心电监护下对照观察用药前、用药后即刻、2min、4min、6min 的心电图改变。阳性标准及结果评价同"双嘧达莫试验"。腺苷作用较双嘧达莫更直接、迅速，但应注意防治头痛、面色潮红、心悸、哮喘等并发症。

六、 ATP 试验

三磷酸腺苷（ATP）试验诊断冠心病原理同于"腺苷试验"。使用 ATP 10～20mg 静脉注射（5s 注射完毕）；ATP 快速静脉注射具有很强的拟迷走神经作用，能终止阵发性室上性心动过速（PSVT）因此可用于鉴别宽 QRS 心动过速。若宽 QRS 心动过速在用药后得以终止，提示为 PSVT 伴差异传导或原有束支传导阻滞；若用药后不能终止则提示多为室性心动过速。需要注意的是该试验应在心电监护下进行，并备齐包括氨茶碱在内的各种抢救药品和设施；同时由于 ATP 抑制房室结-希浦系统传导，可加重预激综合征伴逆向型室上性心动过速，应注意识别和及时预防处置，不做常规或首选使用。

七、异丙肾上腺素试验

（一）试验原理

异丙肾上腺素（ISOP）为 β 受体肾上腺素能神经兴奋剂，具有增强窦房结自律性、房室传导及心肌收缩力的作用。利用其增加心率及心肌耗氧量、加重心脏负荷的功能，有助于窦房结功能检测及可疑冠心病的诊断；利用其加速房室传导特别是快通道传导、缩短不应期，使房室结双径路的不应期差异与传导时间相匹配，从而有利于折返形成的功能，有助于电生理检查中促发 PSVT。

（二）试验方法和结果判断

1. 心脏负荷试验

（1）2mg ISOP 加入 5% 葡萄糖溶液 200mL，滴速 1～2μg/min，试验终点为出现 ST 段压低≥0.1mV、心绞痛或心率增加至 130～140 次/分。

（2）观察用药前及用药后即刻、5min、10min、15min 的心电图。

（3）诊断标准参见第十四章第二节"运动心电图"。

2. 窦房结功能测定

（1）静脉滴注 ISOP 1～2μg/min。

（2）心率仍＜90次/分为阳性，提示窦房结功能不良。

（三）临床应用

（1）适用于需作心脏负荷试验又不宜运动的患者。

（2）作为窦房结功能试验之一，有助于诊断病窦综合征。

（3）PSVT促发试验，特别是房室结内折返性心动过速的促发，以及射频消融的疗效评价。

（4）用以做复合倾斜试验以提高其敏感性。

（四）注意事项

静脉滴注ISOP的副作用较多，可出现如心悸、头昏、心绞痛等多种副作用，甚至恶性室性心律失常，目前已不用于心脏负荷试验，也很少用于窦房结功能测定，仅用作PSVT促发试验。但仍需加强监护，及时防治其致心律失常作用。

八、肾上腺素试验

肾上腺素试验为检测冠状动脉供血的一种药物功能试验。肾上腺素为拟交感神经介质，通过β受体肾上腺素能神经兴奋作用，使心率加快，心肌收缩力增强，心肌耗氧量增大；同时使舒张期缩短，冠状动脉血量进一步减少，可加重心肌缺血改变，使病变冠状动脉得以显现，而辅助诊断冠心病。试验前停用血管活性药物24h，记录常规心电图并连续心电监护。阳性标准参见"运动试验诊断标准"。注意事项参见"异丙肾上腺素试验"。因药物的不良反应及诊断可靠性低，现已基本不用。

九、多巴酚丁胺试验

多巴酚丁胺为β受体肾上腺素能神经兴奋剂，具有肾上腺素相似的心脏效应，即有类似"冠状动脉盗血"作用，从而诱发心肌缺血，辅助诊断冠心病。在连续心电监护下，对照观察用药前、间隔期及停用5min后的ECG改变。阳性标准参见"运动试验诊断标准"。现已很少应用。

十、麦角新碱试验

麦角新碱为肾上腺素能神经兴奋剂，可使冠状动脉痉挛导致心肌缺血，而有助于诊断变异性心绞痛的一种药物试验。试验前记录常规心电图，连续心电监护，初始以麦角新碱0.025mg（或0.3μg/kg）于5min内静脉缓慢注射，然后每隔5min递增0.05mg、0.075mg、0.1mg、0.2mg、0.3mg，直至达0.4mg或出现心绞痛、缺血型ST-T改变等阳性指标为止。在每次增量前及试验终点时记录心电图。因药物可致严重心律失常等不良反应，现已基本不用。

十一、硝酸甘油试验

利用硝酸甘油含服后可迅速扩张冠状动脉，增加心脏供血，以及降低前后负荷作用，使缺血型ST-T改变得以恢复或改善的原理，用于鉴别诊断冠心病。舌下含服硝酸甘油0.3～0.6mg，对照检查用药前后1min、2min、5min、10min、30min的心电图，并密切观察症状。若用药后缺血型ST-T改变得以恢复或改善为阳性，提示冠心病；但对变异型心绞痛、心肌梗死后综合征的试验效果较差。该药物还可用于直立倾斜试验中的药物激发试验。

十二、氯化钾试验

氯化钾试验又称"钾负荷试验"，为一种鉴别心电图 T 波改变的药物试验。适用于 T 波倒置或平坦伴有明显 U 波，且心率不快的患者。氯化钾可形成短暂性高钾血症，加速心肌细胞 3 相复极，可使功能性倒置 T 波变浅或直立而对缺血性 T 波无影响。试验前停用钾盐类药物 10 天，记录常规心电图后口服 10％氯化钾 40～80mL，30～60min 后复查心电图。凡 T 波恢复正常范围者为阳性，多提示为功能性 T 波改变。需禁食或有胃病、肾病、二度及以上房室传导阻滞者不做此试验。

十三、 Brugada 波药物激发试验

Brugada 波药物激发试验指应用药物使隐匿性 Brugada 波表现出来，或由不典型变为典型的一种促发试验。

（一）试验原理

根据 Brugada 波形成原理，凡能抑制心肌细胞快钠电流（I_{Na}）、慢钙电流（I_{Ca}），增加瞬间钾外向电流（I_{to}）的药物均可用作 Brugada 波激发试验。目前最常用钠通道阻滞剂如阿义马林（缓脉灵）、氟卡尼和普鲁卡因胺等，以阿义马林的敏感性和特异性最高而首选。

（二）试验方法

（1）心电监护并做好心肺复苏各项准备。

（2）以阿义马林（1mg/kg，10mg/min）或普鲁卡因胺（10mg/kg，100mg/min）静脉注射。

（三）结果判定（阳性标准）

（1）V_1～V_3 导联出现 J 波振幅抬高＞2mm 等改变的典型 Brugada 波。

（2）ST 段从基线抬高的绝对值或再抬高＞2mm。

（3）Ⅱ型和Ⅲ型试验后转变为Ⅰ型。

（4）由Ⅲ型转变为Ⅱ型或 ST 段抬高＜2mm，暂不作定论。

（四）临床应用

（1）无器质性心脏病的猝死生还者、不明原因晕厥者及发生多形性室性心动过速者。

（2）有 Brugada 综合征、心源性猝死和反复发作不明原因晕厥的家族史者。

（3）无器质性心脏病、无症状但有疑似 Brugada 综合征心电图改变者。

（五）注意事项

（1）药物激发试验同类时有促发室性心律失常或增加恶性心律不稳定倾向，应严格掌握适应证慎重使用。

（2）药物注射中，若已出现阳性标准，或 QRS 波群增宽 30％以上、或出现室性期前收缩等心律失常，应立即停止用药并即时作相应处置。

第二节 ➲ Valsalva 试验

Valsalva 试验又称 Valsalva 动作，是由意大利解剖学家 Antonio Maria Valsalva 于 1704 年提出而命名。由于它在操作上具有简便、实用及无创性等优点，在临床上沿用已久。Valsalva 试验是令患者行强力闭呼动作，即深吸气后紧闭声门，再用力做呼气动作，呼气时

对抗紧闭的会厌，通过增加胸内压来影响血液循环和自主神经功能状态，进而达到诊疗目的的一种临床生理试验。

（一）试验原理和临床应用

Valsalva 动作通过增加迷走神经张力起作用。当患者用力呼气时，增加的胸内压会阻止外周静脉血液回流到右心。随着预负荷的减少，全身血压降低，这会触发交感神经系统。随着 Valsalva 动作的释放，胸腔内压力迅速下降，静脉回流增加。

1. 阵发性室上性心动过速时　通过 Valsalva 动作兴奋迷走神经可终止阵发性室上性心动过速发作；另一方面也可以通过减慢心室率，暴露出心房节律，明确诊断。

2. 肥厚梗阻型心肌病时　通过 Valsalva 动作，减少回心血量使杂音增强，用来鉴别杂音。

3. 增强杂音　①二尖瓣脱垂导致二尖瓣反流，通过 Valsalva 动作使杂音增强。②通过 Valsalva 动作，左右心发生的杂音一般均减弱，而特发性肥厚型主动脉瓣下狭窄的杂音增强，帮助鉴别杂音的性质和来源。

Valsalva 动作时间不可过长，不然会导致脑血流和冠状动脉血流的减少。

（二）试验方法

Valsalva 动作有多种方法，但都以自动增加胸内压为基础。

1. 标准 Valsalva 动作（standard Valsalva maneuver，SVM）　患者仰卧位，要求深吸一口气，对着关闭的声门呼气 10～15s。变化包括要求患者吹一个 10mL 的注射器，直到柱塞移动 10～15s。在儿童中，可使用一根阻塞的吸管或让他们在拇指上吹气来尝试 Valsalva 动作。

2. 改良 Valsalva 动作（modified Valsalva maneuver，MVM）　取半卧位进行标准 Valsalva 动作后，立即采用仰卧位并被动抬腿，使 SVT 向窦性心律的转换率高于 SVM，尤其是在短 RP 心动过速的亚组。一般应在心电监护下行 MVM，试用 2～3 次如果不能复律，应依据指南转入药物或电复律等进一步治疗。

第三节 ● 下肢上举试验

下肢上举试验是一种简易的容量负荷试验，相对于烦琐的运动负荷试验，下肢上举试验更易于在门诊辅助鉴别诊断，是一种非常有用的检查方法。即常规记录心电图后，将仰卧位的患者双腿上抬，膝部伸展不弯曲，并尽量保持，直至患者感到疲劳而无法坚持，并再次记录心电图。此时，受重力作用，下肢血液回流增多，短时间内能迅速增加回心血量，加快心率。可用于早复极综合征、房室传导阻滞等情况的鉴别诊断。

👆 **小结** ▶▶

本章主要介绍了心电图检查的各种诊断性实验的原理、方法和操作流程。重点内容包括常用的药物试验如阿托品试验、普萘洛尔试验，以及 Valsalva 试验、下肢上举试验等的应用时机及操作流程。同学们在学习时应注意抓住重点，采用分组讨论和实践等方法，进行知识点的复习和巩固。

（焦锦玉）

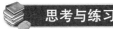 思考与练习

1. 阿托品试验阳性的诊断标准是什么？

2. 口服普萘洛尔药物试验是怎么操作的？

参考文献

1. 刘子文. 临床心电学词典，第 2 版. 武汉：湖北科学技术出版社. 2014.

2. Appelboam A，Reuben A，Mann C，et al. Postural modification to the standard Valsalva manoeuvre for emergency treatment of supraventricular tachycardias（REVERT）：arandomised controlled trial. Lancet，2015，386(10005)：1747-1753.